H. Börkircher

Betriebswirtschaftliche Praxisführung für Ärzte

Springer-Verlag Berlin Heidelberg GmbH

Helmut Börkircher

Betriebswirtschaftliche Praxisführung für Ärzte

Steigern Sie Ihren Praxis-Erfolg in wenigen Schritten

Unter Mitarbeit von
Ahlers K., Cox H., Kortschak H.-P., Lehmeier P.J.,
Nemec S., Pietsch A. und Rohde-Kampmann R.

Mit 11 Abbildungen und 7 Tabellen

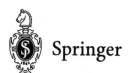 Springer

Prof. Dr. Helmut Börkircher
Ötisheimer Str. 23
75443 Ötisheim-Schönenberg

ISBN 978-3-642-62147-5   ISBN 978-3-642-18532-8 (eBook)
DOI 10.1007/978-3-642-18532-8

Bibliografische Information Der Deutschen Bibliothek
Die Deutsche Bibliothek verzeichnet diese Publikation in der Deutschen Nationalbibliografie; detaillierte
bibliografische Daten sind im Internet über <http://dnb.ddb.de> abrufbar.

springer.de
© Springer-Verlag Berlin Heidelberg 2004
Ursprünglich erschienen bei Springer-Verlag Berlin Heidelberg GmbH 2004
Softcover reprint of the hardcover 1st edition 2004

Lektoratsplanung: J. Engelbrecht, Heidelberg
Desk Editing: U. Niesel, Heidelberg
Copy Editing: U. Meyer-Krauß, Heidelberg
Lektorat: E. Nörenberg, Garbsen
Umschlaggestaltung: deblik Berlin
Layout: deblik Berlin
Satz: K + V Fotosatz, Beerfelden

Gedruckt auf säurefreiem Papier   SPIN: 10934029   22/3160Sy – 5 4 3 2 1 0

Vorwort

Seit einigen Jahren findet eine zunehmende Ökonomisierung der Medizin statt. Über diese Entwicklung kann man so oder so denken. Tatsache ist, dass sie sich heute nicht mehr wegdiskutieren lässt, sondern Fakt ist, denen sich Kliniken, Reha-Einrichtungen ebenso zu stellen haben wie der frei praktizierende Arzt, Zahnarzt oder der Apotheker. Mehr oder weniger alle von dieser Entwicklung Betroffenen können von sich aus nicht behaupten, dass Betriebswirtschaft ihr Ausbildungsgebiet oder gar ihr Lieblingsfach war oder ist. Dennoch müssen auch sie sich mit den Grundprinzipien der Steuerung von Unternehmen als wirtschaftliche Einheiten auseinandersetzen, ja sich mit deren Funktionsweisen beschäftigen, damit sie ihre Existenz und die ihrer Familie und ihrer Mitarbeiter auch in Zukunft sichern können. Dies ist beim frei praktizierenden Arzt noch wichtiger als beim angestellten Klinikmanager.

Es liegt heute eine Reihe betriebswirtschaftlicher Literatur vor, die sich an Ärzte wendet. Der »Markt« allerdings ist dazu oftmals einseitig auf Finanzierung oder Marketing orientiert. Gemeinsam mit meinen Mitautoren, die alle über fachliche Kompetenzen, sei es als Ärzte, Steuerberater, Marketingexperten oder Arzthelferin verfügen, haben wir versucht zweierlei zu realisieren: Wir wollen einerseits sehr aktuelle Themen aufgreifen, wie Kostenmanagement, Führung, Controlling, Patienten- und Kundenorientierung sowie das Qualitätsmanagement, das an Bedeutung stark zunehmen wird, andererseits wollten wir auch einen Querschnitt über die gesamten betriebswirtschaftlichen Problemstellungen einer Praxis geben, wie sie sich heute jedem Arzt, unabhängig seiner Fachrichtung stellen. Wir hoffen, dass uns dies mit der Auswahl der Themen und deren Aufarbeitung gelungen ist.

Ötisheim-Schönenberg
im Mai 2004

Prof. Dr. Helmut Börkircher

Inhaltsverzeichnis

V Bessere Bewältigung aktueller Managementaufgaben in der Arztpraxis

VI Zusammenfassung

Autorenverzeichnis

Ahlers, Katja
Sandhof 1
27313 Dörverden

Börkircher, H., Prof. Dr.
Ötisheimer Str. 23
75443 Ötisheim-Schönenberg

Cox, H.
Bismarckstr. 96
72072 Tübingen

Kortschak, H.-P., Prof. Dr.
Erzberger Str. 121
76133 Karlsruhe

Lehmeier, P. J., Prof. Dr.
Am Südhang 16
76359 Marxzell-Burbach

Nemec, Sabine,
Dipl.-Wirt.-Ing. (FH)
Healthcare Communications
Rosenstraße 12
63450 Hanau

Pietsch, A., Dr.
Bischof-Ketteler-Straße 31–33
63165 Mühlheim/Main

Rohde-Kampmann, R., Dr.
Auf der Wurth 12
27299 Cluvenhagen

Grundlagen des ärztlichen Praxismanagements

Notwendigkeit und Grundsätze einer betriebswirtschaftlich orientierten Praxisführung

P. J. Lehmeier

❯❯

> Es war einmal vor 2 Jahrzehnten: Ein Arzt ließ sich nieder, und – die Welt war noch in Ordnung. Gemeinsam mit 2 Kollegen versorgte er die Patienten, und alle hatten ihr gesichertes Auskommen.
>
> Die Zeiten haben sich geändert: Mittlerweile haben weitere Kollegen ihre Praxen eröffnet. Obwohl unser Arzt ein erfahrener und erfolgreicher Mediziner ist, macht er sich Sorgen: Die Praxis müsste betriebswirtschaftlich geführt werden, aber wie? Im Studium wurde medizinisches Fachwissen vermittelt. Betriebswirtschaftlich orientierte Praxisführung jedoch stand nicht auf dem Programm.

1.1   Notwendigkeit einer betriebswirtschaftlich geführten Arztpraxis

Betriebswirtschaftliche Kenntnisse sind notwendig

Die Situation für Ärzte hat sich in den vergangenen Jahren entscheidend gewandelt. Dies liegt zum einen an den **Reformprozessen** bezüglich der gesetzlichen Rahmenbedingungen; zum anderen wird in allen Zukunftsszenarien der Politiker, Wirtschaftler und Wissenschaftler eine Neuordnung von Angebot und Nachfrage im Gesundheitssektor thematisiert. Insgesamt wird der **Wettbewerb** um den Patienten intensiver werden.

Jeder Arzt hat dies direkt oder indirekt, »atmosphärisch« oder wirtschaftlich zu spüren bekommen, meist als Trendwende hin zum – aus seiner Perspektive – Negativen. Alle Glieder der **Wertschöpfungskette** »Pharmaindustrie – Pharmahandel – Arztpraxis – (Krankenhaus) – Patient« sind davon betroffen.

Der Gesundheitsmarkt unterliegt besonderen Gesetzen

Die **Versorgung mit medizinischen Leistungen** unterliegt besonderen Regularien. Gleichwohl finden Austauschprozesse zwischen allen Beteiligten statt, die sich mit Marktprozessen vergleichen lassen. Auch wenn sich in den »medizinischen Branchen« differenziertere Marktstrukturen, z. B. durch eine Aufspaltung in Grund- und Zusatzleistungen bzw. Regel- und Wahlleistungen, ergeben, werden alle Bereiche vor dem Hintergrund der Notwendigkeit auf ihre Wirtschaftlichkeit geprüft werden müssen. Dies betrifft auch die medizinischen Leistungen.

Die **Ökonomisierung der Medizin** findet sowohl auf gesamtgesellschaftlicher als auch auf einzelwirtschaftlicher Ebene – der Ebene des Arztes – statt. Die Lücke zwischen Sicherung adäquater medizinischer Versorgung und Finanzierbarkeit kann nur durch eine Fokussierung auf Wirtschaftlichkeit und Qualitätsmanagement im Gesundheitsbereich geschlossen werden.

In jedem Fall ist davon auszugehen, dass künftig ein großer Teil des Umsatzes einer Arztpraxis mehr oder weniger privatisiert wird und somit aus dem Katalog der verordnungsfähigen Sachleistungen fällt. Für den Arzt ist damit ein erheblicher Umdenkungsprozess im Hinblick auf seine Praxisführung verbunden. Im Zentrum des Praxismanagements wird neben der Erhaltung und Weiterentwicklung der medizinischen Kompetenz die **betriebswirtschaftlich fundierte Praxisführung** stehen.

Es ist, auch unter Marketingaspekten betrachtet, absolut wichtig und richtig, sich dem Patienten verpflichtet zu fühlen und in der **Zufriedenheit des Patienten** einen Gradmesser für die persönliche Akzeptanz zu sehen. Dennoch sollte sich jeder Arzt darüber bewusst sein, dass die Zufriedenheit des Patienten nicht das höchste Ziel sein kann. Es geht vielmehr um die Erhaltung und Entwicklung der gewählten freiberuflichen Existenz, ohne die es – gleichsam als conditio sine qua non – weder Patientenzufriedenheit gibt noch die berufliche Existenz des Arztes und seiner Mitarbeiter.

Der Arzt wird demnach in Zukunft verstärkt unternehmerisch denken und handeln müssen, um die medizinische Versorgung seiner Patienten gewährleisten zu können.

Nur ein erfolgreicher Arzt kann auch zufriedene Patienten haben

1.2 Der Unternehmer als Person und seine Funktion

Alle Entscheidungen von Unternehmern müssen sich mit 2 Problembereichen auseinandersetzen, die auch für den Arzt bei der unternehmerischen Führung seiner Arztpraxis relevant sind. Diese werden im Folgenden erläutert.

1.2.1 Unsicherheit bei Erwerb und Verwendung von Einkommen

Jeder Unternehmer versucht, durch Einsatz seines Wissens, seiner Arbeitskraft und von Geldmitteln, ein »Einkommen« zu erzielen, um dieses Einkommen seinen Zielen gemäß zu verwenden. Da aber diese Intention eine Konsequenz menschlichen Handelns ist, ist das Ergebnis – wie alle Derivate menschlichen Handelns – nicht eindeutig vorhersehbar. Es bleibt also eine immanente Unsicherheit über den **Einkommenserwerb** und die Zielerreichung durch Einkommensverwendung.

Einkommenserwerb und Einkommensverwendung sind untrennbar verbunden

1.2.2 Wissen, Wollen und Können differieren zwischen den Menschen, aber jeder ist Unternehmer

Jedermann ist im Hinblick auf die Unsicherheit im Einkommenserwerb »Unternehmer«. Dies gilt sowohl für den Arzt als Arbeitgeber als auch für den Mitarbeiter, der als »Unternehmer« seine Familie ernähren will. Für die Erklärung der Entstehung und Verteilung von Einkommen erscheint die Trennung zwischen einem »Unternehmer«, der die Einkommensunsicherheit *anderer* verringert, und dem »Unternehmer«, der für *sich* nach mehr Einkommenssicherheit sucht, sinnvoll. Gleichzeitig macht es die Trennung der beiden Funktionen leichter, die **Arztpraxis als Unternehmen** zu betrachten.

Das »Verringern von Unsicherheiten« kann nicht mit »Risiko tragen« gleichgesetzt werden. Das »Verringern von Unsicherheiten« zielt viel-

Planung sollte die Grundlage menschlichen Handelns sein

mehr darauf ab, die unbekannten künftigen Folgen denkbaren menschlichen Handelns abzuschätzen und damit überschaubar, d. h. »planbar« zu machen. Gerade diese systematische, zielorientierte **Planung** gehört zu den Grundbestandteilen der Betriebswirtschaftslehre.

Unternehmen können somit als Institutionen verstanden werden, die der **Verringerung von Einkommensunsicherheiten** einzelner Menschen oder einer Gruppe von Menschen in einer größeren Gemeinschaft dienen. Dies gilt auch und gerade für Arztpraxen, die eine medizinische Versorgungsfunktion haben.

Der Arzt wird zum »medical manager«

Damit der Arzt seine Funktion als »**medical manager**« auf Dauer wahrnehmen kann, bedarf es einer betriebswirtschaftlich fundierten Praxisführung. Dieser ökonomische Ansatz stärkt gleichzeitig das berufliche Selbstwertgefühl des Arztes als Leistungsträger in der Gesellschaft und entwickelt es unter veränderten Rahmenbedingungen im positiven Sinn weiter. Die fachliche Qualifikation der Betroffenen steht allerdings nach wie vor im Zentrum und muss permanent weiterentwickelt werden. Sie stellt die »Kernkompetenz« für die Erbringung medizinischer Leistungen dar. Fachliche Kompetenz ist aber nur *ein* Erfolgsfaktor. Sie muss durch betriebswirtschaftliche Kompetenzfelder ergänzt werden.

Der Arzt ist Unternehmer nach innen und nach außen

Der Arzt muss sich seiner Rollen als »health coach« und als Unternehmer gegenüber den Patienten bewusst werden. Um diesen **Rollen** gerecht zu werden, muss er sich zum einen nach außen orientieren (Patient, gesundheitspolitisches Umfeld, Wettbewerb, Beschaffung/Einkauf, Finanzierung, Steuern, Bilanzierung, Personaleinsatz etc.), zum anderen schlägt sich eine betriebswirtschaftlich fundierte Praxisführung im Innenverhältnis (Kalkulation, Controlling, Mitarbeiterführung, Zeitmanagement etc.) nieder.

1.3 Das Problem wirtschaftlichen Handelns

Was ist betriebswirtschaftliches Handeln?

Was zeichnet eigentlich (betriebs-)wirtschaftliches Handeln aus? Diese Frage impliziert, dass »**wirtschaftliche**« **Handlungen** von anderen menschlichen Tätigkeiten abgegrenzt werden können. Gerade in der Medizin ist der Versuch, eine derartige Differenzierung vorzunehmen, mit großen Problemen verbunden. Eine Fokussierung auf das »rationale Verfügen über knappe Mittel«, d. h. über die Befähigung, medizinische Leistungen zu erbringen, hilft angesichts des besonderen gesellschaftlichen Auftrags des Arztes nicht weiter.

Betrachtet man dies wiederum unter dem Aspekt der Einkommenserzielung und -verwendung, kann »**Wirtschaftlichkeit**« mit der Frage nach den Entstehungsgründen von Tauschverhältnissen zwischen Sachen und Dienstleistungen verknüpft werden; oder mit der Frage nach den Anwendungsmöglichkeiten von Tauschverhältnissen bei der Verteilung von Rechten und Pflichten.

Kosten-Nutzen-Relationen sind entscheidend

Diese Betrachtungsweise hat den Vorteil, dass die besondere Situation des Arztes im Hinblick auf seine unternehmerischen Entscheidungen (Praxisorganisation, Investitionen etc.) Berücksichtigung finden kann.

Dies gilt auch für seine besondere Beziehung zum Patienten und dem gesundheitspolitischen Umfeld. Dieser Wirtschaftlichkeitsbegriff stellt **Kosten-Nutzen-Überlegungen** in den Mittelpunkt aller Entscheidungen entlang der medizinischen Wertschöpfungskette. Die anfallenden Kosten sind dabei nicht nur im Sinne von »individuellen Zahlungsleistungen« zu interpretieren, sondern können auch als »Verpflichtungen im Rahmen einer Solidargemeinschaft« gesehen werden. Gleichermaßen unterliegt die Nutzenbewertung der subjektiv-individuellen Wertschätzung der Beteiligten (Patient, Arzt u. a.).

Ärzte sind in den gesellschaftlichen Arbeitsteilungsprozess auf dem Gesundheitssektor eingebunden. Sobald Menschen sich gegenseitig Aufgaben zuordnen sowie Rechte und Pflichten übernehmen, entsteht ein Bedarf an nachprüfbaren Informationen über Art und Umfang der Aufgabenerfüllung. Diese **»Rechenschaftspflicht«** besteht beim Arzt nicht nur – wie bei jedem anderen Unternehmen – in der Offenlegung von betriebswirtschaftlichen Erfolgsgrößen (z. B. gegenüber dem Finanzamt); in Zukunft wird im Zuge übergeordneter Regulierungsmaßnahmen (Einführung von Obergrenzen, Leitlinien, Qualitätskennziffern etc.) in zunehmendem Maße auch gegenüber anderen Institutionen (z. B. »Kassenzahnärztliche Vereinigung«, Krankenkassen) eine Berichts- oder Rechtfertigungspflicht entstehen. Um diese Aufgabe bewerkstelligen zu können, ist ein professionelles betriebswirtschaftliches Praxismanagement seitens des Arztes notwendig.

Der Arzt muss Rechenschaft ablegen

1.4   Unternehmerische Herausforderungen für den Arzt

Vorschläge von **Handlungsoptionen** auf der Basis betriebswirtschaftlicher Erkenntnisse sollen dem Arzt ökonomische Entscheidungen in der Praxis erleichtern.

Wie jeder Unternehmer muss auch der Arzt die nicht unmittelbar beeinflussbaren Zustände des Umfeldes (z. B. Budgetobergrenzen, Kostenerstattungsfähigkeit, Restriktionen beim Einsatz von Werbung) berücksichtigen. Diese **Beschränkungen** engen die Handlungsmöglichkeiten (z. B. Behandlungskonzepte, Materialart) des Arztes ein. Angesichts der Zielvorstellungen, die der Arzt mit dem Betrieb seiner Praxis verfolgt, werden anschließend die möglichen Auswirkungen der Entscheidungsalternativen auf die Zielerreichung prognostiziert. Nach Abschluss dieses Evaluierungsprozesses kann der Arzt innerhalb der standespolitischen Restriktionen entweder allein (z. B. bei Personalfragen in seiner Praxis) oder gemeinsam mit den Betroffenen (z. B. Patienten, Labor) die aus seiner subjektiven Sicht optimale Aktion auswählen.

Entscheidungen müssen wohlüberlegt sein

Diese unternehmerischen Aufgaben erfordern, dass der Arzt in **unterschiedlichen Rollen** tätig wird. Als Beispiele sind einige Entscheidungssituationen aufgeführt, die im Rahmen dieses Buches sukzessive vertieft werden.

Der Arzt muss in unterschiedlichen Rollen aktiv werden

1.4.1 Der Arzt als Stratege

Neugründung?
Übernahme?
Gemeinschaftspraxis?

Bei der Existenzgründung muss der Arzt unter Berücksichtigung des Praxisstandortes Entscheidungen treffen. Will er eine Neugründung, eine Übernahme oder den Einstieg in eine Gemeinschaftspraxis? Das Wettbewerbsumfeld sowie das Markt- bzw. Patientenpotenzial müssen analysiert werden. Möglichkeiten der **Profilierung und Positionierung der Arztpraxis** im regionalen Umfeld sollten identifiziert werden. Es sind Grundsatzentscheidungen über die Praxisstruktur (Größe, Öffnungszeiten, Mitarbeiterzahl, Behandlungskonzepte usw.) zu treffen. Die notwendigen Maßnahmen differieren im Laufe des Lebenszyklus einer Arztpraxis.

1.4.2 Der Arzt als Arbeitgeber

Zur Praxiskultur passendes Personal (Helfer und ggf. Kollegen) müssen gesucht, ausgewählt und – im Einzelfall zu individuellen Bedingungen – eingestellt werden. Das Arbeitsrecht liefert die Basis. Für Personalführung, Motivation und Personalentwicklung zeichnet der Praxisinhaber verantwortlich.

1.4.3 Der Arzt als Finanzchef

Der Praxisinhaber ist
Rechenschaft schuldig

Investitionen müssen getätigt und finanziert werden. Die Entscheidung über Art und Umfang obliegt dem Praxisinhaber; die Finanzierungsart ebenfalls. **Einnahmen- und Ausgabenüberwachung** bedürfen eines Cash-Management-Systems (z. B. Factoring). Über neue Zahlungsvarianten in der Arztpraxis ist nachzudenken (z. B. EC-Banking). Im Rahmen der externen Rechnungslegung hat der Arzt gezwungenermaßen oder freiwillig Rechenschaft gegenüber Dritten abzulegen (Finanzamt, Kassen u. a.).

1.4.4 Der Arzt als Kostenmanager

Um die Leistungsfähigkeit der Arztpraxis zu gewährleisten, bedarf es der **Kostentransparenz**. Die Einrichtung eines aussagekräftigen Kostenrechnungssystems (Controlling) in Verbindung mit Benchmarkinganalysen sind zentrale unternehmerische Herausforderungen für den Arzt in der Zukunft. Dies gilt insbesondere vor dem Hintergrund der zukünftig zu erwartenden Validierung/Zertifizierung von Arztpraxen durch die Leistungsempfänger bzw. Kostenträger.

1.4.5 Der Arzt als Berater bzw. Verkäufer

Immer mehr medizinische Leistungen werden privatisiert, d. h. sie müssen vom Arzt als »gate-keeper« dem Patienten gegenüber in ihrer Wertigkeit vermittelt und letztendlich »verkauft« werden. Aber auch Grundleistungen sollen für den Patienten nachvollziehbar, erlebbar und begeisternd sein. Die **Kontakt- und Kommunikationsqualität** der Arztpraxis als Ganzes spielt hier eine entscheidende Rolle. In diesem Zusammenhang ergeben sich neue Felder für Kooperationen mit anderen Praxen, Leistungserbringern etc.

> Das gesamte Praxisteam muss für gute Kommunikation sorgen

Darüber hinaus nimmt der Arzt als Unternehmer noch weitere gesamtpolitisch bzw. gesellschaftlich relevante Rollen ein, z. B.:
- als Steuerzahler,
- als Standesvertreter,
- als Wissenschaftler.

In allen Funktionen, die als Beispiele angeführt wurden, hat der Arzt als Praxisinhaber Entscheidungen zu treffen. Dabei gibt es richtige und falsche – meist im Nachhinein als solche erkannte – Entscheidungen. Betriebswirtschaftliche Kompetenz soll dem Arzt helfen, die für seine Praxis zweckmäßigen **Optionen** vor dem Hintergrund seiner Ziele zu wählen und auch umzusetzen.

> Unternehmer müssen entscheiden

Eine 100%ige Erfolgsgarantie für die Richtigkeit der gefällten Entscheidungen gibt es nicht und wird es auch nie geben, denn wir haben es – wie eingangs erwähnt – mit Menschen zu tun, deren Handeln nicht eindeutig vorhersehbar ist. In jedem Fall sollte in einer betriebswirtschaftlich geführten Arztpraxis die Maxime gelten: **Fehlentscheidungen** vermeiden. Fehlentscheidungen lassen sich wie im Folgenden dargestellt klassifizieren.

1.4.6 Offensichtliche Fehlentscheidungen

Diese Entscheidungen stellen sich – meist erst in der Retrospektive – als falsch heraus. In diese Kategorie fallen beispielsweise die Standortwahl, die Praxisgröße, überhöhte Kapazitäten, Überdimensionierung von apparativen Einrichtungen, Ineffizienzen im Praxisablauf etc.

1.4.7 Verdeckte Fehlentscheidungen

Diese Problemfelder sind schwerer zu identifizieren und auch schwerer zu beheben. Es handelt sich dabei beispielsweise um mangelhafte Koordination bei der Terminvereinbarung mit Patienten, Leerlaufzeiten, Überfüllung von Leistungsanforderungen, Mehrarbeit im Praxisteam, EDV-Probleme etc.

> Fehlentscheidungen sind oft nicht auf den ersten Blick zu erkennen

1.4.8 Unbewusste Fehlentscheidungen

Fehleinschätzungen führen zu Fehlentscheidungen

Fehlentscheidungen dieser Art sind am schwierigsten zu quantifizieren, da sie nur schwer abschätzbar oder erfassbar sind. Sie beruhen meist auf Fehleinschätzungen, die z. B. mit Demotivation von Mitarbeitern, Nichtausnutzung von Patientenpotenzialen, Einsparungsmaßnahmen bei Personalentwicklungsmaßnahmen oder Reibungsverlusten durch interne Konflikte zu tun haben.

1.5 Grundsätze einer betriebswirtschaftlich orientierten Praxisführung

Wenn eine Praxis unter betriebswirtschaftlichen Gesichtspunkten geführt wird, heißt dies, dass der Arzt die **Auswertungen der internen Statistik** (z. B. hinsichtlich Anzahl der Krankenscheine, Patientenzahl, Behandlungsschwerpunkte), kombiniert mit dem externen Zahlenwerk, nicht nur ab und zu nachvollziehen soll. Eine betriebswirtschaftliche Praxisführung bedeutet nicht, lediglich kasuistisch angestellte Analysen anzusammeln. Betriebswirtschaftliches Denken ist eine Führungskonzeption, bei deren Umsetzung der Arzt als Unternehmer in dreierlei Hinsicht gefordert ist:

Betriebswirtschaftliches Denken muss strategisch umgesetzt werden

- Er muss Maximen haben (im Sinne von Denkhaltung und Strategie).
- Er muss die nötigen Mittel haben (z. B. Führungsinstrumente, Personaleinsatzplanung, Profilierung).
- Er muss über die richtigen Methoden verfügen (z. B. im Bereich Marktforschung, Kostenrechnung, Controlling).

Viele Ärzte wollen ihre Praxis zwar betriebswirtschaftlich steuern, aber angesichts der Hektik des alltäglichen Praxisbetriebs bleibt es nur bei »Lippenbekenntnissen« oder »Strohfeuern«, die kurzfristige Initialzündungen verursachen, aber über kurz oder lang wieder verglimmen.

Wichtig sind: Wissen, Können, Wollen, Tun

Eine betriebswirtschaftliche Praxisführung zu wollen und konzeptionell zu erschließen – das ist nur eine Seite der Medaille. Der schwierigere Teil der Führungsaufgabe besteht darin, diese mit viel Ausdauer konkret und konsequent in der Arztpraxis mit Hilfe des Praxisteams umzusetzen. Doch dieser **Herausforderung** wird sich der Arzt stellen müssen, will er auch in Zukunft erfolgreich sein.

Der Lebenszyklus einer Arztpraxis als Grundlage strategischer Entscheidungen

H. Börkircher

> Produkte, aber auch Farben, Formen und Materialien durchlaufen eine Art »Lebensweg«. Bei Produkten wird die Entwicklung zwischen Markteinführung und Ausscheiden aus dem Markt in der Literatur als »Lebenszyklus« bezeichnet. Auch die Entwicklung eines Unternehmens lässt sich als Lebenszyklus beschreiben. Bei Arztpraxen ist er geprägt durch die enge Beziehung zwischen Praxis und Praxisinhaber und deshalb häufig identisch mit dem persönlichen Werdegang des Arztes. In diesem Beitrag werden aus den Lebenszyklusmodellen Implikationen für Arztpraxen gezogen.

2.1   Theoretische Basis von Lebenszyklusmodellen

Aufbau von Lebenszyklusmodellen

Lebenszyklusmodelle sind Situations- und Reaktionsmodelle. Die einzige unabhängige Variable darin ist der Zeitfaktor. Abhängige Größen sind dagegen unternehmerische Erfolgskriterien, wie Absatz, Umsatz, Gewinn oder Deckungsbeitrag. Von einem »Lebenszyklus« spricht man dann, wenn zwischen einer oder mehreren dieser Erfolgsgrößen und der »Zeit« ein spezifisches Entwicklungsmuster erkennbar ist. Im klassischen **4-Phasen-Modell** von Produkten folgt nach einer **Einführungsphase** mit nur langsam ansteigendem Absatz die **Wachstumsphase** mit überproportional zunehmendem Absatz. In der darauf folgenden **Reifephase** erlebt das Produkt eine Konsolidierung mit nur noch geringem oder keinem Wachstum. Die Phase des Abschwungs bzw. der **Degeneration** wird schließlich eingeleitet durch einen Rückzug des Produkts vom Markt.

Aufgabe der Lebenszyklusmodelle

Welchen Sinn und welchen Zweck haben die Lebenszyklusmodelle? Sie sollen nicht nur ermöglichen, bestimmte ökonomische Größen beim Absatzverlauf von Produkten vorauszusagen, sondern auch die **strategische Planung von Entscheidungen** im weitesten Sinne erlauben. Dahinter steht die Theorie, dass es in jeder Phase des Lebenszyklus in Bezug auf Produkte und Wettbewerbssituationen typische und damit auch optimierbare Unternehmens- und Marketingstrategien gibt.

Überträgt man den Lebenszyklusgedanken auf die Arztpraxis, dann folgen daraus Implikationen hinsichtlich des Entwicklungsstands einer Praxis und hinsichtlich den für die weitere Entwicklung sinnvoll einsetzbaren »Strategien«.

> ❗ In diesem Zusammenhang ist es wichtig zu erkennen, dass Lebenszyklen nicht exogen vorgegeben sind, sondern durch aktive Maßnahmen des Betroffenen verlängert, verkürzt oder regeneriert werden können.

Da die Absatzentwicklung von Produkten keinen Naturgesetzen folgt, sondern stets das Ergebnis unternehmerischer Entscheidungen und Aktivitäten sowie des Einwirkens der Umwelt darstellt, müssen den Erklärungshintergrund von Lebenszyklusmodellen folglich Hypothesen bilden, die die **Zeit-** bzw. **Phasenbedingtheit** bestimmter Verhaltensweisen der Nachfrager und Anbieter betreffen.

2.2 Übertragung des Lebenszyklusmodells auf das Unternehmen »Arztpraxis«

Wo liegen die Anwendungsbereiche des Lebenszyklusmodells für die Arztpraxis als Unternehmen, das Dienstleistungen erbringt? Sind bei der Anwendung des Lebenszyklusmodells auf eine Praxis Einschränkungen zu berücksichtigen? Für welche strategischen Entscheidungen ist die Betrachtung des Lebenszyklus sinnvoll und wichtig? Zur Beantwortung dieser Fragen ist es notwendig, dass zunächst einmal die Anwendungsfelder des Lebenszykluskonzepts beschrieben werden.

Anwendungsbereiche in der Arztpraxis

Anwendungsfelder des Lebenszykluskonzepts

- Medizinische Produkte und Dienstleistungen
- Medizin als Markt von Angebot und Nachfrage nach ärztlichen Leistungen
- Praxis als Organisation, die aufgrund ihrer engen Kopplung an den Inhaber, den Arzt, ebenfalls einem Lebenszyklus unterliegt
- Technologie, derer sich die Medizin bei der Erstellung ihrer Leistungen bedient
- Person des Arztes
- »Life-style«-Komponenten der Patienten und die Entwicklung der Patientenstruktur unter soziodemographischen Aspekten
- Relevante Entwicklungen im gesundheitspolitischen Umfeld
- Betriebswirtschaftliche Aspekte, wie Umsatz, Produktivität etc.

2.2.1 Ärztliche Praxis unter den Aspekten des Lebenszyklus

Jede (Einzel-)Praxis hat bereits einen natürlichen Lebenszyklus. Der junge Arzt gründet nach seiner Assistenzzeit eine Praxis oder übernimmt eine zum Verkauf stehende Praxis. Er steht damit in der **Gründungs- oder Übernahmephase**, die unterschiedlich lang, unterschiedlich schwierig oder auch unterschiedlich erfolgreich sein kann. Im Extremfall scheitert der Arzt an den betriebswirtschaftlichen Umweltfaktoren oder an sonstigen Gründen und scheidet aus dem Markt aus.

Kopplung des Praxislebenszyklus an den Arzt

Nach der Phase des Markteintritts wird sich der Arzt der **Aufbau- oder Wachstumsphase** widmen. Abhängig ist die Dauer dieser Phase, wie auch der Gründungsphase, von den Chancen und Risiken der »Praxisumwelt«, also den Patienten, den weiteren potenziellen Patienten, der Positionierung, die mit der Praxis am »Markt« erreicht wird, der Zufriedenheit der Patienten, der Wettbewerbssituation im Umfeld etc., aber auch von den internen Faktoren, wie Führung der Mitarbeiter, Fähigkeiten und Kenntnisse des Arztes sowie seiner Mitarbeiter, der Praxisorganisation und weiterer interner Stärken und Schwächen.

Die Wachstums- und Aufbauphase wird unterschiedlich lange andauern. Der eine Arzt wird dies bereits im Alter von 35 Jahren erreicht haben, während der andere die Aufbauphase erst später beendet haben wird. Diese Phase wird abgelöst durch eine **Phase der Reife**. Der Arzt

Phasen des Lebenszyklus

plant hier die Konsolidierung der Praxisentwicklung, möglicherweise aber auch schon seinen »Ausstieg« aus dem aktiven Berufsleben oder er beschäftigt sich mit der Aufnahme eines jüngeren Kollegen. Die Praxis konsolidiert sich, erreicht ihre individuelle Kapazitätsgrenze.

Auf die Reifephase folgt letztlich eine **Schrumpfungsphase**; die Praxis »selektiert« Patienten. Schließlich folgt die **Phase der Praxisabgabe**. Es wird Bestandsaufnahme gemacht, die Praxis bewertet und schließlich an einen Nachfolger verkauft.

Vereinfacht dargestellt ist dies der Lebenszyklus einer Praxis. Unschwer zu erkennen ist, dass der Arzt dabei in der Regel **4 Phasen** strategisch auszurichten hat und Entscheidungen fällen muss, nämlich für die Phasen:

- Gründung,
- Wachstum,
- Konsolidierung,
- Rückzug.

Diese einzelnen Schritte müssen nicht in der Stringenz in jeder ärztlichen Praxis wie geschildert ablaufen. Es sind durchaus auch andere Verhaltensmuster denkbar. Dennoch beschreibt dieses Modell die Entwicklung eines Großteils aller Praxen. Fraglich ist allerdings, ob der Praxisinhaber die einzelnen Phasen auch strategisch plant und die Phasenübergänge bewusst vollzieht.

Kritisch mag vielleicht eingewandt werden, dass dieser Lebenszyklusansatz nur bedingt für **Gemeinschaftspraxen** anwendbar ist, die gewöhnlich in ihrer Entwicklung nicht von der Person eines einzelnen Arztes abhängig sind. Für die Gemeinschaftspraxen gilt der Lebenszyklus jedoch in einer modifizierten Weise, nämlich in Bezug auf die Leistungen, die Techniken, die Organisation und das Patientenumfeld.

2.2.2 Ärztliche Dienstleistungen unter den Aspekten des Produktlebenszyklus

Auch ärztliche Leistungen unterliegen dem Lebenszyklus

Behandlungskonzepte bzw. Dienstleistungsprodukte der Arztpraxis unterliegen, wie andere Produkte und Dienstleistungen in anderen Märkten auch, ebenfalls einem Lebenszyklus. Zunächst ist der generelle **wissenschaftlich-technische Fortschritt** in der Medizin und in der Behandlungsmethodik zu nennen. Dieser allgemeine Lebenszyklus von Leistungen wird andererseits überlagert vom **individuellen Lebenszyklus** jeder Arztpraxis. Hier spielen der Standort, die Patientenstruktur, die spezifische Nachfrage der Patienten nach ärztlichen Leistungen etc. eine Rolle. Dieser individuelle Lebenszyklus ist sehr stark auch vor dem fachlichen Hintergrund des jeweiligen Mediziners zu sehen.

Produktlebenszyklen

Behandlungen und ärztliche Leistungen orientieren sich am Patienten, seinen Problemen und seinen Bedürfnissen. Diese wandeln sich, wie sich auch der wissenschaftlich-technische Fortschritt in der Medizin verändert. Durch Letzteres kommt es allerdings auch immer wieder zu einem wissenschaftlich begründbaren **Relaunch**, der eine bestimmte Leistung in seinem Lebenszyklus verlängert.

2.2.3 Lebenszykluskonzept im Gesamtmarkt der Medizin

Das Lebenszykluskonzept wird jedoch nicht nur für Produkte und Dienstleistungen, sondern zunehmend auch für die Entwicklung von Märkten und Branchen angewandt. So unterscheidet man in der Regel **4 Marktphasen:**

- Experimentierphase,
- Expansionsphase,
- Reifephase,
- Stagnations- bzw. Rückbildungsphase.

Marktphasen

Diese Phasen sind, ähnlich wie beim Produktlebenszyklus, durch unterschiedliche Bedingungskonstellationen, z.B. hinsichtlich Gewinnrate, Umsatzwachstum, Rentabilität etc., gekennzeichnet.

Wenngleich diese 4 Phasen insgesamt für die Medizin nur über einen sehr großen Zeitraum hinweg als »Muster« beschrieben werden können, darf doch heute vorsichtig festgestellt werden, dass sich der »Markt« Medizin in seiner Reifephase befindet. Der **Übergang einer Branche zur Reife** wird als besonders kritische Phase angesehen, weil sich in dieser Zeit das Wettbewerbsumfeld fundamental verändert. Durch verlangsamtes Wachstum oder gar Stagnation entsteht eine höhere Wettbewerbsintensität. Der Kampf um Marktanteile dominiert in dieser Phase; die Arztpraxen stehen im Wettbewerb um die Patienten. Neue Formen der medizinischen Versorgung und Orientierung treten auf:

Wettbewerb

Die Zunahme der Wettbewerbsintensität wird durch die in der Reifephase vorhandenen **Überkapazitäten** (Arztpraxen, Helfer, Ausrüstungen etc.) noch verschärft. Zunehmende Wettbewerbsintensität und Überkapazitäten führen dann marktwirtschaftlich zu einem Preisverfall.

Zunehmende Wettbewerbsintensität

Schrumpfende Branchen bzw. Märkte sind solche, die im Zeitablauf einen absoluten Rückgang der abgesetzten Leistungen zu verzeichnen haben. Beispiele dafür sind etwa der deutsche Steinkohlebergbau oder die Stahlindustrie. Branchen, die heute in der Entwicklungsphase stehen, sind neben der Gentechnologie auch die Telekommunikation und die Mikrochirurgie. Der Automobilbau steht dagegen – lebenszyklusmäßig betrachtet – wie die Medizin in seiner Reifephase.

Die Medizin befindet sich in der Reifephase

Nun darf allerdings nicht sofort deduziert werden, dass sich die Medizin insgesamt demnächst in einer Art Rückbildungsphase befinden wird. Dieser Schluss wäre angesichts der medizinischen Versorgungsnotwendigkeiten falsch. Allerdings ist es denkbar, dass sich der **ärztliche Versorgungsanteil im Gesundheitswesen** durch neue Produkte, Techniken, Methoden etc. leicht zurückbilden wird.

2.2.4 Lebenszyklus und Organisation

Organisationsgestaltung

In welchem Stadium des Lebenszyklus sich eine Praxis befindet, beeinflusst auch die Organisationsgestaltung. Es bedeutet einen Unterschied für die **Lösung von Organisationsaufgaben**, ob die Praxis gerade erst gegründet wurde, sich also in der Pionierphase befindet, oder ob sie bereits seit 20 Jahren etabliert ist und schon die verschiedensten Strukturformen und Anpassungsprozesse durchgemacht hat.

Die Organisationsgestaltung geschieht vor einem »historischen« Hintergrund. Der Arzt als Organisator nutzt die in seiner Praxis gesammelten Organisationserfahrungen. Er steht selbst unter dem Einfluss des Zeitgeistes und hat seine organisatorischen Vorlieben, z. B. seine Praxis eher kooperativ zu führen oder eher konservative Führungstechniken einzusetzen oder den Teamgedanken und das Prinzip der Delegation zu pflegen.

Aufbauphase

Typisch für die Aufbauphase ist das Experimentieren mit organisatorischen Varianten. Der junge Arzt nutzt Hinweise und Tipps aus dem Kollegenkreis etc., um etwa sein Bestellsystem oder die Abrechnungsvorgänge organisatorisch besser bewältigen zu können, oder er holt sich Ratschläge von externen Beratern.

Daraus entsteht in der Regel keine dauerhafte Problemlösung. Diese stellt sich erst dann ein, wenn der Arzt auch andere Variablen – wie Kenntnisse und Fähigkeiten seiner Mitarbeiter, Patientenstruktur, Öffnungszeiten der Praxis, Vorgaben der Kassen – in seine Organisation integrieren kann und »seinen Weg« gefunden hat.

> Die Aufbauphase ist also gekennzeichnet durch einen hohen Anteil an Improvisation sowie kontinuierliche Verbesserungs- und Optimierungsprozesse. Letztere sollten natürlich auch in den darauffolgenden Phasen nie aus dem Auge verloren werden, was jedoch häufig der Fall ist, wenn Routine eintritt.

Reifephase

Mit dem Übergang in die Reifephase einer Praxis wird der Arzt versuchen, eher **dauerhafte organisatorische Regelungen** anzustreben. Sein Umfeld, seine Patienten und seine Aufgaben als Arzt sind in dieser Phase »stabil« im Sinne von vorhersehbar. Zuständigkeiten und Verantwortungsbereiche sind delegiert, das Praxisteam kennt die Abläufe und arbeitet eher nach systematischen Methoden und Standards.

Keinesfalls darf jedoch der Zusammenhang zwischen Lebenszyklusphase und Organisation der Praxis als deterministisch betrachtet werden, was im Übrigen auch für die anderen dargestellten Phasen gilt. Allerdings sind es sehr häufig gerade die **organisatorischen Routineprozesse**, die diesen Eindruck des Determiniertseins entstehen lassen und das ganze Verhalten des Arztes und seines Teams prägen. Oft führt dies dann zu Schräglagen auf der Kostenseite. Es entstehen verdeckte Kosten, die der Praxisinhaber meist gar nicht erkennen kann, ohne dass seine Praxis nicht einer umfassenden Analyse unterzogen wird.

2.3 Lebenszykluskonzept als Basis strategischer Planungen und Entscheidungen

Die obigen Beispiele zeigen, dass es im Lebenszyklus der Praxis immer wieder zu einer persönlichen Auseinandersetzung des Arztes mit **neuen Leistungen und Verfahren** kommt, die ihrerseits erhebliche **Konsequenzen** für ihn und sein Team haben. Zu nennen wären in dieser Hinsicht etwa folgende Tatbestände:

- Einfluss auf die Fort- und Weiterbildung des Arztes und seines Teams,
- Einfluss auf die Patientenstruktur und die Möglichkeiten der Zielgruppenbildung,
- Einfluss auf die Einnahmenstruktur und damit auch auf die Wettbewerbssituation,
- Einfluss auf das Investitionsverhalten durch Aufnahme neuer Leistungen,
- Einfluss auf die Rentabilität (Kosten, Gewinn, Einnahmen).

Abschließend sollen einige dieser Aspekte kurz beleuchtet werden. Nachfolgend sind Beispiele für strategische Entscheidungen in Abhängigkeit von der Lebenszyklusphase aufgeführt.

Strategische Entscheidungen im Lebenszyklus

2.4 Beispiel: Entwicklungsstrategien

2.4.1 Wachstumsstrategien

Bei tendenziell rückläufiger Einnahmeentwicklung im medizinischen Bereich (Zunahme der Anzahl an Praxen, sinkende individuelle Versorgungsdichte, verstärkter Wettbewerb etc.) sind Wachstumsstrategien besonders schwierig zu realisieren. Dennoch ist es auch heute möglich, Wachstumsstrategien zu entwickeln. Man vergleiche dazu nur einmal Unternehmen anderer Wirtschaftsbereiche, die mit ähnlichen Problemen zu kämpfen haben.

Wachstumsstrategien müssen besonders sorgfältig und langfristig geplant werden. Grundsätzlich können Wachstumsstrategien auf das Angebot neuer ärztlicher Leistungen, die Einführung neuer Behandlungskonzepte oder die Erschließung neuer Patientenzielgruppen ausgerichtet sein:

- **Marktdurchdringungsstrategien** gelten als die am wenigsten risikoreichen Wachstumsstrategien, allerdings auch als Strategien mit bescheidenen Wachstumsraten. Durch Marktdurchdringungsstrategien soll das Einnahmen-Kosten-Verhältnis verbessert werden. Dies kann zum einen durch Kostensenkungsprogramme erfolgen, zum anderen aber auch durch preisgünstige Leistungen, sofern diese zu einer Ausweitung der Umsatztätigkeit führen. Dies ist durch intensivere Marktbearbeitung möglich. Typische Einsatzmittel sind dabei:
  — Schulung der Helfer,
  — Verbesserung der Praxiskommunikation nach außen,
  — Verbesserung der Patientenzufriedenheit.

Wachstumsstrategien

Marktdurchdringung

Produktentwicklung

▓▓ Durch **Produktentwicklungsstrategien** wird versucht, neue ärztliche Dienstleistungen in das bestehende Behandlungskonzept zu integrieren oder auch bisherige Dienstleistungen durch neue zu ersetzen. Da die Chancen, durch diese Strategien Wachstum zu erzielen, zwar groß sind, aber auch das Risiko des Scheiterns erheblich ist, wird eine systematische Planung erforderlich.

▓▓ Die **Marktentwicklungsstrategie** ist stark darauf ausgerichtet, mit den bestehenden ärztlichen Leistungen und Behandlungskonzepten neue Zielgruppen zu erschließen. Die Marktentwicklungsstrategie ist dabei besonders geeignet, mit einem bestehenden (engen) Leistungsspektrum neue Patienten zu bedienen, sodass sich über Lern- und Trainingseffekte sowie Kostendegressionen insgesamt Kostenvorteile für die Praxis einstellen.

Diversifikation

▓▓ Als vierte Variante kommt noch die **Diversifikationsstrategie** in Betracht. Durch die Diversifikation sollen mit neuen Leistungen neue Zielgruppen erschlossen werden. Ansätze dazu gibt es vielfältig auch im medizinischen Bereich.

2.4.2 Schrumpfungsstrategien

Schrumpfung

Auch die geplante Schrumpfung einer Praxis kann eine entscheidende Weichenstellung für die **Existenzsicherung** darstellen. Schrumpfungsoptionen können in Hinblick auf den Umsatz bei gleichzeitiger Verbesserung der Rentabilität durchgeführt werden. Mittel hierfür sind die Bildung von Patientenzielgruppen, der Abbau nicht mehr benötigter personeller und maschineller Kapazitäten, Kosteneinsparungen sowie Konzentration auf lukrativere Behandlungskonzepte und ärztliche Dienstleistungen.

❶ Die »Schrumpfungsstrategie« kann dabei auch ein Mittel sein, um den allmählichen Ausstieg aus der ärztlichen Tätigkeit zu planen.

Auch bei der **Wahl einer Schrumpfungsstrategie** bedarf es der Bildung entsprechender Praxisziele, der Formulierung einer Strategie und der entsprechenden Umsetzungsmaßnahmen. Schrumpfung darf nicht als »Zurückschalten auf einen niedrigeren Gang« bei ansonsten unveränderten Praxisaktivitäten verstanden werden.

Der Arzt als Unternehmer

H. Börkircher, H. Cox

Der Arzt muss auf Änderungen der Rahmenbedingungen reagieren

Die traditionelle Arztpraxis befindet sich mitten in einer Umbruchphase. Entscheidende Einflussfaktoren für diese Entwicklung liegen dabei in den externen Rahmenbedingungen der Gesundheitsgesetzgebung. Auch der ärztliche Bereich im engeren Sinne, der »Patientenmarkt«, durchläuft einen Umbruchprozess und erzeugt Faktoren, die sich auf die Rentabilität und damit auf die Überlebensfähigkeit von Praxen auswirken. Sie sollten den jeweiligen Praxisinhaber zu mehr betriebswirtschaftlichem und unternehmerischem Denken und Handeln veranlassen. Die ethischen Verpflichtungen gegenüber den Patienten sollen dabei nicht über Bord geworfen werden. Es gilt vielmehr, diese in das Konzept einer modernen Praxisführung zu integrieren.

Nachstehend werden Aspekte skizziert, mit denen sich der Arzt als Unternehmer in den kommenden Jahren auseinandersetzen muss.

3.1 Marktwirtschaftliche Orientierung der Arztpraxen als Unternehmen

Die Aufgabe, eine Arztpraxis nach marktwirtschaftlichen Gesichtspunkten zu führen, betrifft den Arzt zum einen als Person, in seinem Verhalten als freiberuflicher Unternehmer; zum anderen ist dabei aber auch eine unternehmerische Vorgehensweise beim Planen, Organisieren, Realisieren und Kontrollieren gefordert, also das professionelle Praxismanagement und der dazu erforderliche betriebswirtschaftliche Sachverstand.

Der Arzt als Fachmann, als Kommunikator, als Betriebswirt und als Marketingexperte

Auf welche Eigenschaften kommt es künftig beim Arzt und seinem Team an? Die Aufgaben, die der Arzt in Zukunft zu übernehmen hat, gehen weit über seine bisherigen, vorwiegend fachspezifischen Aufgaben als Mediziner hinaus. Es kommt darauf an, sich seiner **multifunktionalen Aufgaben** als Fachmann, als Kommunikator zum Patienten, als Betriebswirt für seine Praxis, als Marketingexperte etc. stärker bewusst zu werden, als dies in der Vergangenheit der Fall war. Insbesondere werden vom Arzt in seiner Rolle als Unternehmer die in folgender Übersicht dargestellten Leistungen verlangt werden.

Neue »multifunktionale« Aufgaben des Arztes

- Visionen und Ziele für die Zukunft der Praxis haben
- Strategien und Konzepte für die Praxis entwickeln
- Offen sein für Veränderungen und Veränderungen auch aktiv annehmen
- Ausrichten aller Aktivitäten an den Bedürfnissen der Patienten (als Kunden), um damit den Kundennutzen in den Vordergrund zu stellen
- Verbesserung der Kommunikationsfähigkeiten gegenüber den Patienten und den Mitarbeitern, aber auch weiterer Multiplikatoren
- Beherrschen der grundlegenden betriebswirtschaftlichen Instrumente

▼

▒ Entwicklung eines sowohl aufgaben- als auch mitarbeiterorientierten Führungsverhaltens
▒ Umsetzung eigener Ideen, Ziele und Visionen, stets vor dem Hintergrund der Ökonomie
▒ Flexible Denkweise

Der einzelne Praxisinhaber wird erkennen, dass seine eigene **Persönlichkeit** und diejenige seiner Mitarbeiter das wichtigste akquisitorische Potenzial für die Zukunft sind. Allein auf das Auftreten, die Höflichkeit, die Kundenorientierung und die Gesprächsführung der Mitarbeiter dürften heute etwa 70% des gesamten Marketingerfolgs, gemessen an der Patientenzufriedenheit und der Patientenbindung einer Praxis, entfallen.

> Die eigene Persönlichkeit und diejenige der Mitarbeiter sind die wichtigsten Akquisitionsmittel

Weiterhin kommt es auf das **Image** einer Praxis an. Allein der Praxisname hat nur in Verbindung mit dem Arzt »als Persönlichkeit« Bedeutung. Das Image der Praxis bildet sich über die fachspezifischen Kenntnisse, die Kommunikationsfähigkeit und die Patientenorientierung des Arztes sowie seiner Helfer; dieses nach außen kommuniziert, bildet im positiven wie im negativen Sinn das Bild der Praxis in der Öffentlichkeit. In Zukunft sollte der Arzt seine Praxis als ärztliches Kompetenzzentrum aufbauen, in dem man nicht nur eine medizinische Behandlung erfährt, sondern auch über Fragen, die die Gesundheit im weitesten Sinne betreffen, Antworten erhält.

Der Persönlichkeit des Arztes und dem Verhalten seiner Mitarbeiter sowie dem Image der Praxis folgen als dritter Erfolgsfaktor die **ärztlichen Leistungen** und die **Behandlungskonzepte**. Dies sind die Produkte, mit denen der Arzt und seine Praxis bei den Patienten bekannt werden bzw. mit denen er sich bei den Patienten einen Namen schafft, der wiederum ihn, seine Praxis und damit aber auch wiederum seine Leistungen in der Außenwirkung weiter bekannt machen.

> Persönlichkeit, Image der Praxis, ärztliche Leistungen und Behandlungskonzepte sind die Erfolgsfaktoren

Service und Honorierung sind weitere Erfolgsfaktoren der Praxisführung. Service ist v.a. ein Erfolgsfaktor, mit dem man sich von anderen Praxen unterscheiden und damit »positionieren« kann. Service kann die Stellung der Praxis im Wettbewerb stärken, jedoch nicht mangelhafte Leistungen ersetzen oder gar anstelle der Persönlichkeit des Arztes stehen. Service ist auch ein Kostenfaktor, den es stets zu berücksichtigen gilt. Die Preispolitik, die Honorierung, ist zumindest heute noch stark reguliert. Dies dürfte sich, nicht zuletzt in Hinblick auf weitere Harmonisierungstendenzen innerhalb der europäischen Sozialgesetzgebung, mittel- bis langfristig verändern.

3.2   Unternehmerische Schwerpunktbereiche der Arztpraxen in den kommenden Jahren

Aus betriebswirtschaftlicher Sicht rücken neue Aspekte für die Arztpraxen in den kommenden Jahren in den Vordergrund.

Bereiche, die in Zukunft an Bedeutung gewinnen werden

- Entwicklungsmöglichkeiten der Praxis
- Auftreten gegenüber dem Patienten – Praxismarketing
- Professionelles Praxismanagement in Form von Controlling und Kostenmanagements
- Mitarbeiterführung und -motivation

3.2.1   Entwicklungsmöglichkeiten der Praxis

Wie bei jedem Unternehmen, lassen sich auch für die Arztpraxis verschiedene Entwicklungsstrategien definieren:
- Kooperation,
- Wachstum,
- Diversifikation,
- Schrumpfung.

Nachstehend werden die Grundzüge der Entwicklungsstrategie »Kooperation« skizziert. Auch die Optionen »Wachstum«, »Diversifikation« und »Schrumpfung« werden kurz vorgestellt (für vertiefende Ausführungen ▶ s. Kap. 2).

Kooperationsmodelle als strategische Optionen für die Arztpraxis

Neben den bekannten Strategien der **Praxisgemeinschaft** und der **Gemeinschaftspraxis** werden in der letzten Zeit weitere Kooperationsformen diskutiert, die hier übersichtsmäßig näher betrachtet werden sollen. Bevor sich ein Praxisinhaber für die eine oder andere Form der Kooperation entscheidet, sollte er auf jeden Fall Rücksprache mit einem geeigneten Rechtsanwalt und ggf. seiner Kammer halten. Dies trifft auch dann zu, wenn Formen gewählt werden, die etwa den Charakter von GmbH, AG oder Klinik annehmen sollen.

Job-Sharing und Franchising
Als weitere Kooperationsmodelle gelten **Job-Sharing-Modelle**, die als Folge des 2. NOG (§ 101 SGB V) geschaffen wurden. Allerdings ist das Job-Sharing-Modell noch nicht gesetzlich in Kraft getreten.

Diskutiert wird auch **Franchising** als Kooperationskonzept für Ärzte, v. a. im neuen Wellness- und Fitnessbereich. Was McDonald's seit Jahrzehnten erfolgreich praktiziert, sollen nunmehr auch Ärzte nachvollziehen dürfen – die Arztpraxis nach dem Franchisemodell. Der Grundgedanke des Franchising besteht darin, dass es einen Franchisegeber gibt, der bestimmte Rechte (Vermarktung, Gebietsschutz für ein bestimmtes Konzept, betriebswirtschaftliche Hilfestellungen etc.) gegen einmalige und/oder laufende Gebühren (meist umsatzbezogen) an einen Franchisenehmer, in diesem Fall den Arzt, abgibt. Franchising ist auch ein Wachstumsmodell, das in Handels- und Dienstleistungsbranchen zu den erfolgreichsten Entwicklungsmöglichkeiten von Unternehmen zu zählen ist. Eine einseitige Übertragung dieser Konzeption auf den ärztlichen Bereich bringt jedoch auch Nachteile mit sich, z. B. Werbeverbot, langfristige Bindung an ein Konzept, das auch scheitern kann etc.

Wachstumsstrategien

Bei tendenziell rückläufiger Einnahmeentwicklung im medizinischen Bereich (Zunahme der Anzahl an Praxen, sinkende individuelle Versorgungsdichte, verstärkter Wettbewerb etc.) sind Wachstumsstrategien besonders schwierig zu realisieren. Dennoch ist es auch heute noch möglich, solche zu entwickeln. Man vergleiche dazu nur einmal Unternehmen anderer Wirtschaftsbereiche, die mit ähnlichen Problemen zu kämpfen haben (Beispiel Textilbereich).

Wachstumsstrategien müssen besonders sorgfältig und langfristig geplant werden. Grundsätzlich können Wachstumsstrategien auf das Angebot neuer ärztlicher Leistungen, die Einführung neuer Behandlungskonzepte oder auf die Erschließung neuer Patientenzielgruppen ausgerichtet sein. **Strategische Wachstumsoptionen** sind folglich:
- Marktdurchdringung,
- Produktentwicklung,
- Marktentwicklung,
- Diversifikation.

Marktdurchdringungsstrategien wollen das Einnahmen-Kosten-Verhältnis verbessern. Dies kann zum einen durch Kostensenkungsprogramme erfolgen, zum anderen aber auch durch preisgünstige Leistungen, sofern diese zu einer Ausweitung der Umsatztätigkeit führen. Dies ist durch intensivere Marktbearbeitung (v. a. in noch nicht überversorgten Gebieten) möglich. Typische Einsatzmittel dabei sind: Schulung der Helfer, Verbesserung der Praxiskommunikation nach außen, Verbesserung der Patientenzufriedenheit. Diese Strategie gilt als die am wenigsten risikoreiche Entwicklungsmöglichkeit.

Ausweitung der Umsatztätigkeit durch intensive Marktbearbeitung

Die **Produktentwicklungsstrategien** versuchen, neue ärztliche Dienstleistungen in das bestehende Behandlungskonzept zu integrieren oder auch bisherige Dienstleistungen durch neue zu ersetzen.

Die **Marktentwicklung** ist stark darauf ausgerichtet mit den bestehenden ärztlichen Leistungen und Behandlungskonzepten neue Zielgruppen zu erschließen. Die Marktentwicklungsstrategie ist dabei besonders geeignet, mit einem bestehenden (engen) Leistungsspektrum neue Patienten zu bedienen, sodass sich über Lern- und Trainingseffekte sowie Kostendegressionen insgesamt Kostenvorteile für die Praxis einstellen.

Die **Diversifikation** will mit neuen Leistungen neue Zielgruppen erschließen. Ansätze dazu gibt es auch im medizinischen Bereich, etwa durch Umweltmedizin, Sportmedizin etc., also durch Ergänzung des bisherigen Spektrums.

Schrumpfungsstrategie

Schrumpfung kann die
Rentabilität verbessern

Auch die geplante Schrumpfung einer Praxis kann eine entscheidende Weichenstellung für die Existenzsicherung darstellen. **Schrumpfungsoptionen** können in Hinblick auf den Umsatz, bei gleichzeitiger Verbesserung der Rentabilität, durchgeführt werden. Mittel hierfür sind die Bildung von Patientenzielgruppen, der Abbau nicht mehr benötigter personeller und maschineller Kapazitäten, Kosteneinsparungen, Konzentration auf lukrativere Behandlungskonzepte und spezifische ärztliche Dienstleistungen. Die »Schrumpfungsstrategie« kann dabei auch ein Mittel sein, um den allmählichen Ausstieg aus der ärztlichen Tätigkeit zu planen.

3.2.2 Auftreten gegenüber dem Patienten – Praxismarketing

Beim Praxismarketing steht
der Kunde im Mittelpunkt

Auch das Marketing der Praxis gehört zu den strategischen Aufgaben des Arztes. Marketing wird für Industrie-, Handels- und Dienstleistungsunternehmen definiert als die »bewusst marktorientierte Führung des gesamten Unternehmens« oder »marktorientiertes Entscheidungsverhalten in der Unternehmung«. Marketing ist daher eine »**Unternehmensführungskonzeption**«, in deren Mittelpunkt der Kunde steht.

Diese Kundenorientierung gilt in zunehmendem Maße nicht nur nach außen, zum Markt hin (»externe Kundenorientierung«), sondern auch nach innen (»interne Kundenorientierung«). Bei der internen Kundenführung soll der einzelne Mitarbeiter so behandelt werden, als sei er »Kunde« innerhalb des Unternehmens. Dies hat Auswirkungen auf die Aufgaben der Personal- und Unternehmensführung.

Zum Verständnis des Marketingbegriffs ist es sinnvoll, zunächst einige Aspekte des Wandels im Markt darzustellen, der auch den ärztlichen Bereich betrifft. Weite Bereiche der gewerblichen Wirtschaft und des Dienstleistungsbereichs sowie auch der Gesundheitsmarkt im weitesten Sinne sind heute »Käufermärkte«. Ein **Käufermarkt** ist dadurch gekennzeichnet, dass das Angebot schneller wächst als die Nachfrage nach Leistungen. Es entwickelt sich damit ein sog. **Angebotsüberhang**. Der Angebotsüberhang ist insbesondere eine Folge zunehmender Konkurrenz der Anbieter und einer gewissen Sättigung auf der Nachfragerseite. Je stärker sich ein Angebotsüberhang herausbildet, desto höher wird die Wettbewerbsintensität, gleichzeitig auch die Versuche einzelner Anbieter, über Preise, Schaffung von Präferenzen, Werbung etc. Marktanteile für sich zu sichern.

Mit Marketing lassen
sich »Interessen« in der
Öffentlichkeit
»positionieren«

Marketing wird heute nicht nur von gewerblich orientierten Unternehmen praktiziert, um Umsatz zu tätigen, Marktanteile zu gewinnen oder zu sichern und sich gegenüber dem Wettbewerb zu behaupten; in zunehmendem Maße setzen auch sog. »**Non-profit**«-**Organisationen** Marketingkonzepte und -instrumente ein, um mit ihren Mitgliedern, Interessenten, der Öffentlichkeit etc. zu kommunizieren. »Non-profit«-Organisationen – wie Gewerkschaften, Parteien, Hochschulen, Kammern, Kirchen etc. – wenden Marketing an, um ihre »Interessen« in der Öffentlichkeit »positionieren« zu können, um sich zu »profilieren«, im weitesten Sinne Nutzen für sich und ihre Mitglieder zu erzeugen, aber auch, um neue Mitglieder zu gewinnen oder vorhandene an sich zu binden.

> Damit lässt sich Marketing allgemein definieren als Analyse, Planung, Implementierung und Kontrolle von sorgfältig ausgewählten Programmen, deren Realisierung zu einem freiwilligen Austausch zwischen Unternehmung und Nachfrager mit dem Zweck der Erreichung der Unternehmensziele führen soll. Dabei wird das Angebot des Unternehmens auf die Bedürfnisse und Wünsche einer abgegrenzten Zielgruppe im Markt zugeschnitten, wobei zur Information, Motivation und Befriedigung der Kunden auf das gesamte Marketinginstrumentarium zurückgegriffen wird.

Was ist Marketing?

▬ Marketing hat einen strategischen Planungscharakter. Nicht zufällig zusammengestellte Marketinginstrumente bestimmen die Vorgehensweise am Markt, sondern ein strategisch geplantes, abgestimmtes Konzept an Marketingmaßnahmen, das sich in die 3 Teile – Zielfestsetzung, Strategieformulierung und Detailplanung – gliedern lässt (**Marketingkonzept**).

▬ Marketing dient nicht dazu, auf Nachfrager Druck auszuüben, sondern Nachfrager dazu zu bewegen, freiwillig die Dienste des Unternehmens in Anspruch zu nehmen (**Kunden-/Patientenorientierung**).

▬ Marketing soll einerseits helfen, die Bedürfnisse der Kunden optimal zu erfüllen, andererseits die Realisierung der geplanten Unternehmensziele sicherstellen. Jedoch gilt, dass die Unternehmensziele nur dann erreicht werden, wenn die Bedürfnisse der Kunden optimal befriedigt werden und somit Kundenzufriedenheit erreicht wird (**Kunden-/Patientenbedürfnisse**).

▬ Marketing heißt ferner: Bedürfnisbefriedigung einer klar umrissenen Zielgruppe. Man muss seine gegenwärtigen und potenziellen Kunden genau kennen, um zu wissen, welche Bedürfnisse sie haben und wie man diese am besten befriedigen kann (**Marktsegmentierung, Zielgruppenmarketing**).

▬ Marketing ist nicht die einseitige Anwendung von »Werbung«, »Verkaufsförderung« oder »PR«, sondern umfasst den gesamten Einsatz der zur Verfügung stehenden Marketinginstrumente. Diese sind jedoch in Abstimmung zueinander jeweils zielgruppenspezifisch einzusetzen (**Marketinginstrumentarium**).

Marketing wird von freiberuflich tätigen Personen und ihren Organisationen in zunehmendem Maße eingesetzt. Marketing für freie Berufe ist dem **Dienstleistungsmarketing** zuzurechnen.

Zentrale marketingrelevante Merkmale sind die Bindung der Tätigkeit an konkrete Trägerpersonen und die für die jeweilige Sparte wirk-

Marketingmaßnahmen müssen individuell angepasst werden

samen berufsrechtlichen, standesrechtlichen und marktzugangsbeschränkenden Bestimmungen. Daraus resultieren für das Marketing **Beschränkungen** qualitativer Art (zulässiger Tätigkeitsbereich, individuelle Fähigkeiten und Erfahrungen) und quantitativer Art (zeitliche und regionale Grenzen der Berufsausübung) sowie spezifische Beschränkungen für die absatzpolitischen Instrumente (z. B. Werbebeschränkungen oder Verbote, beschränkte Niederlassungsfreiheit). Aus dieser Situation heraus sind angepasste und zulässige Marketingmaßnahmen zu planen und einzusetzen.

Zusätzlich zur generell für personengebundene Dienstleistungen gegebenen Aufgabe der **Vertrauens- und Rufbildung** umfasst dies insbesondere Maßnahmen in den Bereichen:

- Kontaktpflege zu bestehenden Kunden, Klienten, Patienten usw.;
- Gestaltung und Atmosphäre der Geschäftsräume bzw. der Warte-, Aufenthalts-, Arbeits- und Behandlungsräume;
- Verhalten am Telefon;
- Training und Verhalten der Mitarbeiter;
- Honorarordnungen und individuelle Konditionengestaltung;
- Öffnungszeiten;
- kommunikationspolitische Maßnahmen im Rahmen der berufs- und standesrechtlichen Regelungen;
- etc.

Überträgt man den Marketinggedanken auf die ärztliche Praxis, so kann Praxismarketing wie im Folgenden definiert werden:

> **»Wir orientieren uns an den Patienten, an deren Bedürfnissen und an unseren Zielsetzungen für die Praxis. Wir bieten unseren Patienten das an, was sie wünschen oder was ihren wahrscheinlichen Wünschen optimal entsprechen wird. Dabei beziehen wir auch künftige Entwicklungen bei den Patienten und im Gesundheitsbereich derart in unsere Konzeption mit ein, dass wir patientenorientiert flexibel mit unserem Praxisangebot und unseren Praxisleistungen auf die Bedürfnisse unserer Patienten reagieren können. Je besser uns dies gelingt, um so erfolgreicher sind wir und um so mehr erreichen wir die für uns gesetzten Praxisziele.«**

Praxismarketing ist folglich eine **Praxispolitik**, die sich durch den Einsatz von Marketingmitteln und einer effizienten Praxisorganisation am Patientenmarkt und an den Patientenbedürfnissen ausrichtet.

Strategische Marketingmittel für die kommenden Jahre

- Serviceleistungen
- Positionierung der Praxis im Wettbewerb
- Zufriedenheitsmanagement der Patienten
- Beraten und Verkaufen

Serviceleistungen

Service und Kundenorientierung sind nach wie vor in vielen Dienstleistungsbereichen, auch im ärztlichen Praxisbereich, sehr kritisch zu beurteilen. Im Mittelpunkt der Kritik stehen dabei immer wieder mangelnde Hilfsbereitschaft, Unfreundlichkeit und unzureichendes Beratungs-Know-how der Mitarbeiter. **Servicemängel** haben meist mehrere Ursachen.

Wichtige Maßnahmen zur Behebung dieser Mängel sind v. a. mehr **Delegation** an Verantwortung, Entscheidungen und Aufgaben an die Mitarbeiter, d. h. je mehr »Freiraum« der einzelne Mitarbeiter in der Praxis hat, desto mehr kann er sich auch serviceorientiert verhalten. Dazu aber sind Wissen, Können und Wollen notwendig. Diese Voraussetzungen hat der Arzt zu berücksichtigen, bevor er mehr Serviceverantwortlichkeiten delegiert, z. B. an seine Helfer.

Mitarbeiter mit »Freiraum« verhalten sich serviceorientiert

Man sollte jedoch auf der anderen Seite auch nicht willkürlich »Service« anbieten, da einmal eingeführte Serviceleistungen auch Kosten verursachen, insbesondere Fixkosten aufbauen, die man dann u. U. nur schwer wieder abbauen kann.

Positionierung der Praxis im Wettbewerb

Gerade bei den nur beschränkt vorhandenen Möglichkeiten der Werbung muss der Arzt darauf achten, dass die **indirekten »Werbeträger«** gut funktionieren. Diese Werbeträger sind in erster Linie zufriedene und begeisterte Patienten, aber auch die Mitarbeiter der Praxis und der Praxisinhaber selbst. Um festzustellen, wie gut der eigene Ruf ist, ob die Patienten rundum zufrieden sind oder ob es nicht doch Schwachstellen im Praxismarketing gibt, sollten regelmäßig, anonym oder auch offen, **Patientenbefragungen** durchgeführt werden. Der Aufbau einer derartigen Befragung erfordert Erfahrung. Zum einen müssen die richtigen Fragen verständlich formuliert werden, und zum anderen müssen aus den gewonnenen Antworten auch die richtigen Schlüsse gezogen werden.

Patientenbefragungen decken Schwachstellen auf

Auch kann man daran denken, einen **Patientenbeirat** zu gründen, der für die Praxis wertvolle Hinweise geben kann. Derartige Imageuntersuchungen sollten in der Regel jedoch mit externer Hilfe durchgeführt werden.

❗ Oberstes Ziel jeder Positionierungsstrategie muss es sein, die Praxis anders, besser oder wirtschaftlicher zu gestalten als die übrigen Arztpraxen.

Zufriedenheitsmanagement der Patienten

Praxismarketing heißt, auf die **Bedürfnisbefriedigung** seiner Patienten einzugehen. Die Bedürfnisse, Wünsche und Motive der Patienten sollen durch das angebotene Leistungsspektrum der Praxis optimal befriedigt werden. Leitgedanke muss heute bei der Leistungserbringung die Herausstellung der **medizinischen Kompetenz**, aber auch der **sozialen Kompetenz** im Umgang mit Patienten sein. Aus Bedürfnissen, Erfahrungen aus anderen Praxen, Mund-zu-Mund-Kommunikation und die Praxiskommunikation entsteht bei den Patienten eine Erwartungshaltung gegenüber der Praxis. Übertrifft das Praxisangebot insgesamt diese Erwartungen, dann wird der Patient zufrieden sein.

> ❗ **Das Zufriedenheitsmanagement und die Verbesserung der Positionierung stellen heute für alle Praxen eine Herausforderung erster Qualität dar.**

»Beraten und Verkaufen«

»Verkauf« muss gelehrt und gelernt werden

Medizinische Dienstleistungen müssen in Zukunft verstärkt »verkauft« werden. Je mehr Leistungen nicht mehr über Chipkarte erbracht werden können, desto mehr wird der Patient zum »Kunden«. **Anreizmechanismen** spielen deshalb – wie anderswo im Dienstleistungsbereich auch – für den Absatz medizinischer Leistungen eine bedeutende Rolle.

Für die Patientenberatung wird die **Teamleistung** immer wichtiger werden. Konsequenterweise ist damit auch die fachliche Ausbildung der Praxismitarbeiter zu ergänzen. Der bislang ungeliebte und oft genug verachtete »Verkauf« wird gelehrt und gelernt werden müssen.

Welche Schritte sind beim »Beraten und Verkaufen« zu beachten?

- Der erste Schritt ist die »Beratermotivation«. Als Praxisinhaber muss man dabei zunächst bei sich selbst ansetzen: Nur wer sich für sein eigenes Konzept begeistern kann, ist auch in der Lage, dies an seine Mitarbeiter zu vermitteln. Wer dagegen mit »Beraten und Verkaufen« nur kommerzielles Denken und Handeln verbindet, wird Schwierigkeiten beim Umsetzen seines Konzepts bei seinen Mitarbeitern haben.
- Ein weiterer Schritt zum Beratungs- und Verkaufserfolg ist die richtige Präsentation. Es gilt, Hilfsmittel einzusetzen, die geeignet sind, dem Patienten medizinische Leistungen zu visualisieren, ihm den Nutzen dieser Leistungen zu veranschaulichen und somit auch das Preis-Leistungs-Verhältnis aufzuzeigen.

3.2.3   Professionelles Praxismanagement

Grundlegende Managementaufgaben der Ärzte sind Zielbildung, Planung, Organisation, Realisierung sowie Kontrolle der Praxisaufgaben und damit verbunden auch die Kontrolle der Mitarbeiterführung. Sinnvoll ist es dabei, zwischen den sachbezogenen Funktionen und den personenbezogenen Aufgaben des Praxismanagements zu trennen. Die betriebswirtschaftliche Seite umfasst v. a. Controlling und Kostenmanagement.

Controlling

Controlling ist ein Führungs- und Steuerungsinstrumentarium, das ursprünglich im industriellen Bereich eingesetzt wurde. Die dort entwickelten Instrumente zur analytischen »Beobachtung« eines Unternehmens sowie die daraus zu ziehenden Konsequenzen für betriebswirtschaftliche Entscheidungen beginnen sich allmählich auch in der Arztpraxis durchzusetzen. Controlling ist insbesondere einsetzbar, um die eigene »Betriebswirtschaft« mit derjenigen anderer Praxen vergleichen zu können. Dies ermöglicht es u.a., rechtzeitig bestimmten, als unerwünscht erkannten Trends entgegenzusteuern.

Vergleich der eigenen »Betriebswirtschaft« mit derjenigen anderer Praxen

Finanz- und Kostenmanagement

Die allgemeine Prosperität und die Marktdaten der vergangenen Jahre haben manche Praxis unsensibel für **Kostenprobleme** gemacht. Den steigenden Praxiseinnahmen standen zwar wachsende Kosten gegenüber, aber man setzte zu lange auf eine Fortsetzung der Umsatzentwicklung, die die Kostensteigerungen mehr als kompensieren würde.

Die Kostendämpfungsgesetze und die politischen Eingriffe der vergangenen Jahre in die Leistungspflicht der gesetzlichen Krankenkassen haben jedoch verdeutlicht, dass dem **Umsatzwachstum** Grenzen gesetzt sind. Der zunehmende Wettbewerb tut ein Übriges. Der Praxisinhaber muss sich sehr rasch seiner Rolle als aktiver Kostenmanager bewusst werden, um nicht in finanzielle Abhängigkeiten zu geraten oder die Steuerungshoheit über sein Unternehmen »Arztpraxis« zu verlieren. Entscheidend dafür ist, einerseits die Liquidität zu sichern und andererseits ein konsequentes Kostenmanagement zu betreiben.

Dem Umsatzwachstum sind Grenzen gesetzt

Konsequentes Finanz- und Kostenmanagement

- Verwendung von Checklisten zur Überprüfung von Kosteneinsparmöglichkeiten in allen Funktionsbereichen der Praxis (Labor, Materialwirtschaft, Behandlungsräume, Fort- und Weiterbildung etc.)
- Verwendung von Kennziffern und Daten aus Praxisvergleichen des Controllings
- Durchführung von Soll-Ist-Vergleichen auf der Basis von Daten aus Praxisvergleichen mit entsprechenden Abweichungsanalysen
- Aufstellung eines Kostensenkungsprogramms nach Fristigkeiten (Prioritätenskala: kurz-, mittel-, langfristig)
- Abschätzung der potenziellen Einsparmöglichkeiten
- Festlegung der ersten Schritte und Kontrolle der Ergebnisse

3.3   Zusammenfassung

Praxismanagement wird in Zeiten immer schneller ablaufender Veränderungen im ökonomischen, wissenschaftlich-technischen und gesetzlichen Umfeld für den Arzt immer wichtiger. Es setzt Planung über mehrere Jahre voraus sowie ein Zielsystem, an dem sich diese Praxisplanung ausrichten kann.

Die Praxis planbar machen, Risiken durch strategische Planung reduzieren und auf der Basis einer Strategie die entsprechenden operativen Schritte durchdacht und antizipativ umzusetzen, verlangt vom Arzt in Zukunft eine Auseinandersetzung mit betriebswirtschaftlichen Sachverhalten. Der Arzt als Unternehmer wird dabei den Blick nicht nur nach außen schärfen müssen, sondern auch die Potenziale und die Erfolgsfaktoren seiner Praxis in diesen strategischen Prozess einbinden müssen, wenn er Erfolg haben will.

Praxisführung als Aufgabe des Arztes

II

Der Arzt als Führungsperson seiner Mitarbeiter

H. Börkircher

Die Mitarbeiterführung in einer Arztpraxis ist Teil der Praxisführung und des Praxismanagements. Die »Mitarbeiterführung« ist jener Teil des Praxismanagements, der sich mit den zwischenmenschlichen Beziehungen zwischen Arzt und Mitarbeitern beschäftigt, die im Rahmen der Gestaltung, der Steuerung und der Entwicklung der Praxis stattfinden. Sie soll dazu beitragen, dass die Zielsetzungen der Arztpraxis erreicht werden.

Der langfristige Erfolg des Arztes als Unternehmer bemisst sich nicht nur allein daran, dass es ihm gelingt, die leistungsorientierten Ziele der Praxis zu erreichen, sondern Führungserfolg heißt immer, auch die mitarbeiterbezogenen Ziele zu erreichen. Leistungsorientierte Ziele der Praxis sind solche, die der Erfüllung der Sachziele (Sicherung der Existenz der Praxis, hohe Patientenzufriedenheit, Gewinnung neuer Patienten etc.) dienen. Sachorientierte Ziele sind z.B. Rentabilität, Umsatzwachstum, Kostensenkung. Zu den leistungsorientierten Zielen im Zielsystem einer Praxis treten unter den Aspekten der Führung stets auch die mitarbeiterbezogenen Ziele. Zu ihnen gehören Arbeitszufriedenheit, Arbeitsleistung, Sicherheit des Arbeitsplatzes, Betriebsklima etc.

»Führungserfolg« heißt, auch mitarbeiterbezogene Ziele zu erreichen

4.1   Grundfragen der Mitarbeiterführung einer Praxis

Zentraler Aspekt der Mitarbeiterführung in der Arztpraxis ist eine hohe **Arbeitsleistung**, verbunden mit einer hohen **Arbeitszufriedenheit** der Mitarbeiter. Eine hohe Arbeitszufriedenheit muss dabei nicht zwangsläufig zu einer hohen Arbeitsleistung führen, und umgekehrt muss eine hohe Arbeitsleistung nicht unbedingt Ausdruck hoher Arbeitszufriedenheit sein.

Mitarbeiterführung ist Verhaltensbeeinflussung

Als weitere Determinante für das Führungsverhalten des Arztes muss stets auch die aktuelle Arbeitssituation des Mitarbeiters betrachtet werden. In der Beeinflussung des Mitarbeiterverhaltens ist der eigentliche Schlüssel der Mitarbeiterführung zu sehen. Die Verhaltensbeeinflussung entsteht entweder direkt durch zwischenmenschliche Interaktionen zwischen dem Arzt und seinen Mitarbeitern. In diesem Fall spricht man von **»Kontaktführung«**. Sie kann aber auch indirekt durch den Einsatz organisatorischer Hilfsmittel, wie Stellenbeschreibung oder schriftliches Festlegen von Arbeitsanweisungen, erfolgen. Diese Form der Verhaltensbeeinflussung wird als **»Distanzführung«** bezeichnet. Die direkte Beeinflussung ist immer das Ergebnis der persönlichen Einflussnahme des Arztes auf seine Mitarbeiter.

Beide Arten der Verhaltensbeeinflussung der Mitarbeiter weisen Vor- und Nachteile auf. Der Hauptvorteil der Kontaktführung liegt darin, dass der Arzt auf die individuellen Gegebenheiten seiner Mitarbeiter eingehen kann. Dies birgt allerdings die Gefahr, dass der Grundsatz der Gleichbehandlung der Mitarbeiter verletzt wird, weil unter Umständen einzelne Mitarbeiter bevorzugt bzw. benachteiligt werden. Dieses Risiko besteht bei der Distanzführung nicht. Dort ist durch den Einsatz organisatorischer Instrumente sichergestellt, dass alle Mitarbeiter die gleichen Regeln zu befolgen haben. Sind sehr viele Regeln und Standards vorhanden, kann allerdings eine bürokratische Schwerfälligkeit für die Arztpraxis entstehen, die sich lähmend auf die Praxisprozesse auswirkt. Notwendig ist daher ein Ausgleich zwischen direkter und indirekter Verhaltensbeeinflussung, um individuelle Willkür einerseits und überzogene Bürokratie andererseits zu verhindern.

Der Prozess der Mitarbeiterführung kann nur dann erfolgreich sein, wenn die Mitarbeiter bereit sind, zur Zielerreichung die Notwendigkeit einer gewissen **Unterordnung** anzuerkennen. Damit hängt der Führungserfolg des Arztes von seinen Machtbefugnissen, der Anerkennung seiner Führungsrolle durch die Mitarbeiter sowie seiner fachlichen und persönlichen Autorität ab.

Wie diese Macht im Einzelnen vom Arzt ausgeübt und wie stark der Entscheidungsspielraum der Mitarbeiter in konkreten Situationen eingeschränkt wird, ist Ausdruck des Führungsverhaltens. **Führungsverhalten** bezeichnet dabei alle situativen und beobachtbaren Verhaltensweisen des Arztes, die die Einstellungen und das Verhalten der Mitarbeiter zielgerichtet beeinflussen.

Das Führungsverhalten ist dabei vom **Führungsstil** abhängig. Der Führungsstil kennzeichnet ein von der Situation unabhängiges Verhaltensmuster, eine längerfristige Grundausrichtung des Arztes.

Schließlich wirken auch das Alter und die Struktur der Praxis, die Zusammensetzung und die Einstellung der Mitarbeiter, die Arbeitsaufgaben und nicht zuletzt auch die Persönlichkeitsstruktur des Arztes auf das Führungsverhalten ein. Dies bedeutet zugleich, dass die **Person des Führenden** darüber bestimmt, ob Einflussnahme auf die Mitarbeiter durch Überzeugen, Motivieren und Kooperation erfolgt, also in einem positiven Sinn, oder ob der Vorgesetzte seine Ziele v.a. mittels Befehlen, Anweisungen oder gar durch Manipulation seiner Mitarbeiter zu erreichen versucht.

> Das Führungsverhalten ist vom Führungsstil abhängig

4.1.1 Überblick über wichtige Einflussgrößen des Mitarbeiterverhaltens

Die zentrale Frage der Mitarbeiterführung in einer Praxis ist folglich, wie das Verhalten von Mitarbeitern durch den Arzt zielorientiert beeinflusst werden kann. Daher ist zunächst zu erörtern, welche Einflussfaktoren das Verhalten von Mitarbeitern bestimmen. Heute geht man generell davon aus, dass das Verhalten jedes Mitarbeiters durch Merkmale seiner Persönlichkeit und durch Merkmale seines privaten und beruflichen sozialen Umfeldes geprägt wird.

Während ein Teil der verhaltensbestimmenden Merkmale angeboren ist, müssen andere erlernt werden. Erziehung, Ausbildung und Erfahrungen des persönlichen Werdegangs verknüpfen sich zu einem dichten Netz **verhaltensbeeinflussender Faktoren**. Die Orientierung an Vorbildern, das Verhalten in Gruppen und Teams, gesellschaftliche Entwicklungen etc. können dabei zu Änderungen des eigenen Verhaltens führen.

II

»Motivation« ist
Verhaltensbereitschaft
mit dem Ziel der
Bedürfnisbefriedigung

Versucht man die Auslöser menschlichen Handelns genauer zu erfassen, so stößt man auf die **Bedürfnisse**. Sie bezeichnen die Empfindung eines allgemeinen Mangels. Tritt zu einem empfundenen Mangel die Bereitschaft hinzu, ihn zu beheben, so spricht man von einem »Motiv«. **Motive** besitzen also im Unterschied zu Bedürfnissen eine Zielperspektive. Aktiviert werden Motive nur, wenn Anreize die schlummernde Verhaltensbereitschaft wecken. Die Aktivierung der Verhaltensbereitschaft mit dem Ziel der Bedürfnisbefriedigung ist gemeint, wenn man von »**Motivation**« spricht.

Die individuell geprägte Verhaltensbereitschaft ist abhängig von der Motivationsstruktur. Angeborene Bedürfnisse und Motive wirken zusammen mit Werten und Einstellungen verhaltensbestimmend. Eine wichtige Rolle spielt dabei das für die Bedürfnisbefriedigung maßgebende **Anspruchsniveau**, das individuell unterschiedlich ist.

Zur Erklärung des Mitarbeiterverhaltens werden häufig die **Motivationstheorien** herangezogen. Sie geben Aufschluss über die Beweggründe menschlichen Verhaltens und damit wichtige Hinweise auf Möglichkeiten der Verhaltensbeeinflussung. Im Vordergrund einer Arztpraxis steht dabei natürlich die Frage, ob und wie das Verhalten der Mitarbeiter durch den Arzt beeinflussbar ist und welche Anreize dabei zur Lenkung eingesetzt werden (können).

Die Motivationstheorien lassen sich in **Inhaltstheorien** einerseits und **Prozesstheorien** andererseits unterscheiden. Anhand von Inhaltstheorien versucht man, die dem individuellen Handeln zugrunde liegenden Ursachen herauszufinden. Dies soll Aussagen darüber ermöglichen, unter welchen Bedingungen welche Motive verhaltenswirksam sind. Dagegen will man anhand der Prozesstheorien erklären, wie der Motivationsprozess zustande kommt und wie durch Einsatz von Anreizmitteln das Mitarbeiterverhalten positiv beeinflusst werden kann (▶ s. hierzu vertiefend »Führungsfunktionen des Arztes«).

4.1.2 Anreize der Praxisführung zur Motivbefriedigung

Im Vordergrund dieses Abschnitts steht die Frage, welche Möglichkeiten der Arzt hat, den Mitarbeitern wirksame Anreize für eine Motivbefriedigung zu geben. Dabei ist es sinnvoll zwischen der **allgemeinen Anreizstruktur** einer Praxis selbst und den **speziellen Anreizen**, die durch den Arzt direkt gestaltet werden, zu unterscheiden.

Zu den allgemeinen Anreizen zählen alle Faktoren, die die Praxis als Organisation für die Mitarbeiter erbringt, z. B. Gehälter, Sozialleistungen, Praxisimage. Es handelt sich dabei um die sog. Hygienefaktoren, die in der Lage sind, die **extrinsischen Motive** der Mitarbeiter zu befriedigen.

Auf die Befriedigung
intrinsischer Motive hat der
Arzt einen großen Einfluss

Andere Anreize – wie z. B. der Arbeitsinhalt, die Aufgabenstruktur und die persönlichen Entwicklungsmöglichkeiten – zielen vornehmlich auf die Befriedigung **intrinsischer Motive** ab. Auf deren Gestaltung hat der Arzt einen großen Einfluss. Sein oberstes Ziel sollte darin bestehen, durch den bewussten Einsatz seiner Möglichkeiten die Arbeitsleistung und die Arbeitszufriedenheit seiner Mitarbeiter zu erhöhen. So wirkt er direkt auf die Einstellungen und die Werte seines Teams ein. Vor allem die nachstehenden **Faktoren** haben einen erheblichen Einfluss auf die Befriedigung der intrinsischen Motive:

- Führungsstil,
- Führungsfunktionen,
- Führungsaufgaben.

Der **Führungsstil** umfasst dabei die situationsbeständige, persönliche Grundeinstellung des Arztes gegenüber seinen Mitarbeitern. Je nachdem, welcher Führungsstil eingesetzt wird, sind davon längerfristig unterschiedliche Wirkungen auf die Mitarbeiter zu erwarten.

Führungsfunktionen umfassen die Bestimmung der Praxisziele, die Planung, die Entscheidung, die Durchführung und die Kontrolle aller zur Erreichung der Zielsetzungen notwendigen Führungshandlungen. Die Beherrschung der Führungsfunktionen wirkt als wichtiger Anreiz und beeinflusst die Mitarbeiter konkret und nachhaltig. Führungsfunktionen sind inhaltlich immer mit **Führungsaufgaben** verknüpft. Der Arzt löst Führungsaufgaben, wenn er Fragen mit den Mitarbeitern bespricht, Anerkennung und Kritik äußert, Konflikte steuert, beurteilt etc. Auch hier ist die Anreizwirkung ganz offensichtlich und direkt.

Die Anreizwirkung ist offensichtlich und direkt

> Mitarbeiterführung ist also zusammenfassend die Kunst, Motivinhalte und Motivationsprozesse zu erkennen und zu beurteilen und durch den Einsatz von Anreizen (Führungsstil, Führungsfunktionen und Führungsaufgaben) zielorientiert zu beeinflussen. Die Einflussnahme auf die Motivation der Mitarbeiter und damit der Erfolg jeder verhaltensbeeinflussenden Maßnahme beruht dabei auf den Machtgrundlagen des Arztes als Unternehmer und Vorgesetzter.

4.1.3 Die Machtsäulen der Mitarbeiterführung

Macht, Autorität und Überzeugung sind die Grundlagen der Mitarbeiterführung. **Macht** ist immer dann gegeben, wenn eine oder mehrere Personen die Verhaltensänderung von anderen auch gegen deren Willen durchsetzen kann/können. Autorität ist Macht, die auf einer legitimen Grundlage (z. B. Arbeitsvertrag) beruht bzw. vom Mitarbeiter freiwillig akzeptiert wird (z. B. organisatorisches Unterstellungsverhältnis). Überzeugung beruht auf geeigneten Argumenten des Führenden und der Einsicht des geführten Mitarbeiters, ein bestimmtes Verhalten zu zeigen.

Die Grundlagen für Macht, Autorität und Überzeugung waren bereits Gegenstand zahlreicher Untersuchungen. Aus diesen lassen sich wesentliche **Macht- bzw. Autoritätsquellen** ableiten.

Macht, Autorität und Überzeugung

Grundlagen für Macht, Autorität und Überzeugung

- **Belohnungs- und Bestrafungsmacht bzw. -autorität:** Als positive Sanktionen kommen u. a. in Betracht: Lob, Anerkennung, Gehaltserhöhung, Erweiterung der Aufgaben und Kompetenzen. Negative Sanktionen sind: Kritik, Beschränkung der Kompetenzen, Entlassung etc.
- **Expertenmacht bzw. -autorität (Fachkompetenz):** Diese beruht auf der höheren fachlichen Kompetenz des Arztes gegenüber seinen Mitarbeitern.
- **Legitimierte Macht:** Diese resultiert aus arbeitsvertraglichen Bedingungen und der hierarchischen Ordnung in der Praxis.
- **Vorbildmacht bzw. personale Autorität (Charisma):** Diese wird durch die Identifikation der Mitarbeiter mit dem Arzt begründet. Die Mitarbeiter übernehmen die Werte und Überzeugungen des Arztes. Vorbildmacht ist besonders wichtig für die Teamführung.

Erstrebenswert ist die Einflussnahme durch Überzeugung

Der sich derzeit abzeichnende Trend in der Führung betont v. a. eine stärkere **Mitarbeiterorientierung**, die durch Überzeugen, Belohnen und Kooperation gekennzeichnet ist, im Gegensatz zur Einflussnahme durch Befehlen, Bestrafen oder gar durch Manipulation der Mitarbeiter. Diesen Trend unterstreichen die Ergebnisse aus der Forschung: Macht durch Bestrafung wirkt nur kurzfristig, macht unzufrieden und wirkt leistungsverweigernd. Die Wirkungen der Belohnungsmacht auf die Leistung sind nicht eindeutig nachweisbar. Expertenmacht hingegen wirkt auf Zufriedenheit und Leistung positiv. Dies gilt tendenziell auch für die Vorbildmacht. Erstrebenswert ist folglich die Einflussnahme durch Überzeugung.

4.2   Führungsstil und Führungsverhalten des Arztes

Der Führungsstil bestimmt das Führungsverhalten

Führungsstil ist die situationsbeständige, persönliche Grundeinstellung eines Führenden, die sein langfristig relativ stabiles Führungsverhalten gegenüber den Mitarbeitern bestimmt. Diese Grundeinstellung oder Werthaltung prägt das Verhaltensmuster in der Beziehung zwischen Führendem und Geführtem. Der Führungsstil beantwortet die Frage: Wie wird grundsätzlich geführt?

Mit Führungsverhalten werden die situationsabhängig variierenden und beobachtbaren Anreize des Führenden bezeichnet, die ein bestimmtes Mitarbeiterverhalten hervorrufen sollen. Das Führungsverhalten beantwortet die Frage: Wie wird in der konkreten Situation geführt?

Aus der Sicht des Mitarbeiters wird das Führungsverhalten des Führenden in jedem Fall ganzheitlich als Führungsstil erlebt.

4.2.1 Führungsstil und Menschenbild

Grundeinstellungen oder Werthaltungen in der Mitarbeiterführung sind Ausdruck des gelebten Menschenbildes. In jeder Führungshandlung spiegelt sich das Menschenbild, das der Führende von seinen Mitarbeitern hat. Zu den bekanntesten dieser Menschenbilder zählen die von McGregor aufgestellten Theorien X und Y, die die in ◘ Tabelle 4.1 dargestellten Einstellungen der Führenden gegenüber den Mitarbeitern zum Inhalt haben.

Theorie X beschreibt die traditionelle Einstellung zum Mitarbeiter. Sie reduziert das Bild vom Mitarbeiter ausschließlich auf rational-ökonomische Aspekte. Mit Hilfe seiner legitimierten Positionsmacht soll der Führer die Führungsbeziehung von Gefühlen freihalten und auf rein ökonomische Größen reduzieren, die allein motivierend wirken. Vom Mitarbeiter wird eine Unterwerfung unter ein starres Kontroll- und Anreizsystem erwartet. Damit werden auch den Mitarbeitern, die nicht diesem Menschenbild entsprechen, Freiräume genommen.

So erfüllt sich die Theorie X selbst. Die Mitarbeiter werden ihre persönliche Befriedigung außerhalb der Arbeitswelt suchen und ihre Freizeitaktivitäten verstärken. Das Menschenbild des Vorgesetzten beein-

Das Menschenbild beeinflusst das eigene Verhalten und das der Mitarbeiter

◘ **Tabelle 4.1.** Theorien von McGregor über die Einstellung zur Arbeit

Theorie X	Theorie Y
Der Mensch lehnt Arbeit grundsätzlich ab und versucht, sie soweit wie möglich zu vermeiden.	Arbeit bildet für den Menschen einen natürlichen Bestandteil seines Lebens. Er hat keine angeborene Abneigung gegen die Arbeit. Im Gegenteil: Arbeit kann eine wichtige Quelle der Zufriedenheit sein.
Die Ziele des Menschen stehen im Gegensatz zu den Zielen der Unternehmung. Daher muss der Mensch kontrolliert, geführt und mit Strafandrohung gezwungen werden, im Sinne der Unternehmung produktiv zu sein.	Wenn sich der Mensch mit den Zielen einer Unternehmung identifiziert, sind extreme Kontrollen unnötig; er wird Selbstkontrolle und Eigeninitiative entwickeln.
Der Mensch strebt nach Sicherheit und möchte gerne geführt werden. Er vermeidet Verantwortung. Er hat wenig Ehrgeiz. Befriedigung sucht er außerhalb der Arbeit.	Die wichtigsten Arbeitsanreize sind die Befriedigung von ichbezogenen Bedürfnissen und das Streben nach Selbstverwirklichung.
	Der Mensch sucht Verantwortung, soweit er sich in der Lage sieht, ihr gerecht zu werden.
	Das individuelle Potenzial des Menschen wird gewöhnlich nur teilweise genutzt.

flusst somit nicht nur sein eigenes Führungsverhalten und seine Beziehung zu den Mitarbeitern, sondern gleichzeitig auch das Verhalten der Mitarbeiter. Man spricht bei solchen Rückkopplungen auch von sich **selbst erfüllenden Prophezeiungen.**

In **Theorie Y** wird ein Menschenbild entworfen, das den Mitarbeiter als selbstverantwortlich und aus eigenem Antrieb kreativ schildert. Auch hier wirkt die Einstellung des Führenden verstärkend auf das Verhalten der Mitarbeiter, allerdings im positiven Sinne. Je mehr Handlungsspielraum und Verantwortung die Mitarbeiter erhalten, umso größer werden ihr Engagement, ihre Initiative und ihre Verantwortungsbereitschaft für die Praxis sein.

Die Theorie der Menschenbilder nach McGregor hat ein großes Echo in Theorie und Praxis gefunden und die Entwicklung weiterer »Menschenbilder« gefördert, die heute sehr wesentlichen Anteil in der Weiterentwicklung der Führungsforschung haben.

Übersehen werden darf allerdings nicht, dass situationsgerechtes Führungsverhalten nicht ausschließlich aus der Sichtweise des Führenden betrachtet werden kann. Es verlangt vom Führenden und den Geführten **Flexibilität und Anpassungsfähigkeit.** Nicht in jeder Praxis wird es möglich und zweckmäßig sein, die Selbstverwirklichung des einzelnen Mitarbeiters unbesehen zu fördern.

Abrupte Wechsel im Führungsverhalten sind zu vermeiden

Allerdings sollte als Empfehlung eine tendenzielle Verschiebung weg von Theorie X in Richtung auf Theorie Y stattfinden. Abrupte Wechsel sind dabei zu vermeiden, weil sowohl der Führende als auch die Mitarbeiter Zeit und Erfahrung brauchen, um in ihr »neues« Verhalten hineinzuwachsen.

4.2.2 Führungsstile

Immer wieder taucht die Frage auf: Welcher Führungsstil ist für (m)eine Praxis am besten? Nachstehend werden einige der bekannten Führungsstile beschrieben. Bei der Betrachtung dieser Führungsstile ist zu bedenken, dass die Definition jedes Führungsstils abhängig vom Menschenbild ist und sich im situationsbeständigen Führungsverhalten des jeweiligen Praxisinhabers konkretisiert.

Eindimensionale Führungsstile

Die Entscheidungen trifft der Arzt oder der Mitarbeiter

Die bekanntesten Führungsstile sind der **autoritäre** und der **kooperative Führungsstil.** Hauptmerkmal dieser beiden Führungsstile, die in der Praxis sehr oft zur Kennzeichnung des stilprägenden Führungsverhaltens des Arztes verwendet werden, ist die Art und Weise ob und inwieweit die Mitarbeiter in die Entscheidungsprozesse einer Praxis einbezogen werden.

Von einem »**extrem autoritären Führungsstil**« spricht man dann, wenn der Arzt alle Entscheidungen in der Praxis selbst trifft, ohne seine Mitarbeiter zu konsultieren. Der Arzt entscheidet, setzt seine Entscheidungen durch und überwacht deren Ausführung. Die Anordnungen kommen direkt von ihm und sind widerspruchslos zu erfüllen.

> Auf einen Nenner gebracht heißt die Formel für den extrem autoritären Führungsstil: kommandieren, kontrollieren, korrigieren.

Beim »**extrem kooperativen Führungsstil**« wirkt der Arzt lediglich als Koordinator. Alle Entscheidungskompetenzen liegen beim Praxisteam. Der Arzt nimmt eine Art Drehscheibenfunktion wahr. Er kümmert sich als Moderator v. a. um den Interessenausgleich unter seinen Mitarbeitern.

> Die Kurzformel für den extrem kooperativen Führungsstil lautet: fördern, fordern, Feedback geben.

Zwischen beiden extremen Positionen liegen in der Realität mannigfaltige Abstufungen. In bisherigen empirischen Untersuchungen ist es bislang nicht gelungen, einen von der kooperativen bzw. autoritären Führung abhängigen, signifikanten Unterschied bei der Arbeitsleistung und der Arbeitszufriedenheit festzustellen.

Zweidimensionale Führungsstile

Das Ungenügen eindimensionaler Führungsstile in der betrieblichen Wirklichkeit führte nach dem 2. Weltkrieg in den USA zu einer intensiven Auseinandersetzung mit Fragen des Führungsverhaltens. Bekannt geworden sind v. a. die an den Universitäten Ohio und Michigan durchgeführten Studien, die auch heute noch die Führungsforschung beeinflussen. Im Kern ist diesen Studien eine zweidimensionale Führungsstilbetrachtung gemeinsam. Betont werden als **Führungsdimensionen**:

Der eindimensionale Führungsstil ist für die Praxis ungeeignet

- Mitarbeiterorientierung,
- Aufgabenorientierung.

Die **Mitarbeiterorientierung** ist stark durch die Kontaktführung geprägt. Unter »mitarbeiterbezogenem Verhalten« versteht man die Intensität, mit der der Führende das Gespräch mit seinen Mitarbeitern sucht, mit ihnen kooperiert, ihnen zuhört sowie mit Lob, Anerkennung und Wertschätzung umgeht. Mitarbeiterorientierung steht folglich für: Gespräche mit den Mitarbeitern führen, Teamsitzungen durchführen, mit jedem einzelnen Mitarbeiter kommunizieren und auch emotionale Beziehungen aufbauen.

Bei der **Aufgabenorientierung** stehen dagegen Aufgaben und Ziele der Praxis im Vordergrund. Sie ist eher mit der Distanzführung zu vergleichen. Bevorzugte Führungsmittel sind: die mündliche Anweisung, der fixierte Aufgaben- und Delegierungsbereich etc.

Das Managerial-Grid (Verhaltensgitter) von Blake und Mouton

Das Managerial-Grid (Verhaltensgitter) von Blake u. Mouton (1968) zählt zu den bekanntesten zweidimensionalen Führungsstilkonzepten. Es wird

Verhaltensgitter

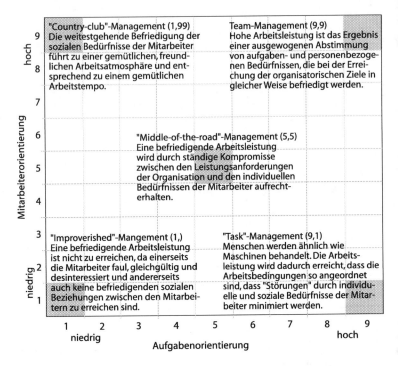

Abb. 4.1. Managerial-Grid (Verhaltensgitter). (Nach Blake u. Mouton 1968)

auch heute noch in zahlreichen Führungsseminaren zur Bestimmung des Führungsstils der Teilnehmer eingesetzt.

■ Abbildung 4.1 zeigt das Verhaltensgitter von Blake und Mouton. Auf der y-Achse wird in 9 Abstufungen die Intensität der Mitarbeiterorientierung aufgetragen, auf der x-Achse – ebenfalls 9-stufig – die Intensität der Aufgabenorientierung. Daraus ergeben sich letztlich **81 Führungsstilkombinationen**. Aus diesen 81 Kombinationsmöglichkeiten werden 5 Führungsstile näher beschrieben (Blake u. Mouton 1968).

Blake u. Mouton (1968) empfehlen den **9.9-Führungsstil** als den bestmöglichen und erstrebenswertesten, da hier Aufgaben- und Mitarbeiterziele mit der höchsten Intensität verwirklicht werden können. In ihren Veröffentlichungen geben sie Ratschläge für die Realisierung dieses Führungsstils. Gegen diesen »bestmöglichen aller Führungsstile« wurden zahlreiche wissenschaftliche Kritiken laut, auf deren Wiedergabe hier verzichtet werden soll.

Situatives Führungsverhalten

Der Führungsstil hängt auch von der Situation ab

Die Erforschung der Frage, unter welchen Bedingungen ein bestimmtes Führungsverhalten einem anderen vorzuziehen ist, hat zu verschiedenen Erklärungsversuchen angeregt. Aus den wissenschaftlichen Untersuchungen zu diesem Thema lässt sich bis heute allerdings nur die Erkenntnis ableiten, dass die Situation, in der geführt wird, sich auf das Führungsverhalten und den Führungserfolg auswirkt. Welches

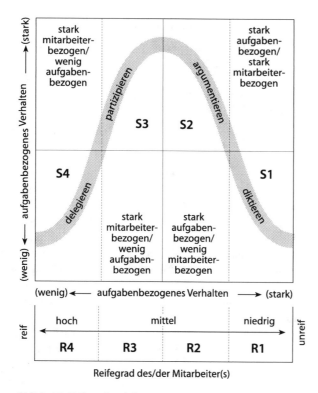

Abb. 4.2. Reifegradmodell von Hersey und Blanchard

Führungsverhalten dabei aufgrund einer bestehenden Führungssituation am erfolgreichsten ist, kann jedoch nicht allgemeingültig vorhergesagt werden.

Ein bekanntes Modell des situativen Führungsverhaltens ist das **Reifegradmodell** von Hersey und Blanchard (**◘** Abb. 4.2). Es soll abschließend zu den Führungsstilmodellen vorgestellt werden, weil es sich sehr gut auf zahlreiche Führungssituationen einer Arztpraxis übertragen lässt.

Das Reifegradmodell

Das Reifegradmodell, aufgrund seiner graphischen Darstellung auch »Führungsglockenmodell« genannt, basiert ebenfalls auf den beiden Dimensionen Mitarbeiterorientierung und Aufgabenorientierung. Beide Dimensionen beschreiben wiederum das Führungsverhalten des Führenden. Allerdings bestimmen die Autoren nicht, wie es Blake u. Mouton (1968) tun, einen Beststil der Führung, sondern machen die Effektivität des Führungsverhaltens von einer Situationsvariablen abhängig, dem **Reifegrad des Mitarbeiters.** Der Reifegrad des Mitarbeiters wird wiederum durch die Dimensionen »Fähigkeit des Mitarbeiters« und »Motivation des Mitarbeiters« bestimmt. Im Reifegradmodell werden 4 Reifestadien des Mitarbeiters festgehalten.

Die Effektivität des Führungsverhaltens ist vom Reifegrad der Mitarbeiter abhängig

Reifestadien des Reifegradmodells

- **Reifegrad 1 (R 1)**: geringe Reife (mangelnde Fähigkeit und Motivation)
- **Reifegrad 2 (R 2)**: geringe bis mäßige Reife (Motivation vorhanden, aber mangelnde Fähigkeit)
- **Reifegrad 3 (R 3)**: mäßige bis hohe Reife (Fähigkeiten vorhanden, aber mangelnde Motivation)
- **Reifegrad 4 (R 4)**: hohe Reife (Fähigkeit und Motivation vorhanden)

Hersey und Blanchard stellen in ihrem Modell einen Zusammenhang zwischen dem Reifegrad des Mitarbeiters, dem Führungsverhalten des Vorgesetzten und der **Effizienz der Führung** dar:
- Bei geringer Reife (R 1) muss der Mitarbeiter aufgabenorientiert geführt werden. Man spricht hier von einem **diktierenden Führungsstil**.
- Bei geringer bis mäßiger Reife (R 2) muss aufgaben- und mitarbeiterorientiert geführt werden (**argumentierender Führungsstil**).
- Bei mäßiger bis hoher Reife (R 3) ist der Vorgesetzte dann erfolgreich, wenn er sich mehr mitarbeiter- als aufgabenorientiert verhält (**partizipierendes Führungsverhalten**).
- Den reifen Mitarbeiter (R 4) wird er am besten weitgehend selbstständig arbeiten lassen (**delegierender Führungsstil**).

Die Reifestadien bedeuten für das **Führungsverhalten des Arztes** Folgendes:
- **R 1**: Der Mitarbeiter hat zu wenig Bereitschaft und zu wenig Qualifikation. Der Arzt führt hier aufgabenbezogen, indem er klare Vorgaben macht und deren Einhaltung auch genau überwacht. Er diktiert.
- **R 2**: Der Wille ist vorhanden, die Fähigkeiten sind aber noch unzureichend. Der Arzt führt sowohl aufgaben- als auch mitarbeiterorientiert. Er gibt zwar weiterhin klare Vorgaben, kann aber aufgrund der Motivation des Mitarbeiters auf Kontrollen teilweise verzichten und den Mitarbeiter durch Kommunikation überzeugen. Er argumentiert.
- **R 3**: Die Fähigkeiten sind hoch, doch der Leistungswille ist noch unterentwickelt. Führung erfolgt hier stark mitarbeiterorientiert und wenig aufgabenorientiert. Anweisungen sind kaum erforderlich, die Motivation muss aber gestärkt werden. Dies geschieht durch zunehmende Beteiligung des Mitarbeiters an Entscheidungsprozessen. Der Arzt lässt partizipieren.
- **R 4**: Fähigkeiten und Motivation sind hoch ausgeprägt. Der Mitarbeiter ist am leistungsfähigsten, wenn man ihn möglichst frei arbeiten lässt. Der Arzt überträgt Aufgaben und Verantwortung und hält sich ansonsten zurück. Er delegiert.

Reifegrade sind personen- und aufgabenbezogen

> Das Reifegradmodell impliziert Folgendes: Der Reifegrad ist stets nur auf einen Mitarbeiter zu beziehen. Darüber hinaus ist der Reifegrad nicht absolut zu sehen, sondern stets in Relation zur gestellten Aufgabe. Ein und derselbe Mitarbeiter kann also zum gleichen

> Zeitpunkt über eine geringe Reife im Hinblick auf eine Aufgabe
> verfügen und über eine hohe Reife im Hinblick auf eine andere
> Aufgabe. Ein Beispiel soll dies verdeutlichen: Eine Arzthelferin, die
> seit Jahren die Rezeption betreut, hat hier einen Reifegrad von R 4.
> Seit wenigen Wochen besucht sie einen Kurs für Labortechniken. In
> Bezug auf dieses Tätigkeitsfeld weist sie folglich noch einen gerin-
> gen Reifegrad von R 1 auf.

Jeder Mitarbeiter nimmt in Bezug auf sein Aufgabenfeld innerhalb dieses
Reifegradmodells eine bestimmte Position ein.

Das Reifegradmodell bringt »Dynamik« in die Mitarbeiterführung.
Es geht von der Voraussetzung aus, dass jeder Mitarbeiter im Zuge der
Aus-, Fort- und Weiterbildung in Bezug auf einen bestimmten Aufgaben-
bereich auch seinen Reifegrad verändern kann. Das Reifegradmodell hat
damit auch im Rahmen der **Personalentwicklung** in der Arztpraxis Bedeutung (▶ s. hierzu auch »Führungsaufgaben in der Arztpraxis«).

Eine weitergehende Konsequenz des Reifegradmodells ist: Es ist nicht
immer gewährleistet, dass jeder Mitarbeiter einen Entwicklungsweg von
R 1 nach R 4 durchlaufen wird.

Es ist nicht für jede Praxis anzustreben, dass alle Mitarbeiter einen
Reifegrad von R 4 erreichen. Ein Reifegrad von R 4 bedeutet, dass jeder
Mitarbeiter seinen Delegierungsbereich mit weitgehend selbstständiger
Betätigung erreicht hat. Eine **weitergehende Entwicklung** wird in der
Arztpraxis in der Regel nicht erreicht. Es besteht also das Risiko, dass
Mitarbeiter, die keine weiteren Entwicklungsmöglichkeiten mehr erken-
nen, die Praxis verlassen werden.

*R 4 bedeutet: Eine
Weiterentwicklung ist
nicht möglich*

> Eine günstige »Verteilung« der Mitarbeiter kann tendenziell in einer
> Mischung aller Reifegradstadien bestehen.

Nur auf Mitarbeiter zu setzen, die einen geringen Reifegrad aufweisen,
was in der Regel auch mit geringeren Personalkosten verbunden ist,
würde den Arzt in den meisten Fällen zeitlich stark belasten. Hier stehen
folglich Kosteneinsparungen durch »günstigen« Personaleinsatz hohen
Kosten durch zusätzliche Führungsaufgaben des Arztes gegenüber.

4.3   Führungsfunktionen des Arztes

Die Führungsfunktionen oder auch Managementfunktionen des Arztes
setzen sich aus 4 Hauptfunktionen zusammen: Planen, Entscheiden,
Durchsetzen und Kontrollieren. Sie wirken nicht nur in eine Richtung;
es kommt vielmehr in jeder Arztpraxis häufig zu »Rückkopplungen«. Daraus ergibt sich ein Kreislauf der Führungsfunktionen, der Führungsprozess, der auch als »**Managementregelkreis**« oder »kybernetischer Regelkreis« bezeichnet wird (◻ Abb. 4.3).

*Führungs- und
Verhaltensbeeinflussung*

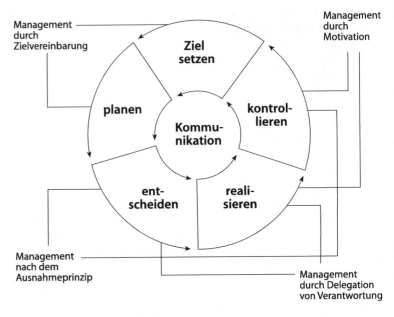

❏ Abb. 4.3. Managementregelkreis

Im Folgenden stehen nicht die einzelnen Funktionen als Gegenstand betriebswirtschaftlicher Betrachtung im Mittelpunkt, sondern die Frage, wie Führungsfunktionen wahrgenommen werden sollten, um die zwischenmenschlichen Beziehungen zwischen Arzt und Mitarbeitern so zu gestalten, dass die **Praxis- und Mitarbeiterziele** besser erreicht werden können. Es geht also um die Frage, welche Bedeutung die Führungsfunktionen für die Mitarbeiterführung in einer Arztpraxis haben.

4.3.1 Planungsfunktion

Die Planung bildet die Grundlage aller Führungsfunktionen

Planung bedeutet, zukunftsbezogen Ziele zu setzen und die Entscheidungen vorzubereiten, die der Zielerreichung dienen. Die Planung bildet somit die Grundlage aller nachfolgenden Führungsfunktionen. Die Bedeutung der Planung für die Mitarbeiterführung liegt in verschiedenen Bereichen, die hier zu den in der nachfolgenden Übersicht dargestellten Regeln zusammengefasst werden sollen.

Bedeutung der Planung für die Mitarbeiterführung

Planungsregeln

▨ Viele Vorgesetzte leiden unter Zeitmangel. Es gelingt ihnen nur unvollkommen, ihre Aufgaben in der zur Verfügung stehenden Zeit zu erledigen. Die Ursachen dafür liegen häufig in einer unzureichenden Planung und damit im nicht durchdachten Umgang mit der zur Verfügung stehenden Zeit. Methodisch und effizient zu arbeiten sowie genügend Zeit für die Mitarbeiter zu haben setzt Planung voraus. Mediziner, die die Planung vernachlässigen, erfüllen eine

▼

zentrale Grundanforderung ihrer Funktion als Vorgesetzte nicht: Sie handeln nicht vorausschauend. Voraussicht ist aber notwendig, um die Mitarbeiter optimal einzusetzen und die eigenen Möglichkeiten auszuschöpfen.

▬ Sachlich geht es bei der Planung um mehr als um das optimale Zeitmanagement des Praxisinhabers. Die meisten Planungsaktivitäten des Arztes haben in der einen oder anderen Form Auswirkungen auf die Mitarbeiter: Die Planung kann zu einer Neuverteilung der Aufgaben unter den Mitarbeitern oder zur Aufnahme neuer Behandlungskonzepte in die Praxis führen. Deshalb besteht eine der wichtigsten Planungsregeln darin, die Mitarbeiter am Planungsprozess angemessen zu beteiligen.

▬ Planung darf jedoch nie Selbstzweck sein. Es muss immer eines der obersten Ziele sein, durch den Planungsprozess unnötige Risiken zu vermeiden. Aus der Sicht der Personalführung ist Planung immer dann sinnvoll, wenn sie den Mitarbeitern im Rahmen des Möglichen ein Gefühl der Sicherheit vermittelt und die Entwicklungsperspektiven der Praxis transparenter macht. Die angemessene Beteiligung der Mitarbeiter sowie Sorgfalt und Flexibilität in der Planung fördern die Initiative und die Identifikation der Mitarbeiter mit der Praxis.

4.3.2 Entscheidungsfunktion

Eine Entscheidung zu treffen heißt, aus der Gesamtheit möglicher Handlungsalternativen diejenige auszuwählen, die im Hinblick auf die gesetzten Ziele das beste Ergebnis zu liefern verspricht.

Entscheiden ist ein zentraler Bestandteil der Mitarbeiterführung. Im Rahmen der Mitarbeiterführung geht es dabei v. a. um die Frage, wie der Arzt und seine Mitarbeiter bei Entscheidungsprozessen zusammenwirken. In der Art und Weise dieses Zusammenwirkens drückt sich, wie bereits ausgeführt, der Führungsstil des Praxisinhabers aus. Ob eher kooperativ oder autoritär geführt wird, lässt sich am deutlichsten daran erkennen, wie die **Entscheidungsbefugnisse** zwischen Arzt und Mitarbeitern verteilt sind.

Wie wirken Arzt und Mitarbeiter bei Entscheidungsprozessen zusammen?

Aspekte und Regeln für die Entscheidungsfindung

▬ Der Arzt sollte nicht alle Entscheidungen selbst treffen. Wo es aus sachlichen und persönlichen Gründen vertretbar ist, gilt das Subsidiaritätsprinzip, nach dem Entscheidungen von demjenigen Mitarbeiter getroffen werden, der bereit und in der Lage ist, ein bestimmtes Problem aufgrund seines Verantwortungsbereichs kompetent zu lösen. Damit soll auch verhindert werden, dass der Praxisinhaber über die Köpfe seiner Mitarbeiter hinweg Entschlüsse fasst und damit seine persönliche und zeitliche Kapazität mit Aufgaben bindet, die ebenso gut oder besser durch die zuständigen Mitarbeiter selbst gelöst werden können. Allerdings sind nicht alle Entscheidungen delegierbar. Grundsätzlich ausgeschlossen sein sollten

Entscheidungsregeln

▼

Entscheidungen, die den Mitarbeiterbereich betreffen. Dies sind im Wesentlichen Einstellung oder Entlassung, aber auch die Art und Weise der Ausbildung von Mitarbeitern oder die Äußerung von Lob und Kritik.

⁃ Entscheidungen, die gefällt werden müssen, sollten nicht auf die lange Bank geschoben werden. Der Arzt, als Vorgesetzter seiner Mitarbeiter, muss in der Lage sein, Wichtiges von Unwichtigem zu unterscheiden und nach der Dringlichkeit zu beurteilen. Vorgesetzte, die Probleme mit Entscheidungen haben, sollten sich bewusst sein, dass sie damit unter Umständen die Initiative ihrer Mitarbeiter selbst hemmen und unklare Situationen schaffen, die dann manchmal auch von den Mitarbeitern bewusst herbeigeführt werden.

⁃ Falsche Entscheidungen zu korrigieren, fällt manchem Entscheidungsträger schwer. Vernunftgemäß wird zwar erkannt, dass eine falsche Entscheidung gefällt wurde, man ist jedoch nicht bereit, eine Korrektur vorzunehmen, um nicht das Gesicht als Chef zu verlieren. Für die Mitarbeiterführung ist dieses Verhalten fatal, weil der Chef vor seinen Mitarbeitern als uneinsichtig und starrsinnig erlebt wird und unter Umständen seine Autorität einbüßt.

⁃ Bei Entscheidungsprozessen ist weiterhin zu berücksichtigen, dass diejenigen Mitarbeiter, die aus sachlichen oder persönlichen Gründen nicht an einem Entscheidungsprozess teilnehmen können, vom Ergebnis aber betroffen sind, angemessen über den Ausgang des Entscheidungsprozesses informiert werden.

4.3.3 Durchsetzungsfunktion

Aus der Sicht der Mitarbeiterführung stehen beim erfolgreichen Durchsetzen von Führungshandlungen das Führungsverhalten des Arztes, die Auftragserteilung an seine Mitarbeiter, einschließlich der Delegierung von Kompetenzen und Verantwortung, sowie die motivierende Unterstützung bei der Durchführung delegierter Aufgaben im Mittelpunkt.

Auftragserteilung

Realisierungsregeln

⁃ Bei der Erteilung von Aufträgen an die Mitarbeiter ist zu beachten, dass die Anweisungen vollständig, klar verständlich und auch dem Verhältnis zwischen Chef und Mitarbeiter angemessen sind. Aufträge in der Arztpraxis werden dabei in der Regel mündlich oder wortlos – z. B. durch Aufblicken, eine bestimmte Gestik etc. – im Rahmen einer Behandlung gegeben.

⁃ Vollständigkeit, Begründbarkeit und Verständlichkeit des Auftrags erfüllen jedoch nur einen Teil der Auftragserteilung. Es gilt weiterhin, den Mitarbeiter durch geeignete Anreize zu motivieren und von seinem Auftrag zu überzeugen.

❗ Die Fähigkeit, Aufträge sach- und personengerecht zu erteilen und durchzusetzen, ist für den Erfolg der Mitarbeiterführung letztlich entscheidend, weil damit Arbeitsleistung und Arbeitszufriedenheit am besten erreicht bzw. gesteigert werden können.

4.3.4 Kontrollfunktion

Die Kontrolle beendet den Führungskreislauf, der mit der Planung begonnen hat. Kontrolle heißt im Rahmen der Mitarbeiterführung, die Erfüllung erteilter Aufträge und die dadurch erzielten Ergebnisse zu überwachen und ggf. korrigierend einzugreifen. Ob dabei erfolgreich kontrolliert werden kann, hängt insbesondere davon ab, ob die Ziele konkret und überprüfbar formuliert wurden. Die Kontrolle ist eine wesentliche Voraussetzung dafür, dass Entscheidungen in künftigen Führungsprozessen in ihrer Qualität verbessert werden können. Für die konkrete Kontrolltätigkeit gelten einige Grundsätze, die auch in der Arztpraxis berücksichtigt werden müssen.

Grundsätze bei der Mitarbeiterkontrolle

Grundsätze der Kontrollfunktion

- Kontrolliert wird, was aktuell und für den Erfolg einer Tätigkeit tatsächlich relevant ist. Sinnlose Kontrollen werden als Schikanen empfunden. Im Übrigen »kosten« sie nur die Zeit des Arztes, die an anderer Stelle produktiver eingebracht werden kann. Wirtschaftlichkeit gilt auch für die Kontrollfunktion. Kontrollen müssen sich darüber hinaus an eindeutig messbaren Kriterien orientieren und genau durchgeführt werden.
- Die Kontrollfunktion hat sich auf Ergebnisse zu konzentrieren; kontrolliert wird nicht das Verhalten in Bezug auf das Ergebnis. Das Arbeitsverhalten des Mitarbeiters ist nur dann kontrollrelevant, wenn es den Erfolg der Aufgabenerfüllung nachhaltig beeinflusst. Das Verhalten der Mitarbeiter kann dann sehr wohl zum Gegenstand stichprobenmäßiger Kontrollen gemacht werden. Dies gilt beispielsweise, wenn das Verhalten (Freundlichkeit, Höflichkeit, Gesprächsführung etc.) der Mitarbeiter gegenüber den Patienten überprüft werden soll.
- In Bezug auf die Arbeitsergebnisse der Mitarbeiter kann die Kontrolle als Soll-Ist-Vergleich oder als Ist-Ist-Vergleich durchgeführt werden. Diese Soll-Ist-Vergleiche sind wichtig, um die Verbesserung der Leistungsfähigkeit der Mitarbeiter im Rahmen der regelmäßigen Mitarbeiterbeurteilung feststellen zu können. Ist-Ist-Vergleiche werden dagegen angewandt, um die Leistungen zweier Mitarbeiter mit gleicher Aufgabenstellung bewerten zu können.
- Kontrollen müssen regelmäßig auch als Korrekturmaßnahmen verstanden werden. Aus den Soll-Ist- oder Ist-Ist-Vergleichen sind entsprechende Verbesserungsmaßnahmen für den Mitarbeiter abzuleiten. Diese sollten gemeinsam mit dem Mitarbeiter besprochen werden.

▼

II

▓ Bei der Kontrolle ist grundsätzlich zwischen der Fremdkontrolle durch den Arzt und der Selbstkontrolle durch den einzelnen Mitarbeiter zu differenzieren. Dabei ist zu beachten, dass nur soviel Fremdkontrolle wie nötig, aber soviel Selbstkontrolle wie möglich eingesetzt wird. Der Umfang der Fremdkontrolle ist natürlich sehr stark abhängig vom Reifegrad des Mitarbeiters und wird im obigen Reifegradmodell bei R 1 wesentlicher höher sein als bei R 4, wo die Eigenkontrolle eindeutigen Vorrang hat.

4.4   Führungsaufgaben in der Arztpraxis

Führungsaufgaben, -funktionen und -stil sind untrennbar miteinander verbunden

Aus der Sicht der Mitarbeiterführung handelt es sich bei den Führungsaufgaben um **verhaltens- und motivationsbeeinflussende Aufgaben**. Dabei hängen Führungsaufgaben, Führungsfunktionen und Führungsstil stets untrennbar voneinander ab. Die Führungsaufgaben sind folglich eingebunden in den Führungsprozess, mit Planen, Entscheiden, Durchsetzen und Kontrollieren, sowie in den situationsunabhängigen, vom jeweiligen Menschenbild des Praxisinhabers geprägten Führungsstil. Nachstehend soll ein Überblick über die in einer Arztpraxis zu erfüllenden Führungsaufgaben gegeben werden.

Ziele setzen

Zu den obersten Führungsaufgaben in der Arztpraxis gehören die inhaltliche **Bestimmung der Praxisziele** und die **Vereinbarung von Teilzielen** mit den für eine bestimmte Tätigkeit zuständigen Mitarbeitern. Diese Funktion wird im Rahmen der Führungstechniken (▶ s. »Führungstechniken«) weiter beschrieben. Dort wird gezeigt, dass sich Managementtechniken, wie sie in der Wirtschaft üblich sind, sehr gut auf die Arztpraxis übertragen lassen.

Delegierungsbereiche festlegen

Auf die Zielsetzung oder Zielvereinbarung folgt die **Festlegung der Delegierungsbereiche**, innerhalb derer die Mitarbeiter ihre Aufgaben selbstständig erfüllen. Die Delegierungsbereiche müssen dazu über die erforderlichen Kompetenzen und Verantwortlichkeiten verfügen. Damit neue Mitarbeiter ihre Aufgaben in der Praxis meistern können, sind sie in ihre Aufgaben-, Kompetenz- und Verantwortungsbereiche geeignet einzuführen. In manchen Praxen existieren dazu bereits geeignete Programme.

Mitarbeiterbeurteilung

Eine weitere Führungsaufgabe ist die Mitarbeiterbeurteilung. Was im Rahmen von Vereinbarungen über Ziele und Aufgaben mit den Mitarbeitern festgelegt wurde, muss anschließend in einem **Soll-Ist-Vergleich** bewertet werden. Dabei ist gemeinsam mit dem Mitarbeiter zu eruieren, warum es zu Abweichungen zwischen Soll und Ist gekommen ist und wie diese Abweichungen künftig vermieden werden können.

Sehr häufig wird in diesem Zusammenhang dann festzustellen sein, dass der Mitarbeiter noch aufgabenorientiert entwickelt werden muss, um künftig die ihm übertragenen Aufgaben quantitativ und qualitativ besser zu versehen. Damit gehört zu den weiteren Führungsaufgaben des Arztes auch die meist unmittelbar aus einer Mitarbeiterbeurteilung resultierende **Mitarbeiterentwicklung**. Im gemeinsamen Gespräch zwi-

schen Arzt und Mitarbeiter können dazu die Potenziale der künftigen
Entwicklung festgelegt werden.

Eine weitere, immer wieder zu lösende Führungsaufgabe ist die Konfliktsteuerung innerhalb der Praxis. Ausschlaggebend hierfür sind in der
Regel **sachliche und persönliche Differenzen** auf dem Weg zur Erreichung
der Praxisziele. Konflikte wirken sich unmittelbar auf die Motivations-
lage der Beteiligten, häufig auch auf andere, unbeteiligte Teammitarbei-
ter aus, sodass im Interesse des »Betriebsklimas« Konflikte möglichst
rasch vom Praxisinhaber gelöst werden müssen, sofern dies die Mitarbeiter selbst nicht tun können.

Konfliktsteuerung

4.4.1 Führungsaufgaben und Führungsmittel

Bei der Wahrnehmung seiner Führungsaufgaben hat der Arzt die Wahl
zwischen Instrumenten und Hilfsmitteln der Kontakt- und der Distanzführung. Die Distanzführung verlangt dabei meist den Einsatz organisatorischer Hilfsmittel, wie z.B. Stellenbeschreibungen. In der Regel
werden Instrumente der Distanzführung daher auch nur in größeren
Einzel- und Gemeinschaftspraxen eingesetzt. In den weitaus meisten Fällen wird man mit der direkt verhaltensbeeinflussenden Kontaktführung
zwischen Arzt und Mitarbeiter auskommen.

Distanzführung

Zu den Instrumenten der Distanzführung, auf die hier im Weiteren nicht
eingegangen werden soll, zählen außer den bereits erwähnten Stellenbeschreibungen die Festlegung von Führungsleitsätzen für eine Praxis
(Wie sollen die Mitarbeiter geführt werden?), das Mitarbeiterhandbuch
(Mitarbeiterhandbücher enthalten Angaben zur Organisation der Praxis
und darüber hinaus meist auch Angaben über die Behandlungskonzepte
der Praxis, Arbeitsstandards und Arbeitsanweisungen sowie Angaben
über gesetzliche und freiwillige soziale Leistungen; in der Regel dienen
sie dazu, neuen Mitarbeitern den Start in der Praxis zu erleichtern)
und das schwarze Brett als zentrale interne Informationsscheibe innerhalb der Praxis.

Mittel der Distanzführung

Instrumente der Distanzführung

- Stellenbeschreibung
- Festlegung von Führungsleitsätzen
- Mitarbeiterhandbuch
- Schwarzes Brett

Die Mittel der Distanzführung sind, wie man erkennt, eher organisatorischer als führungsbezogener Art und eignen sich am besten für dauer-
haft gültige Regelungen im Führungs- und Organisationsbereich einer
Arztpraxis.

Kontaktführung

Mittel der Kontaktführung

Die Kontaktführung dagegen »lebt« von Information und Kommunikation zwischen Arzt und Mitarbeiter(n). Nachstehend aufgeführt werden die Hilfsmittel und Techniken der Kontaktführung.

Das meistverwendete Führungsmittel, das zur Information des Mitarbeiters durch den Arzt wie auch umgekehrt zur Information des Praxisinhabers durch den Mitarbeiter dient, ist das **Mitarbeitergespräch**. Es ist ein Zweiergespräch, das sich von der Mitarbeiterbesprechung, der Mitarbeitersitzung oder der Teambesprechung unterscheidet.

Mitarbeitergespräche

Mitarbeitergespräche finden periodisch (z. B. das Beurteilungsgespräch) oder anlassbedingt (z. B. das tägliche Arbeits- oder Informationsgespräch) statt.

Für alle Formen des Mitarbeitergesprächs gilt, dass der **Arzt als Vorgesetzter** im Gespräch seine Führungsfunktionen kennen und situationsgerecht wahrnehmen sollte. Der Arzt ist als Führender verantwortlich dafür, dass Gespräche vorbereitet werden und auch zielorientiert verlaufen. Gehört zum Gespräch auch ein Ergebnis, so hat der Arzt die Aufgabe, darauf hinzuwirken, dass Entscheidungen auch gefällt und mit klar bestimmten Aufträgen verknüpft werden, deren Kontrolle ebenfalls sichergestellt ist.

Instrumente der Kontaktführung

- Mitarbeitergespräch
- Mitarbeitersitzung

Mitarbeitersitzung

Sehr häufig werden Kommunikationsformen wie **Teamsitzungen und Teambesprechungen** als Instrumente der Kontaktführung in der Arztpraxis eingesetzt. Zweck und Aufgaben dieser Mitarbeitersitzungen sind zum Teil identisch mit denen des Mitarbeitergesprächs. Oft werden im Rahmen dieser Sitzungen auch Entscheidungen vorbereitet und Entschlüsse gefasst. Gruppengespräche können jedoch eine ganz andere Dynamik entfalten als Zweiergespräche.

Grundbedingungen für erfolgreiche Mitarbeitersitzungen sind in jedem Fall eine gute Vorbereitung und die kompetente Führung durch die Teamleitung. Diese kann in der Praxis auch wechselnd von Mitarbeitern übernommen werden. Die **Sitzungsleitung** trägt auch die Verantwortung dafür, dass die gruppendynamischen Prozesse so gesteuert werden, dass der rote Faden im Sitzungsverlauf nicht verloren geht.

4.4.2   Führung und Information

Für den reibungslosen Ablauf des Praxisalltags ist ein **ständiger Informationsaustausch** zwischen Arzt und Mitarbeitern erforderlich. Die Informationsübertragung erfolgt wechselseitig. Dargestellt werden an dieser Stelle nur die Führungsaspekte der Informationsübertragung.

Information muss umfassend, aber nicht unübersichtlich, aktuell und adäquat aufbereitet sein. Information und Informationsübertragung gehören zusammen, denn eine Information kann nur dann richtig sein, wenn sie auch richtig übertragen wurde.

❗ **Richtige Information ist die Grundlage für richtige Entscheidungen und Arbeitsergebnisse und damit für die Bereitschaft zur Übernahme von Verantwortung.**

Falsche bzw. unvollständige Information führt dagegen zu Missverständnissen, Doppelarbeit, Zeitverzögerung, Demotivation, Frustration und letztlich auch zu Stress- und Angstgefühlen.

Die Informationsübertragung kann durch vielfältige Störungen beeinflusst werden. Aufgabe des Praxisinhabers als Führungsperson ist es, dafür Sorge zu tragen, dass **Störungen im Kommunikationsprozess** nicht auftreten. Störungen können höchst verschiedene Ursachen haben.

Informationsstörungen sind möglichst zu vermeiden

Störungsursachen

- Aussagen werden unterschiedliche Bedeutungen beigemessen (ein Mitarbeiter versteht eine Anweisung anders als der Arzt)
- Zurückhaltung von Informationen (dies gilt für beide Seiten)
- Mangelnde Auskunft des Mitarbeiters, um persönlich negative Folgen zu vermeiden (Verschweigen von Fehlern aus Angst vor Tadel)
- Mangelnde Übung in Kommunikation
- Selektive Wahrnehmung von Informationen (nur solche Informationen werden aufgenommen, die den eigenen Vorstellungen entsprechen)

Zur Vermeidung von Störungen sollte der Arzt sein **Kommunikationsverhalten** auch auf die intellektuellen Fähigkeiten der Mitarbeiter abstimmen.

Vermeiden von Störungen

- Auf beiden Seiten hohe Kontaktfähigkeit herstellen
- Informationen gemäß dem Auffassungsvermögen des Mitarbeiters auswählen
- Fähigkeit und Interesse an Informationen wecken
- Rückkopplungen herbeiführen – so kann festgestellt werden, ob die Information wie gewollt angekommen ist (z.B. durch Fragen an den Mitarbeiter)

4.5   Führungstechniken

Führungstechniken – auch »Führungsregeln«, »Managementtechniken« oder »Management-by-Konzeptionen« genannt – sind konkrete Gestaltungsregeln, die die Erkenntnisse der Führungsforschung in die Praxis umsetzen.

Managementtechniken

Typisch für die Führungstechniken ist es, dass sie meist eine oder 2 der Führungsaufgaben in der Praxis besonders betonen. So stehen z.B.

bei der Führungstechnik »**Management-by-Objectives**« der Zielvereinbarungsprozess mit den Mitarbeitern und die Kontrolle der Zielerreichung im Vordergrund. Die jeweilige Führungsaufgabe – Zielsetzung bzw. Beurteilung – wird also herausgestellt und zum Allgemeinprinzip für diese Führungstechnik erhoben. Der Führungsprozess wird dann unter diesem einen Aspekt vorrangig gesteuert. Häufig enthalten die Managementtechniken zusätzlich Empfehlungen zur Gestaltung und zum Einsatz besonders geeigneter organisatorischer Hilfsmittel (z. B. Stellenbeschreibungen).

Zu den **bekanntesten Führungstechniken** bzw. Management-by-Konzeptionen zählen:

- Management-by-Objectives (Führen durch Zielvereinbarung),
- Management-by-Delegation (Führen durch Delegierung),
- Management-by-Exception (Führen durch Ausnahmeregelungen),
- Management-by-Motivation (Führen durch Motivation).

Die erstgenannten 3 Techniken sollen hier kurz dargestellt werden, da sie sich auch für Arztpraxen als Führungstechniken eignen.

4.5.1 Management-by-Objectives (MbO)

Führen durch Ziele

Management-by-Objectives kommt in der Praxis in verschiedenen Formen vor, so in der eher autoritären Form des »**Führens durch Zielsetzung**« und in der eher kooperativen Form des »**Führens durch Zielvereinbarung**«. MbO ist die am weitesten verbreitete Führungstechnik. Sie geht auf verschiedene amerikanische Managementautoren zurück. Zu nennen sind dabei vor allem Drucker und Odiorne.

Das wesentliche Element des MbO besteht darin, dass Arzt und Mitarbeiter gemeinsam die vom Mitarbeiter zu erfüllenden Ziele bestimmen, die möglichst widerspruchsfrei aus den Praxiszielen abgeleitet werden sollen. An diese **Mitarbeiterziele** sind im MbO besondere Anforderungen geknüpft.

Anforderungen an die Mitarbeiterziele im MbO

- Die Ziele müssen vom Mitarbeiter realisierbar sein, aber gleichzeitig auch eine Herausforderung für ihn darstellen.
- Der Zielinhalt muss quantitativ erfassbar und damit messbar sein; nur so ist das Ergebnis des erreichten oder nicht erreichten Ziels kontrollierbar.
- Zeitpunkt und Zeitraum der jeweiligen Zielerreichung müssen festgelegt werden. Dies kann von Mitarbeiter zu Mitarbeiter und von Zielsetzung zu Zielsetzung unterschiedlich sein.
- Bei mehreren Zielen sollten Arzt und Mitarbeiter gemeinsam Prioritäten setzen. Es ist darauf zu achten, dass jeweils nicht mehr als 2–4 Ziele vereinbart werden.
- Zielvereinbarungen sollten schriftlich fixiert werden; dadurch werden sie für alle Beteiligten transparent.

Jeder Mitarbeiter erhält einen **Delegierungs- und Verantwortungsbereich**, in dem er unter Wahrung der Praxisvorgaben frei entscheiden kann, mit welchen Mitteln er seine Ziele erreichen will.

Die Zielerreichung wird mit regelmäßigen Soll-Ist-Vergleichen überwacht. Die Ergebnisse der **Zielkontrollen** werden dann für die Einhaltung der Zielvorgaben, die Zielformulierung für zukünftige Perioden sowie für die Mitarbeiterbeurteilung und daraus folgende Maßnahmen der Mitarbeiterentwicklung verwendet.

Charakteristisch für das MbO als Führungstechnik ist das oben genannte erste Element der Zielvereinbarung mit dem Mitarbeiter. Der **kontinuierliche Prozess der Zielvereinbarung**, von den Praxiszielen bis zu den operationalen Mitarbeiterzielen, wird besonders deutlich als Kreislauf, wie ihn ◘ Abb. 4.4 verdeutlicht.

Der **Managementprozess** (◘ Abb. 4.4) besteht im Wesentlichen aus der sich periodisch wiederholenden Festlegung der Praxisziele (Schritt 1), der daraus abgeleiteten Anpassung der Organisationsstruktur (Schritt 2), der Zielvereinbarung zwischen Arzt und Mitarbeiter (Schritte 3 und 4), der Überwachung der tatsächlich erzielten Ergebnisse (Schritte 5 und 6) und den Anpassungen im Arbeitsvollzug, wenn Fehlentwicklungen entdeckt und korrigiert werden müssen (Schritt 7).

> Soll-Ist-Vergleiche überwachen die Zielerreichung

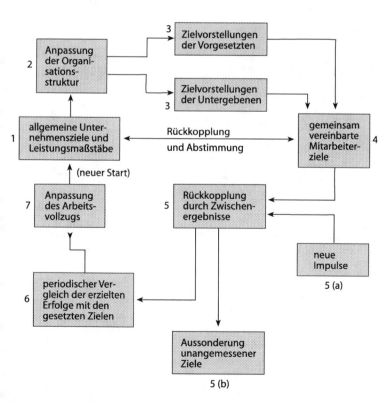

◘ Abb. 4.4. Zielvereinbarungsprozess im Management-by-Objectives (MbO) als Regelkreis. (Nach Olfert u. Steinbuch 1990)

◘ Tabelle 4.2. Management-by-Objectives (MbO) in der Übersicht

Konzept	Der Praxisinhaber formuliert ein globales Praxisziel
	Aus dem Ziel werden immer detailliertere Teilziele abgeleitet, wobei diese Ableitung gemeinsam von Arzt und Mitarbeiter vorgenommen wird
	Mitarbeiter und Arzt vereinbaren konkrete Ziele, die innerhalb eines vorgegebenen Zeitraums erreicht werden müssen
	Der Mitarbeiter entscheidet allein über Mittel und Wege, die zum Ziel führen
	Am Ende der Periode erfolgt die Kontrolle, die sich in der Regel nur auf das Ergebnis bezieht
Voraussetzungen	Klare Abgrenzung der Aufgaben, Kompetenzen und Verantwortung
	Delegierung dieser Aufgaben, Kompetenzen und Verantwortung an den Mitarbeiter
	Eindeutig formuliertes Ziel mit operablen Zielen, die messbar sind und u.a. Selbstkontrolle ermöglichen
	Zielorientierte Ausrichtung der gesamten Praxisorganisation
	Leistungsfähiges Controlling, um Zielabweichungen rechtzeitig feststellen zu können
	Hochqualifizierte Mitarbeiter, die u.a. selbstständig arbeiten können
	Gemeinsame Prüfung der Ergebnisse
Vorteile	Entlastung des Arztes als Vorgesetzten
	Steigerung der Motivation, der Identifikation und evtl. der Arbeitszufriedenheit der Mitarbeiter durch die Beteiligung an der Zielformulierung
	Objektivere Beurteilung des Mitarbeiters nach überprüfbaren Leistungen
	Effizientere Planung und Organisation der Praxis
Nachteile	Es entsteht ein überhöhter Leistungsdruck bei Fehleinschätzung der Ziele
	Mitarbeiter können sich nicht immer mit den Praxiszielen identifizieren.
	Mitarbeiter des X-Typs (◘ Tabelle 4.1) können gehemmt sein und den zur Verfügung gestellten Freiraum nicht nutzen
	Die Zielabstimmung kann schwierig sein
	Es entsteht ein nicht ausreichend entwickeltes Kontrollsystem, das Abweichungen erst spät erkennen lässt

◘ Tabelle 4.2 fasst Konzept, Voraussetzungen sowie Vor- und Nachteile des Management-by-Objectives zusammen.

4.5.2 Management-by-Delegation (MbD)

Aufgaben, Kompetenzen und Verantwortung übertragen

In jeder Arztpraxis werden und müssen zahlreiche Aufgaben an die Mitarbeiter delegiert werden. Das fängt beim Blutabnehmen an und reicht über die Terminplanung bis hin zum Abrechnen am Quartalsende. Delegierung wird im MbD zur Führungstechnik gemacht.

Führung durch Delegation (Management-by-Delegation, MbD) verlangt, Aufgaben, Kompetenzen und Ergebnisverantwortung soweit wie möglich auf die entscheidenden und ausführenden Mitarbeiter zu über-

tragen. Mit der Aufgabendelegierung soll die Qualität der Aufgabenerfüllung verbessert werden. Durch die weitgehend selbstständige Aufgabenerfüllung lassen sich natürlich auch Eigeninitiative und Motivation
der Mitarbeiter fördern.

Durch die gleichzeitige Delegierung von Aufgaben, Verantwortung
und Kompetenzen wird dem Mitarbeiter ein **größerer Handlungsspielraum** eingeräumt, in dem er seine Kenntnisse, Erfahrungen und Ziele
entfalten und der ihn somit zu höherer Arbeitszufriedenheit und Arbeitsleistung motivieren kann.

❶ **Management-by-Delegation setzt voraus, dass der jeweilige Reifegrad
des Mitarbeiters entsprechend berücksichtigt wird.**

Ein Mitarbeiter, dessen Delegierungsbereich entsprechend seines Reife-
grades zu eng ist, wird wenig motiviert sein und möglicherweise seine
Aufgaben nur unzureichend erfüllen. Dies wird verstärkte Kontrollen
des Vorgesetzten nach sich ziehen, wodurch der Kompetenz- und Verantwortungsbereich des Mitarbeiters weiter eingeengt wird. Es entsteht ein
»Teufelskreis mangelnder Delegierung«. Analog gilt dies für den Fall,
dass der Mitarbeiter bei unzureichendem Reifegrad durch die an ihn de-
legierten Aufgaben überfordert wird.

Über die Voraussetzungen sowie die Vor- und Nachteile des Führens
durch Delegierung informiert ❏ Tabelle 4.3.

»Teufelskreis mangelnder
Delegierung«

❏ Tabelle 4.3. Management-by-Delegation (MbD) in der Übersicht	
Konzept	Der Mitarbeiter erhält einen eindeutig definierten Auf-gabenbereich, innerhalb dessen er selbstständig handeln und entscheiden kann
	Die Verantwortung des Praxisinhabers beschränkt sich auf die Kontrolle
Voraussetzungen	Vorhandensein von Stellenbeschreibungen
	Bestimmung der Ausnahmefälle (delegierbare und nicht-delegierbare Aufgaben)
	Ausreichende Information der Mitarbeiter
	Vorhandensein eines Kontrollsystems
Vorteile	Entlastung des Arztes von delegierbaren Aufgaben
	Förderung der Selbstständigkeit, der Leistungsmotivation und der Verantwortungsbereitschaft der Mitarbeiter
	Treffen von Entscheidungen auf der Ebene, auf der am sachgerechtesten entschieden werden kann
Nachteile	Tendenz zu Einzelentscheidungen (»Teamgedanken« fehlen)
	Gefahr, dass nur uninteressante Aufgaben delegiert werden
	Gefahr mangelnder Abstimmung unter den Mitarbeitern (im Team)

4.5.3 Management-by-Exception (MbE)

Führung im Ausnahmefall

Management-by-Exception wird auch als »Führung im Ausnahmefall« bezeichnet.

MbE hat folgenden Ablauf: Es werden **Toleranzgrenzen** festgelegt, die als Normalfall gelten. Alles was über die Toleranzgrenzen hinausreicht, gilt als Ausnahmefall und ist prinzipiell vom Praxisinhaber zu entscheiden. Der Mitarbeiter prüft, ob der Normalfall vorliegt oder ob es sich um einen Ausnahmefall handelt. Normalfälle (Routinefälle) werden vom Mitarbeiter entschieden und durchgeführt.

MbE ist in der Arztpraxis aufgrund der großen Zahl individueller Gegebenheiten nur sehr beschränkt einsetzbar. Ein Beispiel für den Einsatz bieten die Blutabnahme, bestimmte Labortätigkeiten oder der Empfangsbereich, in größeren Praxen auch die Managementfunktionen Beschaffung, Abrechnung und teilweise das Personalwesen.

4.6   Führungsleitsätze für die Praxis

Führungsgrundsätze für die tägliche Führungsarbeit

Führungsleitsätze bzw. Führungsgrundsätze enthalten die für ein Unternehmen allgemein verbindlichen **Personalführungsprinzipien.** Auch in größeren Einzelpraxen mit einer Aufteilung der Funktionen zwischen Arzt und erfahrenen Mitarbeitern oder einem angestellten Arzt, mehr jedoch noch in Gemeinschaftspraxen mit mehreren Ärzten, können Führungsleitsätze als verbindliche Spielregeln der Zusammenarbeit von Vorteil sein.

Führungsleitsätze bilden den Rahmen, innerhalb dessen sich die konkrete, tägliche Führungsarbeit vollzieht. Sie sind Orientierungspunkte, gleichermaßen für die Mitarbeiter wie auch für den oder die Vorgesetzten in der Praxis.

Funktion der Führungsleitsätze für Vorgesetzte und Mitarbeiter

- Information über die Grundprinzipien der Führung
- Anleitung zur Verdeutlichung erwünschter Verhaltensweisen in der Zusammenarbeit
- Eingrenzung des Verhaltensspielraums durch Untersagung bestimmter Verhaltensweisen

Anforderungen an Führungsleitsätze

An Führungsleitsätze sind eine Reihe von Anforderungen zu stellen, wenn sie die tägliche Führungsarbeit in der Praxis unterstützen sollen. Sie müssen für die Mitarbeiter verständlich sein, d.h. klare und eindeutige Aussagen mit Aufforderungscharakter enthalten, die in sich widerspruchsfrei und wirklichkeitsnah sind. Leitsätze dürfen weder zu generell formuliert sein noch dürfen sie zu sehr reglementieren. Wichtig ist auch, dass die Führungsleitsätze Hinweise darüber enthalten, wie nachhaltiges Nichtbeachten oder Verstöße gegen Führungsgrundsätze sanktioniert werden.

Erfolgreiche Führungsgrundsätze sind immer Maßarbeit. Sie müssen selbst erarbeitet werden, denn sie lassen sich nicht von anderen Praxen oder Unternehmen unverändert übernehmen. Bei der **Erarbeitung der Leitsätze** sind die Mitarbeiter einzubeziehen.

Inhaltlich können alle Gebiete, die für die Führung und die Zusammenarbeit in der Arztpraxis wichtig sind, in den Führungsleitsätzen geregelt werden. Vor allem jedoch sollten diejenigen Schwerpunkte abgedeckt werden, die für das Führungsverhalten bestimmend sind.

Die nachstehenden Führungsleitsätze sind als Beispiele zu verstehen. Die Aufstellung ist weder erschöpfend noch ohne weiteres auf jede Praxis übertragbar.

Beispiele für Führungsleitsätze

- **Führungsstil und Grundsätze der Führung:** »Wir bemühen uns, in unserer Gemeinschaftspraxis auf allen Ebenen einen kooperativen Führungsstil zu pflegen. ›Kooperativ führen‹ bedeutet, dass die Mitarbeiter am Entscheidungsprozess beteiligt sowie dass Ziele vereinbart und Aufgaben delegiert werden.«
- **Regeln für die Festlegung von Aufgaben, Kompetenzen und Verantwortung:** »Kernstück der kooperativen Führung unserer Praxis ist die Delegierung von Aufgaben, Kompetenzen und Verantwortung. Delegieren bedeutet, dass bestimmte Aufgabengebiete an die Mitarbeiter der Praxis weitergegeben werden, unter gleichzeitiger Einräumung der dazugehörigen Kompetenzen. Innerhalb dieser Grenzen kann der Mitarbeiter selbstständig handeln und entscheiden und trägt dafür auch die Verantwortung.«
- **Grad der Mitbestimmung der Mitarbeiter bei Entscheidungen:** »Direkt betroffene Mitarbeiter betrieblicher Entscheidungen sind grundsätzlich vor der Entschlussfassung zu informieren und, sofern möglich, an der Entscheidungsbildung zu beteiligen.«
- **Informationswesen:** »In unserer Gemeinschaftspraxis pflegen wir eine offene Informationspolitik. Die Vorgesetzten achten auf sachliche, frühzeitige und umfassende Vermittlung der für die Mitarbeiter bestimmten Informationen.«
- **Handhabung von Kontrollen:** »Alle Vorgesetzten sind aufgefordert, die Zielerreichung ihrer Mitarbeiter periodisch zu überprüfen. Die Mitarbeiter müssen über den Zweck und das Vorgehen bei der Kontrolle informiert werden.«
- **Mitarbeiterbeurteilung:** »Jeder Mitarbeiter wird jährlich durch den Praxisinhaber schriftlich beurteilt. Die Beurteilungsergebnisse werden mit dem Mitarbeiter besprochen.«
- **Konfliktlösung:** »Die Zusammenarbeit in unserer Gemeinschaftspraxis soll von Offenheit und gegenseitigem Verständnis geprägt sein. Es ist eine wichtige Aufgabe jedes Behandlers, sachliche und persönliche Konflikte seiner Mitarbeiter zu erkennen und bedarfsweise bei der konstruktiven Lösung Hilfestellung zu leisten.«
- **Stellvertretung:** »Jeder Mitarbeiter in der Praxis hat einen Stellvertreter. Mit der Stellvertretung soll der ungestörte Praxisablauf gewährleistet werden, d.h. der Stellvertreter übernimmt während der Abwesenheit des Stelleninhabers vorübergehend dessen Delegierungsgebiet.«

Besonderheiten
der Praxis beachten

Jeder Praxisinhaber muss bei der Formulierung von Führungsleitsätzen die Besonderheiten seiner Praxis beachten, die über lange Zeit gewachsen sein können. Wichtig ist, dass am Ende ein Ergebnis vorliegt, das jeder Mitarbeiter und Vorgesetzte ohne zusätzliche Erklärungen versteht und mit dem sich jeder in der Praxis identifizieren kann.

4.7   Zusammenfassung

Zentraler Aspekt der Mitarbeiterführung in der Arztpraxis ist die Herstellung einer hohen Arbeitsleistung, die gleichzeitig mit einer hohen Arbeitszufriedenheit der Mitarbeiter verbunden ist. Der Schlüssel der Mitarbeiterführung liegt in der Beeinflussung des Mitarbeiterverhaltens. Erheblichen Einfluss auf die intrinsischen Motive seiner Mitarbeiter hat der Arzt durch seinen Führungsstil sowie die Art und Weise, wie er Führungsfunktionen und Führungsaufgaben ausübt.

Literatur

Blake RR, Mouton JS (1968) Verhaltenspsychologie im Betrieb. Econ, Düsseldorf
Olfert K, Steinbuch PA (1990) Personalwirtschaft. Kiehl, Ludwigshafen
Scholz C (1993) Personalmanagement. Informationsorientierte und verhaltenstheoretische Grundlagen, 2. Aufl. Vahlen, München
Staehle W (1989) Management. Eine verhaltenswissenschaftliche Perspektive, 4. Aufl. Vahlen, München
von Rosenstiel L, Regnet E, Domsch M (Hrsg) (1995) Führung von Mitarbeitern. Handbuch für erfolgreiches Personalmanagement, 3. Aufl. Schäfer/Poeschel, Stuttgart

Das Mitarbeitergespräch

A. Pietsch

Mitarbeiter brauchen eine
Rückmeldung über ihre
Leistungen ❯❯

> Mitarbeitergespräche sind nicht nur für manche Mitarbeiter, sondern auch für viele Vorgesetzte ein zweischneidiges Schwert: Einerseits besteht die Erwartung, ein informatives und sachliches Gespräch zu führen, andererseits ist die Enttäuschung groß, wenn sich dies nicht einstellt, weil eben nicht alles optimal gelaufen ist. Aber es geht nicht ohne! Darum sollten Sie das Mitarbeitergespräch einfach als einen wesentlichen Motivationsfaktor betrachten: Mitarbeiter brauchen eine Rückmeldung über ihre Leistungen, eine Motivation, um sich weitere und höhere Ziele zu setzen und damit zum Erfolg der Praxis beizutragen.

Kommunizieren statt kommandieren

Hier ein klassisches Beispiel für **konfliktorientierte Gesprächsführung:** »Frau Schulz, bitte nehmen Sie Platz, es wird nicht lange dauern. Es geht wieder einmal um das Thema Abrechnung. Wie oft habe ich Ihnen eigentlich schon gesagt, dass Sie dabei aufmerksamer sein müssen? Und immer wieder machen Sie die gleichen Fehler. Manchmal frage ich mich, ob wir überhaupt die gleiche Sprache sprechen. Oder haben Sie vielleicht Schwierigkeiten mit den Ohren? So geht das jedenfalls nicht weiter. Sie verschenken bares Geld – und zwar mein Geld.«

Es geht auch anders

Und wenig später war das Gespräch schon wieder beendet. Diese Art von Kritik schafft Klarheit, aber auch dauerhafte Verärgerung. Und das ist einem guten Verhältnis im Team nicht zuträglich. Sie haben nach solch einer Ansprache gezeigt, wer der Chef ist – und hinterlassen ein demotiviertes Häufchen Elend. Es geht auch anders. Hier ist noch einmal der gleiche Sachverhalt, diesmal jedoch auf Basis einer eher **sachorientierten, projektbezogenen Kritik:** »Frau Schulz, bitte nehmen Sie Platz. Lassen Sie uns einmal gemeinsam die letzten Abrechnungen anschauen. Mir ist da etwas aufgefallen. Es kommt immer wieder vor, dass Positionen nicht aufgeführt werden. Das ist nicht ganz optimal. Aber mir geht es jetzt vor allem um die Zukunft: Wie können wir solche Lücken gemeinsam verhindern?«

Der kalte Krieg ist Vergangenheit

Mit Abschreckung erhalten
Sie kein leistungsfähiges
Team

Abschreckung ist nicht die Methode, mit der Sie ein Team aus selbstständig denkenden und handelnden Mitarbeitern formen. Wenn Sie, wie in unserem Beispiel, einen Arbeitsfehler mit einem Teammitglied besprechen, sollten Sie ihm nicht in erster Linie Vorwürfe machen, sondern zunächst nach den Gründen seines Verhaltens fragen. Das Hauptthema des Gesprächs lautet: Wie kann dieser Fehler in Zukunft vermieden werden? Es muss eine **eindeutige Vereinbarung** getroffen werden.

Sie und Ihre Mitarbeiter
sollten sich auf das
Gespräch vorbereiten
können

Es kann bei Mitarbeitern zu großen Irritationen führen, wenn Sie aus einer Laune heraus von heute auf morgen ein Gespräch anberaumen. Das Mitarbeitergespräch sollte einmal im Jahr stattfinden, wenn kein besonderer Grund für eine andere Regelung vorliegt. Sie und Ihre Mitarbeiter sollten sich darauf einstellen können, also vereinbaren Sie den **Termin** möglichst lange vorher; ideal sind 4 Wochen. Sorgen Sie dafür, dass Sie und Ihre Mitarbeiter während des Gesprächs ungestört sind. Wenn Sie nebenbei 2-mal telefonieren und einmal den Raum verlassen, ist das Gespräch so gut wie sinnlos. Fällt es Ihnen schwer, einen Einstieg zu finden, knüpfen Sie einfach an das Gespräch des vergangenen Jahres an, dessen Zusammenfassung Ihnen schriftlich vorliegt.

Was **Inhalt und Ablauf** des jährlichen Mitarbeitergesprächs angeht, können Sie sich zwar nach den Arbeitshilfen am Ende dieses Kapitels richten; dennoch sollten Sie den Ablauf bis zu einem gewissen Punkt offen lassen und nicht einfach nur »abhaken«. Das Mitarbeitergespräch muss übrigens auch nicht von Kritik bestimmt sein. Wenn Sie tatsächlich überwiegend zufrieden sind, können Sie die Zeit besser nutzen:

- **Informationsaustausch:** Während der täglichen Arbeit werden viele Informationen über anfallende Sachfragen ausgetauscht. Der Vorgesetzte und die Mitarbeiter informieren oder lassen sich informieren. Oft sieht der Vorgesetzte dies nicht als gleichwertigen Informationsaustausch, sondern teilt seine Ansicht zu bestimmten Fragestellungen mit. Oder er stellt nur die Fragen, die sein Bild von einem Vorgang abrunden und bestätigen. Hier können Sie das Mitarbeitergespräch als Chance nutzen: Wie schätzen Ihre Mitarbeiter die tägliche Arbeitsbelastung, die ihnen übertragene Verantwortung oder Ihr Zusammenspiel mit dem Team ein?

Das Mitarbeitergespräch muss nicht von Kritik bestimmt sein

- **Konfliktgespräch:** Konflikte äußern sich oft in pauschalen oder persönlichen Vorwürfen. Hier sollten Sie als Vorgesetzter unbedingt die Details, also die sachlichen und persönlichen Konfliktursachen, bei allen Beteiligten erfragen. Nur so lassen sich Missverständnisse klären, Argumente austauschen und Lösungen finden. Bleiben Sie während des Gesprächs stets sachlich und »bügeln« Sie auch unrealistisch erscheinende Vorschläge nicht von vornherein ab.

Finden Sie gemeinsam mit dem Mitarbeiter Ziele für dessen Arbeit

Auch wenn zunächst offen bleibt, welchen Verlauf das Gespräch nimmt, sollten Sie sich am Ende über die Ziele klar werden, die sich daraus ableiten. Diese Ziele können Sie später einfordern, denn sie werden schriftlich festgehalten. Die Zielfindung erfolgt im gegenseitigen Einvernehmen. Das Formular, das Sie gemeinsam ausfüllen, wandert in die Personalakte des Mitarbeiters. Im folgenden Jahr ist es die Grundlage des nächsten Gesprächs und dient dazu, neue Ziele zu finden.

Sie sagen immer mehr als Ihnen bewusst ist

Jede Ihrer Äußerungen enthält 4 Botschaften

Manchmal funktioniert ein Gespräch trotz allen guten Willens einfach nicht. Woran liegt das? Oft ist es nicht mangelndes Bemühen, ein falscher Gesprächsaufbau oder falsche Gesprächsführung, sondern ein eindimensionales Gesprächsbewusstsein. Denn jede Ihrer Äußerungen sollte **4 Botschaften** enthalten, die alle gleichermaßen wichtig sind:

- **Sachaspekt:** Worüber spreche/informiere ich?
- **Beziehungsaspekt:** Was halte ich von meinem Gegenüber, wie stehen wir zueinander?
- **Selbstoffenbarungsaspekt:** Was gebe ich von mir selbst preis?
- **Appellaspekt:** Wozu möchte ich mein Gegenüber veranlassen?

Insbesondere bei einem derart sensiblen Thema wie dem Mitarbeitergespräch ist es wichtig, über den reinen Sachaspekt hinaus auch **andere Informationen** zu berücksichtigen. Fragen Sie Ihren Gesprächspartner nicht nur nach reinen Sachinformationen, sondern auch danach, wie eine bestimmte Situation eingeschätzt wird:

- Fragen Sie nach Prioritäten, z. B. »Was halten Sie in dieser Sache für besonders wichtig?«
- Fragen Sie nach Analogien, z. B. »Wie sind ähnliche Fälle, die Sie kennen, gelöst worden?«
- Suchen Sie nach Gründen, z. B. »Warum, glauben Sie, ist das so?«
- Denken Sie im größeren Rahmen, z. B. »Was spielt Ihrer Meinung nach hier zusätzlich eine Rolle?«
- Fragen Sie nach möglichen Stolpersteinen, z. B. »Wo sehen Sie in dieser Sache die größten Schwierigkeiten?«
- Und bitten Sie um Vorschläge, also z. B. mit der simplen Frage: »Was schlagen Sie vor?«

Beachten Sie vor und während des Gesprächs die Grundregeln

Kommen Sie schnell auf den Punkt

Wenn Sie einen Ihrer Mitarbeiter zum Gespräch bitten, sollten Sie schnell zur Sache kommen und gleich mitteilen, worum es geht. Sonst verunsichern Sie Ihren Gesprächspartner und sorgen dafür, dass eine Verteidigungslinie aufgebaut wird. Dies können Sie nicht gebrauchen, denn so schaffen Sie keine gute **Basis für den Gesprächsbeginn.**

❗ Lassen Sie bei der Anordnung der Sitzgelegenheiten beide Gesprächspartner entspannt sitzen. Die gleiche Augenhöhe ist wichtig. Der Abstand zueinander sollte mindestens einen Meter betragen, um die Intimzone des anderen zu wahren.

Zur Vorbereitung sollten Sie sich unbedingt Zeit nehmen

Alle Mitarbeitergespräche haben das gemeinsame Ziel, die Leistung Ihres Teams und das Betriebsklima zu verbessern. Darum müssen Gespräche klar und sachlich sein. Zur **Vorbereitung** sollten Sie sich unbedingt die Zeit nehmen, alle Fakten zu ermitteln. Haben Sie an alles gedacht? Geht es um Arbeitsplatzziele, um Aufgaben der Mitarbeiter oder um die Beurteilung einer Leistung? Müssen Sie über die Eignungsschwerpunkte noch einmal sprechen? Vielleicht spielen auch Fragen der Mobilität, der Weiterbildung oder besonderer Wünsche eine Rolle?

Auch **Gespräche mit unzufriedenen Mitarbeitern** können zu einem positiven Ergebnis führen, wenn es Ihnen gelingt, folgende Fehler zu vermeiden:

▨ **Beschwerden bezweifeln,** z. B. mit Sätzen wie: »Das kann ich mir gar nicht vorstellen.«

▨ **Schuldzuweisungen,** z. B. mit Sätzen wie »Wenn Sie sich anders verhalten hätten, wäre das nicht passiert.«

▨ **Mitarbeiter abspeisen:** Sie sind über Ihre Mitarbeiter informiert und können berechtigte Ansprüche an sie stellen, gleichzeitig sollten Sie aber auch auf Fragen – etwa nach Fortbildungsmaßnahmen – nicht ausweichend antworten oder solche Fragen schlicht überhören.

▨ **Unter Zeitdruck stehen:** Vermeiden Sie wenn möglich Sätze wie ›Im Moment habe ich wenig Zeit‹ oder ›Versuchen Sie erst mal, die Sache allein in den Griff zu kriegen‹. Nehmen Sie sich mindestens 45 min für Ihre Mitarbeiter. Bei neuen Kräften kann es auch länger dauern.

▨ **Unzufriedene Mitarbeiterin ruhigstellen:** Beschwichtigungen lösen Probleme nicht. Wiegeln Sie also nicht ab, z. B. mit Sätzen wie ›Nun regen Sie sich doch nicht so auf‹ oder ›Werden Sie doch mal sachlich‹.

▨ **Den eigenen Ärger ausgerechnet im Mitarbeitergespräch an Mitgliedern des Teams abreagieren,** z. B. mit Sätzen wie ›Ich habe es satt, dass ich Ihnen das immer wieder sagen muss‹. Damit haben Sie eine Chance, etwas über Ihre Mitarbeiter zu erfahren, leichtfertig vertan.

▨ **Die eigene Überlegenheit herausstellen:** Ein Satz wie ›Wenn Sie das gleich so gemacht hätten, wie ich es Ihnen gesagt habe …‹ bringt Ihnen letztlich rein gar nichts. Vermeiden Sie auch Ironie und Zynismus.

▨ **Das Gespräch im Vagen enden lassen:** Nachdem Sie sich über die Ziele klar geworden sind, können Ihre Mitarbeiter Wünsche äußern. Meist handelt es sich dabei um Gehaltserhöhungen oder persönliche Anliegen. Auch wenn Sie anderer Meinung sind: Ihre Mitarbeiter sollten diese Wünsche »rauslassen« können, ohne von Ihnen gleich tiefe Seufzer und finstere Blicke ernten zu müssen.

Die in ◨ Abb. 5.1 dargestellte **Checkliste** soll Ihnen dabei helfen, das Mitarbeitergespräch systematisch vorzubereiten und durchzuführen. Es wird empfohlen, dem Mitarbeiter diese Checkliste zu geben, damit dieser eine Selbsteinschätzung vornimmt. Man muss sich dann im gemeinsamen Gespräch v. a. auf diejenigen Punkte konzentrieren, bei denen Selbsteinschätzung des Mitarbeiters und Fremdeinschätzung durch den Vorgesetzten deutlich voneinander abweichen.

Fehler, die Sie bei unzufriedenen Mitarbeitern vermeiden sollten

Name: . . . .

Beurteilungszeitraum: . . . .

Beurteilender: . . . .

Datum: . . . .

	Bewertungsstufen					Kommentar
	1	2	3	4	5	Beurteiler
1. Arbeitsqualität						
1. vermeidet Fehler und Mängel bei den übertragenden Aufgaben						
2. geht verantwortungsvoll mit Material, Geräten, Instrumenten um						
3. handelt kostenbewusst						
4. führt Arbeit korrekt aus						
2. Arbeitsquantität						
1. erbringt die Arbeitsleistung in der vorgesehenen Zeit						
2. erledigt punktlich die übertragenen Aufgaben						
3. ist kooperativ und variabel, was die Arbeitszeit anbetrifft						
3. Fachkönnen, bezogen auf die Aufgabe						
1. verfügt über die am Arbeitsplatz erforderlichen Fachkenntnisse						
2. kann routinemäßig besondere Geräte (intraorale Kamera, Air-flow, Videomikroskop etc.) bedienen						
3. kennt Ziele und Zusammenhänge der Praxis						
4. setzt Hilfsmittel sachgerecht zur Erreichung der Ziele ein						
5. beachtet die relevanten Vorschriften und internen Arbeitsanweisungen/-standards						
6. interessiert sich für die Gesamtabläufe in der Praxis						
4. Planung/Organisation/wirtschaftliches Verhalten						
1. hat den eigenen Arbeitsbereich im Griff						
2. behält auch in Stresssituationen den Überblick						
3. organisiert den eigenen Arbeitsablauf/-bereich						
4. erkennt und erledigt selbstständig notwendige Arbeiten						
5. hat die Fähigkeit, mehrere Vorgänge abzustimmen, zu überblicken und in Einklang zu bringen						

◘ **Abb. 5.1.** Checkliste für das Mitarbeitergespräch

	Bewertungsstufen					Kommentar
	1	2	3	4	5	Beurteiler
5. Patientenorientierung						
1. begegnet dem Patienten freundlich und zuvorkommend, informiert bereitwillig und sachgerecht						
2. nimmt von sich aus Kontakt mit dem Patienten auf						
3. gibt dem Patienten Vorrang vor anderen Tätigkeiten						
4. erkennt Patientenwünsche, erläutert Nutzen und Vorteile von Dienstleistungen der Praxis; geht geschickt mit Einwänden um						
5. verhält sich angemessen auch in schwierigen Patientensituationen, wie Beschwerden, Stress etc.						
6. nutzt alle Möglichkeiten, Patientenanliegen/-wünsche zu erfüllen						
7. begrüßt und verabschiedet Patienten gleichbleibend freundlich						
8. spricht Patienten mit Namen an						
6. Teamverhalten						
1. zeigt im Verhalten gegenüber Kollegen Aufgeschlossenheit und Rücksichtnahme						
2. unterstützt andere und hält sich an Absprachen						
3. verschafft sich aktiv notwendige Information, gibt wichtige Informationen an Kollegen und Vorgesetzte weiter						
4. übernimmt bereitwillig andere bzw. zusätzliche Aufgaben, wenn die Situation dies erfordert						
7. Flexibilität						
1. akzeptiert ungewohnte Aufgaben						
2. denkt sich schnell in Unvorhergesehenes ein						
3. akzeptiert schnelle Veränderungsprozesse						
4. kann sich rasch auf Neues einstellen						
8. Dynamik/Initiative						
1. macht Verbesserungsvorschläge						
2. hat Ideen zu Kosteneinsparungen						
3. entwickelt Ideen, Anregungen sowie Vorschläge zur Verbesserung von Abläufen in der Praxis						
4. zeigt konstruktives Problemlösungsverhalten						
5. ist bereit und fähig, zusätzliche Aufgaben zu übernehmen						

◗ **Abb. 5.1** (Fortsetzung)

	Bewertungsstufen					Kommentar
	1	2	3	4	5	Beurteiler
9. Belastungsverhalten						
1. zeigt auch in Stresssituationen ein kontrolliertes Verhalten						
2. erbringt auch unter Druck konstante Arbeitsergebnisse						
3. kann sich selbst Prioritäten setzen und/oder akzeptiert Prioritätensetzung durch Vorgesetzten						
10. Zuverlässigkeit						
1. kann Aufgaben eigenverantwortlich erledigen						
2. ist in der Lage, sich selbst zu kontrollieren						
3. ist pünktlich						
11. Selbstständigkeit						
1. kann eigenverantwortlich handeln						
2. denkt mit und erkennt von sich aus, wo Arbeiten zu erledigen sind						
12. Kommunikation						
1. versteht Informationen richtig						
2. drückt sich klar aus und kann sich auf verschiedene Gesprächssituationen einstellen						

Die **Bewertungsstufen** bedeuten:
1: erreicht die Anforderungen nicht immer
2: erreicht die meisten Anforderungen
3: erreicht alle Anforderungen
4: übertrifft die Anforderungen
5: übertrifft die Anforderungen weit

◘ **Abb. 5.1** (Fortsetzung)

I. Gibt es individuelle Umstände, die Sie in Ihrer persönlichen Motivation, Ihrem Arbeitsverhalten, Ihrer Arbeitsleistung behindern?

II. Haben Sie besondere Wünsche, die Ihre Arbeit erleichtern; was sie beruflich/fachlich weiterbringen könnte?

III. Welche Maßnahmen schlagen Sie selbst zum Abbau vorhandener Defizite bzw. zur Qualitätssicherung vor?

IV. Kommentar des Mitarbeiters:

Mit der Beurteilung bin ich

( ) einverstanden
( ) in folgenden Punkten nicht einverstanden:

Begründung (falls vom Mitarbeiter erwünscht):

Beurteilungsgespräch am ....

Unterschrift ....   Unterschrift ....
(Beurteiler)   (Mitarbeiter)

V. Zielvereinbarung für die nächste Zeit:				
Was?	Wann?	Wie?	Womit?	Mit wem?

◘ **Abb. 5.1** (Fortsetzung)

Die betriebswirtschaftliche Außenorientierung der Arztpraxis

Marketing für Arztpraxen

P. J. Lehmeier

Die Notwendigkeit eines professionellen Praxismarketings ergibt sich aus den schwerwiegenden Veränderungen im Gesundheitswesen. In den vergangenen Jahren sind die Kosten stark gestiegen und werden, bedingt durch die – demographisch gesehen – immer älter werdende Gesellschaft, noch weiter in die Höhe gehen.

Begleitet wird diese Entwicklung von einem zunehmenden Abbau der Leistungen im Bereich des Sozialwesens. Die gewohnte Einkommens- und Umsatzgarantie der Ärzte gehört damit der Vergangenheit an. Immer mehr Ärzte, und hier insbesondere die neu niedergelassenen, bekommen diesen Wandel zu spüren.

Die erhöhte Anzahl von Praxen in einer Stadt oder Region führt dazu, dass sich dem Patienten mehr Auswahlmöglichkeiten bieten. Gleichzeitig ist er informierter, kritischer und anspruchsvoller geworden. Aufgrund einer zunehmenden Anzahl von Anbietern, von Sättigungstendenzen oder fehlender Kaufkraft bei den Patienten auf Nachfragerseite kommt es zu einem sog. »Angebotsüberhang«.

Diese Konstellation führt dazu, dass auch auf dem Gesundheitsmarkt im weitesten Sinne – wie in fast allen Bereichen der gewerblichen Wirtschaft – eine sog. »Käufermarktsituation« entsteht. Je stärker sich ein Angebotsüberhang herausbildet, desto höher wird die Wettbewerbsintensität. Gleichzeitig verstärken die einzelnen Anbieter ihre Versuche, sich über Leistungen, Preise, Werbung, Angebotsdifferenzierungen und eine Vielzahl anderer Maßnahmen im Wettbewerb zu profilieren.

Vom »Verkäufermarkt« zum »Käufermarkt«

6.1   Professionelles Praxismarketing als strategischer Managementansatz

Die »Spielregeln« des Gesundheitsmarktes und gewinnorientierte Marketinggedanken ergeben das »Praxismarketing«

Einen strategischen Managementansatz, um mit der erschwerten Situation auf dem Gesundheitsmarkt zurechtzukommen, liefert das Marketing. Das Marketing ist eine **ganzheitliche Unternehmensführungskonzeption**. Zugrunde liegt der Kerngedanke, dass sich alle Entscheidungen am Markt orientieren müssen. Der Arzt als Unternehmer muss, will er seine Praxis unter Marketingaspekten führen, die Patientenbedürfnisse, die Wettbewerbssituation und sein Umfeld entsprechend berücksichtigen.

Da dieser Denkansatz unabhängig von der Unternehmensgröße umgesetzt werden kann, bietet er grundsätzlich auch dem Arzt eine konzeptionelle Basis, um seine Praxis erfolgreich zu führen. Die besondere Rolle und Aufgabe des Arztes sowie die speziellen »Spielregeln« des Gesundheitsmarktes erfordern allerdings in vielen Bereichen eine **Modifizierung** des primär gewinnorientierten Marketinggedankens. Man spricht dann von »Praxismarketing«. Die prinzipielle Übertragbarkeit des Marketinggedankens auf verschiedene Tätigkeitsfelder verdeutlichen auch zahlreiche Beispiele aus dem nichtkommerziellen Sektor (Blutspendeaktionen, Spendenakquisition, Anti-Drogen-Kampagnen, AIDS-Aufklärung, Prophylaxeaktionen bei Kindergartenkindern u. ä.).

Im Mittelpunkt steht der Patient

Die **Umsetzung des Praxismarketingkonzepts** erfordert zwangsläufig einen nicht unerheblichen Umdenkungsprozess beim Arzt: Er muss einerseits seine Praxis gewinnorientiert führen und andererseits seinem ethischen Selbstverständnis zeitgemäß und realistisch gerecht werden. Bei dieser Gratwanderung steht nicht mehr der Arzt im Mittelpunkt seiner Praxis, sondern sein »Kunde«, der Patient. Er wird in Zukunft zum Engpassfaktor für die Praxis.

Praxismarketing bedeutet dabei nicht, durch gewinnorientiertes Verhalten Bedürfnisse beim Patienten zu wecken, sondern den Patientennutzen unter Berücksichtigung des für beide Seiten wirtschaftlich Machbaren zu optimieren. **Medizinische Kompetenz** ist und bleibt die Basis für die Praxisführung; doch erst in Verbindung mit Marktkompetenz in Form modernen Praxismarketings entsteht ein dauerhafter Praxiserfolg.

Vor diesem Hintergrund könnte der Praxisinhaber das im Folgenden dargestellte **Praxismarketingkonzept** formulieren.

Marketing als Maxime

> Wir orientieren uns an den Patienten, an deren Bedürfnissen und an unseren Zielsetzungen für die Praxis. Wir bieten unseren Patienten das an, was sie wünschen oder was ihren wahrscheinlichen Wünschen optimal entsprechen wird. Dabei beziehen wir auch künftige Entwicklungen bei den Patienten sowie im Medizin- und Gesundheitsbereich derart in unsere Konzeption mit ein, dass wir flexibel mit unserem Praxisangebot und unseren Praxisleistungen auf die Bedürfnisse unserer Patienten reagieren können. Je besser uns dies gelingt, umso erfolgreicher sind wir und umso besser erreichen wir unsere Praxisziele. Wir können erst dann zufrieden sein, wenn unsere Patienten zufrieden sind.

Dieses Bekenntnis könnte ein Art »**Leitbild« für jede Arztpraxis** darstellen, an dem sich der Inhaber und sein Praxisteam orientieren. Viele Ärzte wollen Patienten- und Marketingorientierung zwar praktizieren, aber angesichts der Hektik des alltäglichen Praxisbetriebs bleibt es nur bei »Lippenbekenntnissen«. Praxismarketing konzeptionell zu erschließen, ist nur ein Aspekt – Praxismarketing konkret umzusetzen, ist der schwierigere Teil der Führungsaufgabe für den Arzt.

Praxismarketing ist folglich eine am Patientenmarkt und an den Patientenbedürfnissen ausgerichtete **Praxispolitik**, die durch den Einsatz von Marketingmitteln mit Hilfe einer effizienten Praxisorganisation realisiert wird.

Praxismarketing konkret umzusetzen, ist nicht einfach

6.2 Internes Praxismarketing

Die Patienten- bzw. »Kundenorientierung« nach außen kann nur funktionieren, wenn sie auch intern, d.h. innerhalb der Arztpraxis, ihre Fortsetzung findet. Das Mitarbeiterteam muss diese **Praxisphilosophie** verinnerlichen, um sich marketingorientiert verhalten zu können, sowohl gegenüber den Patienten als auch gegenüber dem »Chef« und untereinander. Dies gilt für das Praxisteam in seiner Gesamtheit.

Dabei darf das **marketingorientierte Teamverhalten** jedoch nicht als Summe der Verhaltensweisen, z. B. aller Mitarbeiter/-innen in der Praxis,

Die Mitarbeiter verhalten sich auch untereinander marketingorientiert

betrachtet werden. Es kommen hierbei zusätzlich Aspekte der gemeinsamen »Sprache« – der Kommunikation, des einheitlichen »Auftretens« etc. – hinzu. Auch hier gilt die Maxime der »Kundenorientierung« im Innenverhältnis. Die Mitglieder des Praxisteams betrachten und behandeln sich wechselseitig gleichsam wie Kunden und Lieferanten.

Dieser Ansatz bedeutet mehr als lockere Umgangsformen, gleiche Arbeitskleidung, Betriebsausflüge oder Namensschilder. Internes Praxismarketing bedeutet, dass an den Schnittstellen des arbeitsteiligen Praxisprozesses eine Kunden-Lieferanten-Beziehung zwischen den Mitgliedern des Praxisteams aufgebaut und gepflegt wird. Zwischen den Bereichen »Empfang«, »Labor«, »Behandlungszimmer«, »Abrechnung«, »Dokumentation« u.a. sollte das gleiche kundenorientierte **Qualitäts- und Servicedenken** herrschen wie dies nach außen zum Patienten hin angestrebt wird. Man praktiziert interne Kundenorientierung in dem Sinne, dass man seine Kollegen genauso bedarfsgerecht, freundlich, hilfsbereit und zuvorkommend behandelt, wie es aus Patientensicht ebenfalls erwartet wird.

Nutzen des internen Praxismarketings

- Abbau von Stress und Ärger im Praxisbetrieb
- Höhere Zufriedenheit im Praxisteam
- Verbesserte patientenorientierte Arbeitseffizienz
- Begeisterte Patienten

Nur ein zufriedenes und motiviertes Praxisteam kann auch **Patientenzufriedenheit** schaffen. Je konsequenter und besser der Marketinggedanke innerhalb der Praxis umgesetzt wird, desto einfacher wird sich auch die Marketingorientierung zum Patienten nach außen hin gestalten lassen.

6.3   Besonderheiten des Praxismarketings

Die Arztpraxis bietet in erster Linie **Dienstleistungen**, aber auch »Produkte« an, die aus der Kombination des persönlichen Auftritts des Arztes und seines Teams sowie weiterer Betriebsfaktoren – z.B. Standort, Praxisausstattung, Laboreinrichtungen, Behandlungsmaterial, Instrumente, Geräte etc. – hervorgehen.

Der Arzt muss dem Patienten dienen

Marketing für Arztpraxen ist von der Problemstellung her grundsätzlich dem **Dienstleistungsmarketing** zuzurechnen. Im Dienstleistungsmarketing ist der Arzt als »Produzent« selbst Teil des Marketings. Sein Verhalten und Auftreten gegenüber den Patienten und seinem Team müssen sich einerseits an den Erfordernissen des Marketings und hier insbesondere an den Bedürfnissen der Patienten orientieren; andererseits muss der Arzt neben der fachlichen Qualifikation auch die Fähigkeit besitzen, den Patienten zu »führen«: Er muss ihn beraten, mit ihm über dessen Probleme sprechen und darüber hinaus allgemein kommunizieren. Die Verantwortung für diesen Prozess liegt dabei beim Arzt und erst in zweiter Linie beim Patienten.

Der Umgang mit den Patienten muss geübt werden

Analog gilt dies auch für die Mitarbeiter. Neben einer fachlich guten Ausbildung sollten die Mitarbeiter eine weitere Voraussetzung mitbringen: Sie müssen mit Patienten umgehen können. Dies gilt vor allem dann, wenn diese Mitarbeiter Teile der medizinischen Dienstleistungen am Patienten selbst erbringen. Bei der Delegation ärztlicher Aufgaben an die Mitarbeiter muss der Arzt selbstverständlich berücksichtigen, dass dies nur im Rahmen des gesetzlich Erlaubten möglich ist und der Patient nicht den Eindruck gewinnen darf, der Arzt habe nicht genügend Zeit für ihn. Dem Arzt obliegt im Hinblick auf dieses Faktum die Aufgabe der **Qualitätskontrolle**. Dies wiederum setzt auch ein entsprechendes Führungsverhalten voraus.

Zu den Besonderheiten des hier zu erörternden Spannungsfeldes im Praxismarketing gehört der Patient. Sein ambivalentes Verhalten stellt ein Marketingproblem dar. Auf der einen Seite hängt der Erfolg der ärztlichen Dienstleistung wesentlich von seiner Bereitschaft ab, mit dem Arzt zusammenzuarbeiten (**Compliance**), auf der anderen Seite nimmt er die Leistung des Arztes meist nicht freiwillig in Anspruch, sieht man einmal von ästhetischen Bedürfnissen ab. Der Patient will gesund werden, will von seinen Schmerzen befreit werden etc. Er muss also doppelt motiviert werden: zunächst dazu, den Arzt aufzusuchen, und dann zur Mitarbeit bei Diagnose und Therapie.

Die Patientencompliance ist wichtig für den Behandlungserfolg und damit für das Praxismarketing

Bedarfsgerechte **Sprechzeiten- und Termingestaltung** spielen hier eine zentrale Rolle. Manche Praxen tragen dieser Situation bereits dadurch Rechnung, dass sie außerhalb einer fixen Kernzeit durch flexible Öffnungs- und Beratungszeiten (ggf. auch am Wochenende) auf Patientenwünsche eingehen.

Aufgrund ihrer Immaterialität muss die **Dienstleistung**, die die Arztpraxis erbringt, für den Patienten spürbar, erlebbar, im Vorfeld glaubwürdig und im Nachhinein nachvollziehbar sein. Ärzte müssen durch geeignete Marketingmaßnahmen demonstrieren, dass sie

Die Dienstleistung »Arztpraxis« muss erlebbar sein

- verständlich beraten (Patientensprachebene, individuelle Informationsangebote),
- sichtbar heilen (Gesundheit, Vorsorge u. a.),
- spürbar heilen (Schmerzfreiheit, Erfolgserlebnisse usw.).

Die Praxisleistungen müssen durch den Arzt und sein Team »gegenständlich« gemacht werden, z. B. durch Visualisierungen am PC oder mittels anderer optischer Möglichkeiten (Röntgenbilder, Ultraschall etc.). Der Patient sollte ein »handout« erhalten, das er ggf. auch mit nach Hause nehmen kann. Ein weiteres Mittel, um die **Serviceorientierung** für den Patienten erlebbar zu machen, besteht beispielsweise darin, verschiedene Telefonleitungen für Terminabsprachen, Befundmitteilungen und Medikamentenabsprachen sowie Beratungsgespräche mit dem Arzt einzurichten. Auch die Herausgabe einer praxiseigenen Patientenzeitschrift, die in Zusammenarbeit mit Verlagsagenturen realisiert werden kann, verstärkt die »Gegenständlichkeit« der Praxisleistungen und der Kompetenz und damit die Patientenbindung.

Im Praxismarketing haben Kleinigkeiten oft Symbolcharakter, d. h. sie beeinflussen die Bewertung der Praxisleistung durch den Patienten. Zum Beispiel sind die Gestaltung des »Wartezimmers« – sofern dieser

Kleinigkeiten haben oft Symbolcharakter

Ausdruck überhaupt noch zeitgemäß ist –, Art, Zustand und Aktualität des Lesestoffs oder des Kinderspielzeugs sowie der Pflegezustand der Pflanzen in der Praxis für den Patienten hilfsweise **Indikatoren für die Praxisqualität.** Es muss dem Arzt bewusst sein, dass den meisten Patienten die medizinische Kompetenz fehlt, um Notwendigkeit und Güte medizinischer Leistungen beurteilen zu können.

6.4   Der Weg zum Praxismarketing

Praxismarketing ist kein »happening«. Es bedarf der informationsgestützten, systematischen, zielorientierten Entscheidungsfindung und -durchsetzung. Die einzelnen Schritte ergeben sich aus der allgemeinen Logik des Ablaufs von Entscheidungen. Wie die Erfahrung lehrt, ist **systematisches Vorgehen** erfolgversprechender als blinder Aktionismus oder unstrukturierter Tatendrang.

Systematisches Vorgehen ist notwendig

Dies gilt auch und gerade für die stark von persönlichen Beziehungen geprägte Arztpraxis, deren **Erfolgspotenzial** meist in einem langjährigen vertrauensvollen Arzt-Patienten-Verhältnis begründet ist. Die nachfolgend beschriebene Vorgehensweise gewährleistet ein zielorientiertes Praxismarketing.

Systematisches Praxismarketing

- **Situationsanalyse und Praxisdiagnose:** Ausgangslage, Stärken und Schwächen sowie die daraus resultierenden Chancen und Risiken einer Arztpraxis im Wettbewerbsumfeld werden ermittelt.
- **Entwicklung einer Praxisstrategie:** Zukunftsabsichten und die daraus abgeleitete Praxispolitik in Hinblick auf Praxiszielgruppen, Praxispositionierung und Praxisleistungen für Praxisinhaber und Praxisteam werden formuliert.
- **Gestaltung des »Praxismarketingmixes« unter besonderer Berücksichtigung der Kontakt- und Kommunikationspolitik:** Die Praxisstrategie muss durch geeignete Maßnahmen (Praxismarketingmix) umgesetzt werden. Besondere Bedeutung gewinnt dabei die gezielte Gestaltung der Kontakt- und Kommunikationsqualität sowie der Servicepolitik zwischen Patient und Praxis. Dazu gehört nicht nur die externe Kommunikation über Medien (z.B. Call-Center, E-Mail, Direktmarketing, Sponsoring usw.), sondern auch die interne Kommunikation (Praxisgestaltung, Informationsbroschüren und -terminals o.ä.) sowie das Patientengespräch.
- **Entwicklung der Marketingorientierung im Praxisteam:** Praxismarketing ist nur mit und nie ohne Praxisteam realisierbar. Dem Praxisteam muss verdeutlicht werden, dass die ökonomische Existenz vom Praxiserfolg abhängt und durch Patientenorientierung positiv beeinflusst wird.

6.5 Praxispositionierung und Marktsegmentierung

Im Rahmen einer eingehenden Markt- bzw. Situationsanalyse soll festgestellt werden, welche Patientenstruktur die Praxis aufweist. Gibt es »Gruppen« von Patienten, die ähnliche Leistungen wünschen und für die ähnliche oder gleiche Behandlungskonzepte angeboten werden können, dann ist es lohnend, sich speziell an diesen Zielgruppen (z. B. ältere Menschen oder Sportler) zu orientieren. Diese Ausrichtung bietet die Möglichkeit, intern Rationalisierungsreserven zu erschließen und Fortbildungen auf diese Zielgruppen abzustimmen. Praxispositionierung bedeutet **zielgruppenorientierte Gestaltung des Praxisangebots** mit dem Ziel, sich im Wettbewerbsumfeld zu profilieren.

Kenntnisse über die Patientenstruktur erleichtern rationelles Arbeiten

Praxispositionierung: Was steht im Vordergrund?

- Besondere Praxisstärken
- Chancen im Praxisumfeld (ökonomisch, sozial usw.)
- Kassenrechtliche Restriktionen
- Wirtschaftliche Möglichkeiten
- Standesrechtliche Besonderheiten

Nach der Situationsanalyse zeichnet sich der Weg zur **Praxisprofilierung** meist relativ klar ab: Lassen sich Zielgruppen identifizieren, kann sich der Arzt spezialisieren. Werden keine markanten oder dominanten Zielgruppen festgestellt, wird der Arzt versuchen, als Generalist möglichst die gesamte Bedarfspalette abzudecken (passives Marketingverhalten). Der Arzt kann aber auch darauf hinarbeiten, sich im Laufe der Zeit seine Zielgruppen selbst zu gestalten (aktives Zielgruppenmarketing).

Spezialist oder Generalist?

> Das (Wettbewerbs-)Umfeld, die aktuelle und potenzielle Patientenstruktur sowie das gegenwärtige und zukünftige Leistungsangebot bedingen die individuelle Praxispositionierung.

Die **traditionelle Zielgruppenbestimmung**, die sich primär an geographischen bzw. standortspezifischen Merkmalen orientierte, muss in Zukunft aufgrund des differenzierten Patientenverhaltens als eine nur bedingt erfolgswirksame Praxisbasis betrachtet werden.

Traditionelle Zielgruppenbestimmung: geographisch eingrenzen

Praxisprofile aufgrund geographischer Positionierung

- Citypraxis
- Landpraxis
- Vorortpraxis
- Nachbarschaftspraxis
- Ärztehauspraxis
- Hinterhofpraxis

Die geographische Positionierung wird im Zuge des Praxismarketings in immer stärkerem Maße von einer **patientenmotivgeprägten Praxisorientierung** abgelöst.

Wer soll warum die
Arztpraxis aufsuchen?

Ausgangspunkt für eine derartige Positionierung ist die Frage: »*Wer soll warum* die Arztpraxis aufsuchen?« Dadurch entsteht eine **patientenspezifische Positionierung**, die alle Bereiche der Praxis (Personalauswahl, technisches Equipment, Praxisdesign usw.) berührt. Im Mittelpunkt stehen die Bedürfnisse der Patienten und deren Erwartungen an die Praxisleistung.

Am Ende dieses Prozesses entscheidet sich der Arzt für einen bestimmten »**Praxistyp**«, der sich entweder als »behandlungsorientiert« und/oder als »patientenbezogen« charakterisieren lässt. Diese Einteilung kann im modernen Praxismarketing nicht ausschließlich als »Entweder-oder-Entscheidung« getroffen werden, da sie in Hinblick auf die Kombinationsmöglichkeiten als Matrix für die Praxispositionierung zu interpretieren und entsprechend zu gestalten ist.

Beispiele für eine patientenorientierte Praxispositionierung

- Seniorenpraxis
- Ausländerpraxis
- Kinderpraxis
- Prominentenpraxis
- Sportpraxis
- Großpraxis
- Kurpraxis
- »Schnellpraxis«
- Frauenpraxis
- Berufstätigenpraxis
- Privatpraxis
- Ganzheitliche Praxis.

Positive Folgen einer gelungenen Praxispositionierung

- Akzentuierte und für den Patienten nachvollziehbare Profilierung gegenüber Praxen in der Nachbarschaft
- Unverwechselbares, einzigartiges und standesgemäßes Auftreten gegenüber Patienten und dem relevanten Umfeld (Kollegen, Öffentlichkeit u.a.)
- Stilvoll-kreatives Erscheinungsbild der Praxis, das die Einzigartigkeit der Praxis symbolisiert und von den Überweisungskollegen sowie den Patienten mit Begeisterung aufgenommen wird

Die Praxispositionierung
führt zu einer erlebbaren
»Praxiskultur«

Durch die Praxispositionierung wird gleichzeitig die Grundlage für das Entstehen einer »**Praxiskultur**« geschaffen, die über das rein Medizinische hinausgeht und auch andere Lebensbereiche (Arbeitsstil, Hobbys, Freizeitinteressen, Vorlieben etc.) umfasst. Die Kohärenz der Interessen führt letztlich zu einer verstärkten emotionalen Bindung der Patienten (z.B. gemeinsame sportliche Interessen).

> Eine ausführliche Situationsanalyse ist Voraussetzung für derartige strategische Entscheidungen der Praxisentwicklung, wie auch für kurz-, mittel- und langfristig umzusetzende Maßnahmen zur Steigerung der Patientenzufriedenheit.

6.6 »Efficient patient response« (EPR)

Angesichts des tiefgreifenden Strukturwandels im Gesundheitswesen kommen auf den Arzt neue Herausforderungen zu, die weit über die Grenzen seiner eigenen Arztpraxis hinausgehen. Im Rahmen der Wertschöpfungskette »Pharmaforschung – Kliniken – Arztpraxis etc.« wird es zu neuen Formen der **Kooperation** kommen, um dem Ziel einer optimalen Patientenbetreuung unter Berücksichtigung der jeweils unterschiedlichen Ausgangssituationen gerecht zu werden. Praxismarketing gewinnt damit eine neue Dimension. Der Patient steht allemal im Mittelpunkt des Geschehens. Die Optimierung wird entlang der Wertschöpfungskette gesucht.

Mehr Wertschöpfung durch neue Formen der Kooperation

»Efficient patient response« (EPR) bedeutet nichts anderes als »**effiziente Reaktion auf die Patientennachfrage**«. Diese banal anmutende Zielsetzung bewirkt allerdings tiefgreifende Veränderungs- und Umdenkungsprozesse.

> »Efficient patient response« ist eine gesamtunternehmerische Vision, eine Strategie und die Bündelung vernetzter Techniken. Unter Berücksichtigung der Patientenbedürfnisse und der Optimierung der Patientenzufriedenheit sollen dabei alle Beteiligten einen Nutzen aus der Kooperation ziehen, der im Alleingang nicht zu erreichen gewesen wäre.

»Efficient patient response«: durch Kooperation Ineffizienzen beseitigen

Die effiziente Reaktion auf die Patientenbedürfnisse (EPR) hat verschiedene Dimensionen. Es ergeben sich mindestens **4 Säulen**, auf denen EPR basiert:

- »efficient practice organization« (EPO),
- »efficient patient performance« (EPP),
- »efficient patient contact« (EPC),
- »efficient product innovation« (EPI).

Aufgrund der unterschiedlichen Kooperationsbereitschaft und -intensität zwischen den Partnern im »Gesundheitsbereich« wird EPR nur stufenweise verwirklicht werden können.

6.6.1   »Efficient practice organization« (EPO)

Effiziente
Praxisorganisation

Zur »effizienten Praxisorganisation« gehören z. B.:
- Termin- und Ablaufplanung innerhalb der Praxis,
- EDV-Ausstattung,
- Controlling,
- Vernetzung mit vor- und nachgelagerten Dienstleistern (überweisenden Kollegen, Labors und Abrechnungsorganisationen).

6.6.2   »Efficient patient performance« (EPP)

Effiziente
Patientenbehandlung

Mit der »effizienten Patientenbehandlung« ist das leistungsbezogene Auftreten gegenüber dem Patienten gemeint. Zur EPP gehören:
- Behandlungsumfang,
- Behandlungsmethoden.

Die konsequente Umsetzung von EPP ist nur durch eine enge Kooperation mit den Zulieferern möglich.

6.6.3   »Efficient patient contact« (EPC)

Effizienter Patientenkontakt

Die Kontakt-, Kommunikations- und Verkaufsaktivitäten des Arztes und seines Teams sollen zielgruppenspezifisch optimiert werden. Dies geschieht z. B. durch:
- Beratungsqualität,
- individuelle Verkaufsgespräche,
- neue Medien,
- Sonderveranstaltungen,
- »events«.

Auch hier ergeben sich vielfältige Möglichkeiten der Kooperation mit der Pharmaindustrie sowie mit Kassen, Labors, Kliniken etc.

6.6.4   »Efficient product innovation« (EPI)

Effiziente
Produktinnovation

Im Zentrum der »effizienten Produktinnovation« steht die gemeinsame Entwicklung von innovativen Produkten in Zusammenarbeit mit den Zulieferern, insbesondere aus dem Pharmabereich. Dadurch ergeben sich für eine Arztpraxis und die beteiligten Partner neue Möglichkeiten der Profilierung. Ziel ist es, dem Patienten eine größere Anzahl hochwertiger Leistungen in kürzerer Zeit anbieten zu können. Selektionskriterien für die Prioritätsbildung bei Produktinnovationen können zum einen die Häufigkeit der Anwendung, zum anderen der Gewinn an Behandlungseffektivität sein.

6.7   Empfehlungsmarketing

In Anbetracht der Tatsache, dass ein Arzt – zumindest zum gegenwärtigen Zeitpunkt – noch einem **Werbeverbot** unterliegt, sind die Möglichkeiten, auf sich und seine Praxis durch Medieneinsatz im Umfeld aufmerksam zu machen, sehr begrenzt.

Die beste Werbung sind **zufriedene Patienten**, die ihren Bekannten, Freunden, Verwandten, Nachbarn, Kollegen usw. einen Besuch bei »ihrem« Arzt empfehlen. Wie zahlreiche empirische Studien belegen, ist die individuelle Mund-zu-Mund-Propaganda das glaubwürdigste, kostengünstigste und effizienteste Kommunikationsmedium.

Erfolg durch Empfehlung

Um Empfehlungsmarketing konkret umzusetzen, sollte alles, was in der Praxis getan wird, unter dem **Aspekt des Patientennutzens** erfolgen.

Zentrales Anliegen eines Empfehlungsmarketings ist es, den Patienten an die Praxis zu binden. Dies darf jedoch keinesfalls durch den Aufbau von sog. »**Wechselbarrieren**« (z. B. Zurückhalten von Anamnesedaten, Röntgenbildern oder Befunden) geschehen. Sie führen beim Patienten zu Unmut und resignativer Loyalität gegenüber der Arztpraxis. Diese pseudopraxistreuen Patienten stellen in Wahrheit latente Abwanderungspatienten dar, die nur auf einen geeigneten Moment warten, um die Praxis zu wechseln. Diese Absicht untermauern sie im Vorfeld gleichzeitig durch die Verbreitung von negativ gefärbten Informationen über die Praxis.

Erfolgreiches Empfehlungsmarketing erzeugt Patientenbindung durch eine **Verbundenheitsstrategie**. Der Arzt steigert gezielt den Patientennutzen, weckt und gestaltet die Erwartungen des Patienten in einer für beide Seiten realistischen Weise. Dadurch entstehen echte Verbundenheit und zustimmende Loyalität beim Patienten, die zu wertvollen Empfehlungen im gesellschaftlichen Umfeld führen.

Patientenbindung durch eine »Verbundenheitsstrategie«

6.8   Instrumente des Praxismarketings im Überblick

Praxismarketing bedeutet gezielte Bearbeitung des relevanten Patientenbzw. Umfeldsegments. Diese Perspektive kann regional und/oder behandlungsorientiert verfolgt werden. Dadurch entstehen **Zielgruppen** bzw. **Marktsegmente** für eine Arztpraxis.

Für das Praxismarketing wichtige Komponenten

- Produkt, d. h. die ärztliche Dienstleistung
- Preis-, Konditionen- und Finanzierungspolitik
- Kontakt- und Kommunikationsqualität
- Vertriebswege

Kernstück aller marketingpolitischen Anstrengungen bildet – nach wie vor – das **Produkt**, d. h. die ärztliche Dienstleistung im weitesten Sinn. Damit sind nicht nur die medizinischen Leistungen, sondern auch das Serviceangebot der gesamten Praxis gemeint. Sie bilden gleichsam das Herz des Marketings.

Der Marketingmix
ist entscheidend

Gerade in Zukunft wird das bislang tabuisierte Instrument der **Preis-, Konditionen- und Finanzierungspolitik** von Bedeutung sein. Akteure in diesem Bereich werden nicht nur die Praxen sein, sondern auch die weiteren Marktteilnehmer, wie Pharmaindustrie, ärztliche Vereinigungen, Kassen, Versicherungen oder externe Finanzdienstleistungsinstitute. Modernes Praxismanagement wird sich auch und gerade im Interesse der Patienten diesem Thema zuwenden müssen.

Marketing im Sinne von Patientenorientierung muss – wenn es erfolgreich sein soll – kommuniziert werden. In diesem Zusammenhang spielt die **Kontakt- und Kommunikationsqualität** des Arztes, aber auch diejenige der Mitarbeiter eine entscheidende Rolle. Es ist zu erwarten, dass sich die rechtlichen und standespolitischen Freiräume vergrößern. In diesem Zusammenhang wird die Multimediatechnologie (Infoterminals in der Praxis, Computeranimation und -simulation, Informationen über Internet u. ä.) neue Perspektiven und Möglichkeiten eröffnen.

Nicht zuletzt werden die **Vertriebswege**, die durch Einzelvereinbarungen mit den Krankenkassen in Zukunft erschlossen werden, von den Ärzten überdacht werden müssen. Viele Arztpraxen werden zu »Fulltime«-Dienstleistern. Das Spannungsfeld reicht hier vom Standort über Öffnungszeiten bis hin zu innovativen Medien und Kooperationspartnern in Form von Krankenkassen oder Versicherungen.

Kontinuität in allen
Detailmaßnahmen ist eine
wichtige Voraussetzung
für den Erfolg

Marketingkonzepte für Praxen sind von grundsätzlicher und langfristiger Bedeutung. Kontinuität in allen Detailmaßnahmen ist eine wichtige Voraussetzung für den Erfolg. In die langfristigen Überlegungen müssen alle Teilbereiche der Praxis mit einbezogen werden, die vom Patienten (als Kunden) bewertet werden (können). Dazu gehört der Standort genauso wie die Planung der Praxisräume, die Art der Mitarbeiterführung, die Praxisorganisation oder die Art der Kommunikation(-spolitik) nach innen wie nach außen. Der Patient bewertet die Praxis als Ganzes. Sein Urteil bildet er sich häufig aus emotionalen Einzelwahrnehmungen, die er zu einem Gesamturteil verdichtet.

6.9   Praxismarketing im Zeitablauf

Der Praxismarketingmix
steht in engem
Zusammenhang mit dem
»Lebenszyklus« einer Praxis

Der Praxismarketingmix, der begrifflich und inhaltlich für die Kombination der Instrumente steht, verändert sich im Lauf der Zeit. Dies ist im Zusammenhang mit dem sog. »Lebenszyklus« einer Arztpraxis zu sehen, der mit dem persönlichen Lebensweg und Werdegang des Praxisinhabers korreliert ist.

In der **Gründungsphase** kommen der Wahl des Standorts, der Positionierung im regionalen Wettbewerbsumfeld, dem Vertriebskonzept und der Kommunikationspolitik zur Gewinnung von Patienten besonderes Gewicht zu. Zukünftig ist in dieser Phase sicherlich auch die Preispolitik von Bedeutung.

In der darauf folgenden Expansions- oder **Wachstumsphase** liegt der Schwerpunkt auf dem Empfehlungsmarketing und der zunehmenden Angebots- bzw. Leistungsdifferenzierung.

In der anschließenden Konsolidierungs- oder **Reifephase** stehen Maßnahmen zur Erhaltung der Kundenzufriedenheit und Patientenbindung im Vordergrund. Der Übergang von einer Einzelpraxis zu einer Gemeinschaftspraxis prägt oftmals den Weg zur nächsten Phase.

Der Ausstieg oder die **Übergangsphase**, die meist mit dem persönlichen Ende der Berufstätigkeit des Praxisinhabers verbunden ist, bedeutet oftmals eine Konzentration in Hinblick auf Zielgruppen und Behandlungstherapien in Verbindung mit Kosteneinsparungsmaßnahmen.

> Marketingkonzepte müssen im Lauf eines »Praxislebens« immer wieder an die Veränderungen des Praxisumfeldes angepasst werden. Dies erfordert vom Arzt eine hohe Handlungsflexibilität und die Bereitschaft, sich permanent dem Neuen zu stellen.

6.10   Messung der Patientenzufriedenheit

Wann ist ein Patient eigentlich zufrieden? Welche Faktoren führen zur Patientenzufriedenheit? Was unterscheidet zufriedene von unzufriedenen Patienten? Wie erkennt man zufriedene und unzufriedene Patienten? Dies sind einige von vielen **Fragen und Herausforderungen**, auf die der Arzt in Zukunft reagieren und eine glaubwürdige Antwort finden muss.

Der Arzt sollte wissen, ob und warum seine Patienten zufrieden sind

Die Konsumentenforschung liefert **Instrumente und Methoden zur Messung der Kundenzufriedenheit**, die auf die spezielle Situation im Praxismarketing angepasst werden müssen. Der Patient wird in diesem methodischen Ansatz einem »Kunden« gleichgesetzt.

Grundsätze für die Messung der Patientenzufriedenheit

- Die Patienten sollten regelmäßig, neutral oder persönlich, anonym schriftlich oder mündlich nach ihrer Zufriedenheit befragt werden.
- In einem zweiten Schritt ist die Einrichtung von Gesprächsrunden mit Patienten (»client circle«) denkbar.
- Regelmäßig sollten Gespräche mit allen Mitarbeitern über mögliche Qualitätsverbesserungen zur Optimierung der Patientenzufriedenheit stattfinden (»quality circle«).
- Maxime der Praxisführung sollte sein, die patientenorientiert wirkende Kreativität der Mitarbeiter zu fordern und fördern. Dies bedarf der regelmäßigen und situationsbezogenen Schulung der Mitarbeiter in den Bereichen »Kunden«- und »Patientenorientierung«.

Die Inhalte derartiger **Patientenbefragungen** können aus der klassischen Einstellungsforschung bzw. Zufriedenheitsmessung abgeleitet werden. Hierfür kann zunächst die bewährte Methode der Einstellungsmessung in Betracht gezogen werden. Die Reihenfolge der Fragen hängt von der

Patientenbefragungen basieren auf bewährten Methoden

Zielgruppe ab und muss befragungstaktisch mit großer Sensibilität festgelegt werden.

Befragungsinhalte der Einstellungsmessung

- Abgabe eines Globalurteils über das Ausmaß der Zufriedenheit mit der Leistung einer bestimmten Praxis insgesamt
- Fixierung von Prioritäten bei der Beurteilung des Leistungsangebots einer Arztpraxis allgemein, z. B.
  — der Arzt als Vertrauensperson und Persönlichkeit
  — Wartezeiten
  — Ambiente
  — »alles aus einer Hand«
  — Beratung
  — Art und Umfang notwendiger Nachbehandlungen
  — terminliche Flexibilität
  — Freundlichkeit der Mitarbeiter
  — Hygiene
- Einschätzung der Praxis anhand der als wichtig erachteten Kriterien, die mit den oben genannten Kriterien identisch sein müssen

Befragungsergebnisse liefern Hinweise auf Verbesserungspotenziale und Erfolgsfaktoren

Aus der kombinierten Interpretation der Wichtigkeit eines Leistungsmerkmals mit seiner konkret vorgefundenen Ausprägung in der jeweiligen Arztpraxis lassen sich wichtige **Rückschlüsse auf Verbesserungspotenziale und Erfolgsfaktoren** gewinnen. Schneidet eine Praxis in einem als wichtig eingestuften Merkmal (z. B. Nachsorge) schlecht ab, wird dieser Befund auch das Globalurteil negativ determinieren. Ziel ist es, das Globalurteil und damit die Patientenzufriedenheit zu verbessern, denn zufriedene Patienten sind die besten und glaubwürdigsten Multiplikatoren zur Gewinnung weiterer Patienten.

Bei der Verknüpfung vom Einzelurteil mit dem Globalurteil und vice versa treten nun **Wechselwirkungen** auf, deren Kenntnis oft ausschlaggebend für die Beurteilung einer Praxis ist. Man unterscheidet dabei 3 Effekte.

3 für die Beurteilung einer Praxis ausschlaggebende Effekte

- **Attributsdominanz:** Von einem Leistungsmerkmal wird seitens des Patienten im Sinne eines »KO«- oder »Okay«-Kriteriums auf die Qualität der gesamten Praxis geschlossen. **Beispiel:** Vom Outfit der Mitarbeiter werden Rückschlüsse – zu Recht oder zu Unrecht – auf die hygienischen Zustände in der Praxis und damit auf den Gesamtzustand gezogen.
- Diese Beurteilungsmechanismen verlaufen zum Teil aus Mangel an objektivem Beurteilungsvermögen völlig emotional oder irrational. Gleichwohl prägen sie entscheidend das Meinungsbild des Patienten.

▼

- **Irradiationseffekt:** In diesem Fall schließt der Patient von einem für ihn offensichtlich wahrnehmbaren Merkmal auf ein anderes Leistungsattribut, das erst verknüpft mit anderen Kriterien das Globalurteil prägt. **Beispiel:** Die »Ausgebuchtheit« einer Praxis wird als Indikator für die fachliche Qualifikation oder Reputation des Arztes angesehen.
- **Haloeffekt:** Gute Erfahrungen bei einem Hauptmerkmal führen zu einem »Heiligenscheineffekt«, der hilft, Defizite in anderen, sekundär relevanten Bereichen auszugleichen. **Beispiel:** Eine aus der Sicht des Patienten hervorragende ärztliche Behandlung lässt ihn möglicherweise darüber hinwegsehen, dass im Wartezimmer uralte Zeitschriften ausliegen.
- Dieser Effekt darf allerdings nicht überstrapaziert werden, da die kompensatorische Wirkung nur innerhalb gewisser Toleranzgrenzen funktioniert.

Welcher Effekt zur Anwendung kommt, hängt von mehreren Faktoren ab, die patientenspezifisch und situationsbezogen variieren.

Einflussfaktoren bei der Beurteilung durch Patienten (Beispiele)

- Persönliche Erfahrungen in der Vergangenheit (Stammkunde, Neukunde o. ä.)
- Involviertheit des Patienten (persönliche Betroffenheit, Tragweite der Entscheidung u. ä.)
- Wertesystem des Patienten (kritisch, angepasst, neugierig usw.)
- Informationsstand und Urteilsfähigkeit des Patienten
- Beratungsintensität des Arztes
- Vergleichsmöglichkeiten
- Behandlungssituation (Notfall, Vorgespräch usw.).

Die Magie Ihres Images – Wie Sie die Anziehungskraft Ihrer Praxis steigern

Sabine Nemec

Die Entwicklung der Gesundheitsbranche hin zum Prinzip der »Salutogenese« – das Wissen um die Gesunderhaltung – lässt sie zu einem der Zukunftsmärkte schlechthin werden. Das Gesundsein und -bleiben gewinnt einen immer höheren Stellenwert für die qualitativ hochwertige Lebensführung und -gestaltung in unserer komplexen Gesellschaft. Was ist aber Gesundheit? Die »altmodische« Vorstellung von Schmerzlosigkeit und guter Laune hat ausgedient.

7.1 Sieben Kriterien für Gesundheit

In ◻ Abb. 7.1 sind 7 Kriterien für Gesundheit nach der Weltgesundheitsorganisation (WHO) dargestellt.

Gesundsein bedeutet heute nicht mehr nur das Fehlen von Krankheit bzw. den Sieg über Siechtum und Schmerz, sondern Leistungsfähigkeit, Attraktivität und Anerkennung im sozialen Umfeld. Der moderne Mensch wird sich – mit diesem veränderten Verständnis für seine Gesundheit – vom Patienten zum **Gesundheitskunden** wandeln, der sich mittels prophylaktischer Maßnahmen Lebensqualität und Mobilität sichern kann und will.

Vom Patienten zum Gesundheitskunden

7.2 Vom Gesundheitswesen zum Gesundheitsmarkt

Der Gesundheitsmarkt ist in allen Industriegesellschaften ein expandierender Wirtschaftsmarkt und gilt als einer der größten **Wachstumsmärkte** der Zukunft. Der Gesamtumsatz für Gesundheitsgüter und -dienstleistungen in Deutschland wird sich von 281 Mrd. Euro (2000) bis zum Jahr 2015 mehr als verdreifachen (Accenture 2000). Verantwortlich für diese

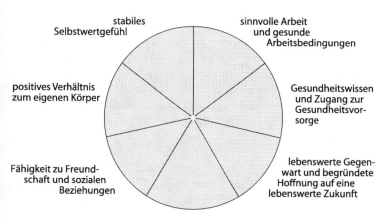

◻ **Abb. 7.1.** Sieben Kriterien für Gesundheit nach der Weltgesundheitsorganisation (WHO). (Nach: Weltgesundheitsorganisation, WHO)

Steigerung sind der schnelle medizinische Fortschritt, die steigende Lebenserwartung, die Überalterung der Bevölkerung und die kaum veränderte »Vollkasko«-Mentalität der Deutschen.

Der neue Gesundheitsmarkt

Der herkömmliche Gesundheitssektor deckte im Wesentlichen die Segmente »Medizintechnik«, »Pharmaindustrie«, »Ernährungsindustrie«, »Krankendienste«, »Kurbetriebe« und »Sanatorien« ab. Der neu aufkommende Gesundheitssektor ist facettenreicher und dienstleistungsorientierter.

Weiterhin werden die durch gesetzliche und private Krankenversicherungen abgedeckten **Leistungen** von 80% auf < 50% sinken (Accenture 2000). Der Kunde der Zukunft wird erheblich mehr in seine eigene Gesundheit investieren müssen. Künftig sollen fast 30% (momentan etwa 7%) des Gesundheitsbudgets direkt aus den Taschen der Privatpersonen stammen.

7.3 Konsequenzen des neuen Gesundheitsmarktes auf das Marketing-Verständnis einer Arztpraxis

Um am Wachstum teilzuhaben, wird sich die Arztpraxis mit Themen beschäftigen müssen, die noch vor 10 Jahren irrelevant waren. Fragen, denen sich eine **kunden- und zukunftsorientierte Praxis** stellen muss, sind:
- Welche Visionen und Perspektiven haben Sie sich gesetzt?
- Wissen Ihre Mitarbeiter, für welche Praxisziele sie sich engagieren sollen?
- Welches Image möchten Sie? Wird dieses Image auch von den Mitarbeitern weitergetragen?
- Kennen Sie die entscheidenden Stärken, die Ihre Praxis unvergleichlich machen?
- Wissen Ihre Kunden wirklich, wer Sie sind und was Ihre Praxis anbietet?

Ärzte als Gesundheitsberater

Die Ärzte werden besonders erfolgreich sein, wenn sie sich mehr als medizinischer und gesundheitlicher Berater ihres mitdenkenden und mitentscheidenden Kunden verstehen. Die neue Qualität dieser Partnerschaft wird unterstützt durch zielgruppengerechte Information, die Orientierung an den Bedürfnissen und der Zufriedenheit der Kunden sowie eine kundengerechte Gestaltung der Leistungsprozesse. Auch die Industrie beginnt sich auf den neuen Kunden einzustellen, etwa durch die Entwicklung von kundenbezogenen Kommunikationsprogrammen.

Basis für alle Aktivitäten sind **Strategien**, die sich auf mehr Selbstverantwortung und Partizipation ausrichten. Die Weichen sind durch politische und gesetzliche Änderungen zugunsten eines eher marktwirtschaftlichen Systems schon gestellt, das von Wettbewerb und Kooperation bestimmt ist.

7.4   Spannungsfeld Praxiskunde und Arztpraxis

Im Gegensatz zum Besuch bei der Kosmetikerin oder beim Friseur ist der Besuch beim Arzt für viele Menschen unangenehm. Dies liegt zum einen an der Nähe und der Intimität, die mit einem Arztbesuch einhergehen – der Patient lässt einen anderen Menschen, der nicht zur Familie oder zum Freundeskreis gehört, an seine engste Distanzzone heran; zum anderen ganz einfach an der unvollständigen medizinischen Kenntnis. Faktoren, die zu Spannungen führen können, sind im Folgenden aufgelistet:

- **Unsicherheit und Wissenslaie:** Die ärztliche Leistung sowie jede andere Form der Dienstleistung sind immaterielles Gut. Der Kunde kann sie meist nicht sehen, schmecken, fühlen, hören oder riechen, bevor er sie erwirbt. Er kann auch die Qualität der Beratung oder der Therapie meist nicht beurteilen. Der Kunde muss »blindes Vertrauen« haben, denn er besitzt eine eingeschränkte Marktsouveränität. Der Arzt steuert durch seine Kompetenz und seinen Wissensvorsprung die Nachfrage nach seinen Leistungen. Dies geschieht entweder durch die Bereitstellung des eigenen Angebots oder durch die Entscheidung für die Überweisung und die Wahl des weiterbehandelnden Arztes bzw. Spezialisten. Der Patient muss einen Vertrauenszuschuss in den Arzt leisten, sonst kann er nicht behandelt werden.

- **Angst und Schmerzen:** Dieser Aspekt trifft insbesondere beim Zahnarztbesuch zu. Der Zahnarztbesuch wird nicht als positiv erlebt. Die Ergebnisse einer Untersuchung der Kieler Psychologin Gundula Johnke zeigen klar: Mehr als zwei Drittel der Deutschen fürchten sich vor dem Zahnarzt und jeder Zehnte bekommt sogar Panik. Dies macht sich u. a. durch Schlaflosigkeit und extreme Anspannung, teilweise schon Tage vor dem Behandlungstermin, bemerkbar. Etwa 20% der Deutschen haben eine derart immense Angst, dass sie nie zum Zahnarzt gehen. Der »schwarze Tag« wird mit Schmerzen, Ausgeliefertsein und Einlassen in die Intimsphäre verbunden. Auch der typische »Zahnarztgeruch« trägt zu seinem Unbehagen bei.

- **Transfer und mangelnde Orientierung:** Um seine Unsicherheit und seine Angst abzubauen, sucht der Kunde nach Orientierungspunkten, die die Qualität der Leistung »bezeugen« und ihn in seiner Wahl bestätigen. Dabei greift er nach Merkmalen, die er aus seinem Alltag kennt und die er entsprechend beurteilen kann. Er kann Wohlgeruch bewerten und auch Sauberkeit. Durch seinen täglichen Umgang mit Medien und anderen Dienstleistern kann er zudem Freundlichkeit, Farben, Formen und die Qualität von Aussagen bewerten. Die moderne Gesellschaft und ihre Menschen sind geprägt von den Medien und der hohen Informationsverfügbarkeit. Nur weil sich die Arztpraxis in einem »medien- und werbefreien Raum« befindet, bedeutet dies nicht, dass die Menschen sie nicht nach den gewohnten und gelernten Rastern betrachten und beurteilen. Genauso hat der Kunde ein Gespür dafür, ob die Menschen in einer Praxis glücklich sind und ihrer Arbeit gerne nachgehen oder nicht. Dies wird durch Ausstrahlung und Freundlichkeit der Mitarbeiter vermittelt.

Ein Arztbesuch kann unangenehm sein

▦ **Geborgenheit und Freundlichkeit:** Der freundliche und aufmerksame Umgang mit dem Kunden ist wesentlich für das Unternehmen Arztpraxis. Die Studie »Image-Analyse« aus dem Jahre 2001, die in Zusammenarbeit mit Dr. Martina Obermeyer und der Firma »SN Healthcare Communication« entstand, weist einen aufschlussreichen Zusammenhang in der Wahrnehmung des Kunden zwischen der fachlichen Kompetenz und der Freundlichkeit einer Praxis auf. Fakt ist: Freundlichkeit trägt zum Wohlbefinden von Kunden bei. Diese Freundlichkeit wertet der Kunde als Zeichen einer guten sozialen Kompetenz der Praxis. Diese zu beurteilen ist er durchaus in der Lage, da er täglich damit konfrontiert wird – im Freundeskreis, im Beruf oder beim Einkaufen. Diese positive Wertung der Praxis in menschlicher Hinsicht überträgt der Kunde auf die fachliche Qualifikation. Einer Praxis also, die unfreundlich auftritt, wird eher geringe fachliche Kompetenz zugesagt als einer freundlichen Praxis. Dabei spielt es keine Rolle, ob eine unfreundliche Praxis über bessere fachliche Fähigkeiten und Kenntnisse verfügt als eine als freundlich wahrgenommene Praxis. Eine »freundliche« Praxis verfügt automatisch über eine bessere fachliche Kompetenzwahrnehmung.

▦ **Wunsch nach individueller Ansprache:** Frauen und Männer sprechen auf unterschiedliche Faktoren in einer Praxis an. Die Ergebnisse der »Image-Analyse« aus dem Jahre 2001 zeigen, dass für Frauen andere Faktoren für das Wohlbefinden entscheidend sind als für Männer. Männer schätzen alles, was ihnen hilft, ihr Ziel »gesunde, schöne Zähne« zu erreichen, z.B. schmerzarme Behandlung, gute Terminplanung, reibungslose Praxisorganisation und gutes Preis-Leistungs-Verhältnis. Frauen hingegen legen Wert auf »weiche« Faktoren, z.B. Praxisambiente, einfühlsamer und kommunikativer Umgang, ausführlicher Informationsaustausch.

7.5   Das Image – Ihr Name in aller Munde

Bedeutung des Namens

Wenn der Begriff »Image« fällt, denkt man in der Regel an prominente Personen, große Unternehmen oder Produkte. Aus der Werbung sind uns große Namen bekannt. Welche fallen Ihnen ein? Coca Cola, BMW, Rolex, Tempo, Persil, Palmolive, Miele, Mercedes Benz und viele mehr. Es gibt Tausende von Produkten mit einem guten Namen, aber auch »Noname«-Produkte, die qualitativ meist genauso gut sind. Sie haben aber einen großen Unterschied: den Preis. Ist es nicht interessant, dass wir Menschen dazu bereit sind, für ein Produkt mit einem guten Namen mehr Geld auszugeben als für ein »No-name«-Produkt? Dies gilt nicht nur für Produkte, sondern auch für Menschen und Praxen. Es gibt auch große Namen unter den Ärzten.

Dennoch: Selten wird das Thema »Image« mit der Arztpraxis in Verbindung gebracht – zumindest seitens der Ärzte. Aus Kundensicht sieht das schon etwas anders aus. Das klassische **Empfehlungsmanagement** funktioniert mit genau diesem Gedanken – den besten Eindruck beim Praxiskunden zu hinterlassen, damit er für Sie wirbt.

7.6 Image als Schlüssel zum Erfolg

Für wen ist eigentlich ein guter Name wichtig? Er ist für alle Menschen und Praxen wichtig, die sich klare Ziele gesetzt haben und sich unterschiedliche Wünsche für ihr berufliches und persönliches Fortkommen formuliert haben. Hinter jeder großen Bewegung, Idee oder Firma steht ein Name. Denken Sie nur an Martin Luther King, Mutter Theresa oder Bill Gates.

Aber Image kann auch anders funktionieren. Welchen **Eindruck** mag es hinterlassen, wenn der Vorstandsvorsitzende einer deutschen Bank bei einem zweistelligen Millionenverlust von »peanuts« spricht? Oder die Arzthelferin kaugummikauend nach der Patientenkarte kramt? Oder der Arzt vor dem Kunden die assistierende Mitarbeiterin anbrüllt? Oder die Arzthelferin freundlich den wartenden Kunden darüber informiert, dass die Wartezeit sich um etwa 10 min verlängern wird?

Jedes Unternehmen, jede Praxis und jede Person besitzt ein Image. Es ist unmöglich, kein Image zu haben – denn es baut auf vorhandenen Merkmalen und Eigenschaften auf. Kein Image zu haben bedeutet, ohne Kontur und austauschbar zu sein; es bedeutet Anonymität, d.h. ganz gleich was Sie tun, Sie vermitteln etwas von sich selbst. Alles was Sie machen, sendet ein Signal an Ihre Mitarbeiter, Ihre Praxiskunden, Ihr Umfeld – jede Handbewegung, jedes Kleidungsstück, jedes Gespräch. Irgendein »Ruf« haftet deshalb an jedem, auch an denen, denen Gedanken an eine bewusste Selbstdarstellung zuwider sind. Ob wir es wahrhaben wollen oder nicht: Die **menschliche Eindrucksbildung** erfolgt spontaner, schneller und emotionaler, als wir es vermuten würden.

> Es ist unmöglich, kein Image zu haben

Images erfüllen eine wichtige Aufgabe, denn sie ersetzen Wissen, ermöglichen Orientierung und bauen Vertrautheit auf. Kein Kunde kann alles über eine Praxis wissen – braucht er auch nicht, so Marketingexperte Prof. Dr. Dieter Herbst, denn »**Images reduzieren die Wirklichkeit auf zentrale Aspekte**«. Der gute Ruf einer Praxis beeinflusst die Wahrnehmung und das Verhalten ihrer Kunden.

❶ Ein bestimmtes Image führt dazu, dass nur bestimmte Kundengruppen in die Praxis kommen oder andere Kundengruppen ganz wegbleiben. Ein gutes Image bringt eine positive Einstellung der Kunden gegenüber der Praxis mit sich. In der Konsequenz bedeutet dies: Die Kunden werden zu Stammkunden und sind aktive Werbeträger in Ihrer Sache.

In unserer Gesellschaft spielen das **Aussehen** und das **Auftreten** eine entscheidende Rolle für den persönlichen und beruflichen Erfolg. Image und Selbstdarstellung sind aber vorwiegend negativ belegt, denn sie werden mit Inhaltsleere, unfairem Spiel und unehrlicher Selbstvermarktung gekoppelt. Es handelt sich aber vielmehr um eine Möglichkeit, Profil zu gewinnen. Hilfreicher ist die wertneutrale Definition von Wissenschaftlern: »… alle Verhaltensweisen, mit denen wir unsere Wirkung auf andere beeinflussen – unabhängig davon, ob wir aus gut gemeinten oder eigennützigen Motiven handeln« (Märtin 2000).

7.7   Beeinflussung der Kaufentscheidung

Aspekte, welche die Kaufentscheidung beeinflussen, sind in ◘ Abb. 7.2 dargestellt.

Eine Untersuchung der »Forum Corporation« in Cambridge, Massachusetts, USA, zeigt auf, dass der stärkste Faktor, um einen Kunden zu motivieren, der **Unternehmensauftritt** ist. Erst dann spielen der Preis und die technische Qualität eine Rolle. Summa summarum bedeutet ein positives und attraktives Image für die Arztpraxis:

- klares Profil zur Differenzierung gegenüber dem Umfeld,
- Transparenz und Orientierung für Praxiskunden und Mitarbeiter,
- immaterielle Dienstleistung »greifbar« machen,
- Ansprache von gewünschten Kundenzielgruppen,
- emotionale Kommunikationsebene mit dem Kunden schaffen,
- Reduktion der Preissensibilität bei den Kunden,
- effizientere Information und Kommunikation mit Kunden,
- Steigerung der Identifikation der Mitarbeiter mit der Praxis,
- Steigerung der Mitarbeiter- und Kundenbindung.

Der Kunde muss zunehmend dazuzahlen, ist kritischer und sucht **Transparenz und Orientierung** bei den für ihn unüberschaubaren medizinischen Leistungen. Grundsätzlich ist zu beachten, dass die Vorstellungen und Wünsche der Kunden ihre Entscheidungen und ihr Verhalten gegenüber der Praxis vorrangig beeinflussen. Ein gutes Image haben beispielsweise der Frauenarzt, der Kieferorthopäde oder der Orthopäde, die für den Kunden bereit sind, mehr als 2 Stunden Fahrt in Kauf zu nehmen.

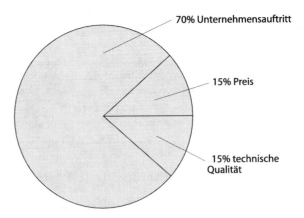

◘ **Abb. 7.2.** Aspekte, die zur Kaufentscheidung beitragen. (Nach: Marktforschung der Forum Corporation in Cambridge, Massachusetts, USA)

7.8   Genesis eines Images

Image ist die Grundlage eines **fundierten Empfehlungsmarketings** und einer **kundenorientierten Arztpraxis**. Weshalb? Image ist nichts anderes als das Bild von und die Einstellung gegenüber einer Praxis. Es wird wesentlich davon geprägt, wie viel Vertrauen der Patient in die Praxis und ihre Mitarbeiter hat und was er sich darunter vorstellt. Die Entwicklung eines Images ist in ◘ Abb. 7.3 dargestellt.

Wie entwickelt sich aber ein Image? Worin unterscheidet es sich von der Identität einer Praxis? Welche Merkmale bestimmen das Image einer Praxis?

Ist von der **Identität einer Person** die Rede, so sind in der Regel die Merkmale gemeint, die die Person in ihrer Summe als einzigartige Persönlichkeit kennzeichnen und wodurch sie sich von allen anderen Menschen differenziert. Eine Person wird aufgrund dieser Merkmale identifiziert, verliert ihre Anonymität und wird zum unverwechselbaren Individuum. Dies trifft genauso auf die Arztpraxis zu.

Die Praxisidentität wird u. a. geprägt von Service, Erscheinungsbild, Umgangsformen der Menschen, fachlicher Kompetenz, Produkten sowie den Einstellungen und Werten, nach denen gehandelt wird. Einzeln betrachtet sind diese **Identitätsattribute** oft unspezifisch. Konkret werden sie erst als logisches und zusammenhängendes System. Je deutlicher die Unterschiede zu anderen Praxen sind, um so mehr erlangt die Praxis eine erkennbare Identität und ein klares Profil.

Praxisidentität und Praxisprofil

Diese unverwechselbare Identität kann aber nicht eins zu eins weitervermittelt werden. Es wird immer einen Unterschied zwischen der wahren Identität und dem nach außen erscheinenden Abbild – dem Image – geben. Warum? Ein Image kann sich nicht zu 100% bilden, wie es erwünscht ist, weil die Kunden sich ein Praxis-Image allein aufgrund der Informationen formen, die öffentlich verfügbar sind und die obendrein subjektiv interpretiert werden. Zusätzlich entscheiden die Maßnahmen der Mitbewerber, die Berichterstattung der Medien, die Beiträge von Meinungsführern und die Ereignisse im sozialen Umfeld. Das Image einer Praxis kann also positiv wie auch negativ »verfälscht« werden. Einige **Faktoren, die das Image einer Praxis bestimmen**, sind:

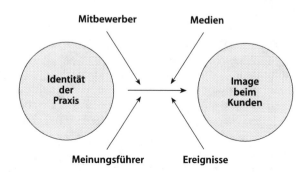

◘ **Abb. 7.3.** Entwicklung eines Images. (Nach: SN Healthcare Communication, Hanau)

▓▓ gewachsene Meinungen oder Vorurteile, die ihren Ursprung in rein emotionellen Erfahrungen haben, z. B. Angst vor dem Arztbesuch;

▓▓ unzureichende Informationen über die Praxis nach innen (Team) und außen (Praxiskunden, Geschäftspartner), die in der Konsequenz dazu führen können, dass der Name bekannt ist, aber verschwommene Vorstellungen hinsichtlich z. B. Leistungspalette, Qualitätsanspruch und Service bestehen.

7.9   Passgenauigkeit

Das Image muss
zur Person passen

Ein Image muss passen, damit es wirkungsvoll und anziehungsstark ist. Ethische Ansprüche und hochgesteckte Ziele können sonst ohne Wirkung bleiben oder es schwer in der Durchsetzung haben. Bundeskanzler Schröder präsentierte sich nach der Regierungsübernahme im Jahre 1998 in einer anspruchsvollen Fotoserie in Brioni-Anzügen und mit 60-D-Mark-Zigarren. Dies erschwerte es in den ersten Monaten seiner Amtszeit, Wähler und Parteifreunde von seiner Sparpolitik zu überzeugen. Die Zeitschrift Spiegel erläuterte das Problem: »Das Bild des gut betuchten, Zigarren qualmenden Sozialdemokraten Schröder aber verzerrte sich in den Köpfen der Genossen und offenbar auch vieler Wähler zur hässlichen Fratze des Kapitalisten. Schröder mit Cohiba – das ist der Kanzler der Bosse, wie sie auf den Bildern des Malers George Grosz zu sehen sind: kalt, rücksichtslos und ohne jede Regung für Soziales.« So der Spiegel weiter: »Die Macht der Bilder hat Schröder groß gemacht, jetzt droht sie ihn zu vernichten« (Spiegel Nr. 41, Artikel »Die Prügel der Partei«, 10.11.1999, S. 24 f.).

❶ Beim ersten Kontakt mit einer Arztpraxis kommt es dem Kunden weniger auf die Inhalte an, sondern vielmehr darauf, wie etwas gesagt oder präsentiert wird. Erst bei den darauf folgenden Besuchen erhalten die Inhalte einen größeren Stellenwert.

7.10   Glaubwürdigkeit

Für Arztpraxen und Kliniken ist es wichtig, sich mit einem einheitlichen und möglichst widerspruchsfreien und glaubwürdigen Erscheinungsbild zu präsentieren. Das **authentische Erscheinungsbild**, auch »corporate image« genannt, wirkt sich auf die Einstellung und das Verhalten der Kunden aus. Ein Beispiel: Soll die Zuzahlungsbereitschaft der Kunden erhöht werden, so wird dies einer Praxis dann gelingen, wenn sie nicht nur rationale Gründe anführt, sondern auch gute emotionale Gründe liefert. Diese emotionalen und nicht fassbaren Argumente werden nachvollziehbar und glaubwürdig, wenn sie vom Praxisteam konsequent in der Praxis umgesetzt werden.

Wenn die Praxis die Eigenschaft »Respekt« für sich belegt, dann bedeutet dies, den respektvollen Umgang mit dem Praxiskunden zu pflegen. Die Herausforderung besteht darin, auch dann respektvoll zu sein, wenn die persönliche Tagesform und Stimmung nicht danach sind.

7.11 Kontinuität

Ein Image-Aufbau erfolgt kontinuierlich. Er erfordert stetige Aufmerksamkeit, insbesondere nachdem die verschiedenen Image-Maßnahmen umgesetzt worden sind. Alle Aktivitäten fokussieren sich auf den Aufbau und den Erhalt eines gewünschten Images. Zu berücksichtigen ist, dass ein gewünschtes und zielgerichtetes Image nicht durch das symptomatische »Drehen an einzelnen Knöpfen« aufgebaut werden kann. Es geht vielmehr darum, umfassend ein **Selbstverständnis** aufzubauen sowie dieses glaubwürdig darzustellen und zu übermitteln.

Um ein wirksames Bild im Kopf der Kunden und Mitarbeiter zu etablieren, ist die Entwicklung einer »**corporate identity**« die Ausgangsbasis. Sie hat zum Ziel, gemeinsame Unternehmenszwecke und Verhaltensgrundsätze festzulegen, die Entscheidungen und Handlungen Orientierung geben und Akzeptanz nach innen und außen sichern (Birkigt et al. 1986).

Einen »Übernachterfolg« im Image-Aufbau zu versprechen, ist reine Augenwischerei; sich einen guten Namen aufzubauen, braucht eben seine Zeit. Die Erfahrung der Autorin hat gezeigt, dass eine Arztpraxis, die sich konsequent für ein bestimmtes Image einsetzt, nach frühestens 9–12 Monaten mit ersten Erfolgen rechnen kann. Dies liegt zum einen daran, dass die Praxiskunden nicht täglich mit der Praxis konfrontiert werden (bei Markenprodukten erfolgt der Image-Aufbau anders, da eine andere Werbepräsenz möglich ist und unter Umständen auch eine andere Verwendungsfrequenz vorliegt), zum anderen liegt es daran, dass die Praxiskunden, wenn sie nun in der Praxis sind, jedes Mal eine der Tagesform und den Umständen entsprechende Praxis erleben. Der Patient bekommt also viel Freiraum, um sein eigenes Bild zu formen. Dies lässt sich aber in die richtigen Bahnen lenken.

Der Aufbau eines Images braucht Zeit

7.12 Der Weg zum guten Namen und zu mehr Anziehungskraft

Image-Bildung ist keine Frage der Praxisgröße. Wenn der Verbraucher an ein bestimmtes Produkt denkt (Automarke, Kosmetik, koffeinhaltige Limonade etc.) hat er bewusst und unbewusst eine bestimmte Vorstellung davon; wenn er an seinen Arzt oder Zahnarzt denkt ebenso. Fragt man den Praxiskunden, welche Praxen er kennt, fallen ihm bestimmt mindestens 2 oder 3 ein. Wird er gefragt, welche er weiterempfehlen kann, dann wird er nur den weiterempfehlen, mit dem er die besten Erfahrungen gemacht hat.

Je besser das Image einer Arztpraxis ist, umso stärker ist auch die **Anziehungskraft** auf Praxiskunden und potenzielle Praxiskunden. Unter-

Gute Erfahrungen führen zu Empfehlungen

nehmen und Politiker haben die Magie eines guten Images schon lange erkannt. Sie scheuen keine Kosten und Mühen für ihr professionelles Erscheinungsbild. Zusammen mit Werbeagenturen und Wahlkampfberatern umreißen sie ihr Profil, besetzen Themen und Attribute und analysieren die Wünsche ihrer Zielgruppe.

Auf der Basis der gewonnenen Daten und Erkenntnisse wird das **passende Image** entwickelt, das 2 Vorgaben erfüllt:

- das Persönlichkeits- bzw. Firmenprofil widerspiegeln,
- eine für die Zielgruppe positive, ansprechende Anmutung ausstrahlen.

Ist das Image einmal klar umrissen, wird seine **Wirksamkeit** laufend überprüft und ggf. korrigiert. Um zu wissen, welches Image nun gepflegt und gehegt werden soll, muss das bisherige Bild einer Praxis im Kopf der Kunden festgestellt werden – so wie ein Röntgenbild zur Diagnostik. Mit einem solchen Wissen um die Praxis und die Praxiskunden kann die Anziehungskraft optimal ausgebaut, umgelenkt und gesteigert werden. Namen werden gemacht und sind kein Zufall.

7.13   Image-Faktor Arzt

❗ Der erste Eindruck ist immer das Maß aller weiteren Wahrnehmung.

Zwei bis 3 **Schlüsselreize** reichen aus, um aus äußeren Eindrücken auf innere Werte eines Menschen oder einer Praxis zu schließen. In einer Fülle wissenschaftlicher Untersuchungen wurde belegt, dass beispielsweise Attraktivität schon ausreicht, um einer Person viele positive charakterliche Eigenschaften zuzuschreiben. Diese können zutreffen, müssen es aber nicht. Sie beeinflussen auf jeden Fall, wie sich eine Beziehung weiterentwickelt.

Image-Bildung entspricht selektiver Wahrnehmung

Für die Praxis bedeutet dies: Schreibt der Kunde dem Arzt viele positive Eigenschaften zu, wird er sich auch unbewusst so verhalten, dass der erste Eindruck weiter bestärkt wird. Über kleine Fauxpas wird hinweggesehen, Interesse wird gezeigt, und so entsteht ein Umfeld, in dem sich die Beziehung gut weiterentwickeln kann. Attestiert der Kunde einem Arzt Arroganz oder Unzuverlässigkeit – egal ob es zutrifft oder nicht – wird der Arzt es schwer haben, diese spontan gebildete Meinung zu revidieren. Image-Bildung ist also nicht immer fair oder gut überlegt, sondern das Ergebnis eines unvollständigen Wahrnehmungsprozesses.

Wer sich authentisch ausdrückt und positiv präsentieren kann, kommt an. Denn wir wollen wissen, mit wem wir es zu tun haben. Dabei entscheidet das Gefühl darüber, ob wir das Gegenüber tatsächlich »ankommen« lassen. Dies gilt für den beruflichen Rahmen genauso wie im privaten Umfeld. **Bei anderen ankommen** kann ein Mensch nur, wenn er weiß, wer er ist, was ihn auszeichnet und welche Stärken er besitzt. Sich selbstbewusst auszudrücken, sich darzustellen und sich zu zeigen, braucht eine klare Vorstellung, wie man sich präsentieren möchte.

In der Arztpraxis ist der ausschlaggebende Image-Faktor der Behandler bzw. der Praxisinhaber als Person. Die von der Person ausgehende Strahlkraft färbt viele weitere Praxisbereiche, u. a. Mitarbeiter, Leistungsangebot und Praxisdesign, ein. **Authentizität** ist also ein Schlüsselbegriff bei der Gestaltung eines Images für die Arztpraxis. Je authentischer der Behandler ist, umso ehrlicher ist auch der Praxisauftritt. Dies ist nicht gleichzusetzen mit »all' seine Laune rauslassen« oder »sich so zu benehmen, wie man sich gerade fühlt«. Soziale Kompetenz ist ein probates Mittel der Kundenbindung. Es geht darum, sich seiner Stärken bewusst zu sein und diese zum eigenen Vorteil darzustellen und einzusetzen. Denn wer sein Image verbessern oder verändern will, muss erst einmal »Produktforschung« betreiben.

7.14   Die Position im Kopf des Kunden

Beim Praxis-Image geht es darum festzulegen, welche Position die Praxis im Kopf des Kunden einnehmen bzw. wie der Kunde die Praxis wahrnehmen soll. Die **Positionierung** ist unerlässlich als Ansatz zur Wettbewerbsdifferenzierung. Es gibt schließlich vielfältige Arztpersönlichkeiten, Behandlungsangebote bzw. -schwerpunkte, Mitarbeiterstrukturen und Praxisräume. Genauso vielfältig sind auch die Bedürfnisse und Wünsche der Kunden, die unterschiedliche Angebote und Behandler bevorzugen. Nicht jeder Praxisvorteil bietet dem Kunden einen direkten Nutzen.

Die Positionierung ist ein bewährtes Instrument aus Marketing und Werbung. Es ist die bewusste und gezielte »Spezialisierung« und deshalb auch eigentlich nichts Neues, sondern ein altbekanntes und sehr mächtiges Erfolgsgeheimnis. Es dient dazu, ein Unternehmen, einen Menschen, eine Dienstleistung oder ein Produkt unverwechselbar zu machen – es bestimmt das Image. Ohne eine Positionierung geht heute kein Unternehmen, kein Produkt an den Markt. Denn gewinnen kann nur der, dessen Zielgruppe ein genaues Bild im Kopf hat. Um zu überzeugen und die oberste Priorität beim Kunden zu erhalten, muss der Kunde eine **klare Vorstellung von der Praxis** haben. Er braucht die Antwort auf die Frage: Was macht diese Praxis für mich so gut? Diese Antwort liefert uns die Positionierung als Kernaussage, die in allen Praxisaktivitäten ihren Ausdruck findet.

Al Ries und Jack Trout sehen das Produkt, also in unserem Fall die medizinische Leistung und die dazugehörige Dienstleistung, als Ausgangspunkt der Positionierung. Das »Produkt« wird hier als Überbegriff verwendet, das für Dienstleistungen, Personen, Unternehmen, Institutionen und Waren gleichermaßen zutreffend ist. »Positionierung ist aber nicht das, was man mit dem Produkt tut. Positionierung ist vielmehr das, was man in den Köpfen der Adressaten anstellt. Das heißt, man platziert – man positioniert ein Produkt in den Köpfen der potenziellen Kunden« (Ries u. Trout 1986).

> ❗ Aufbauend auf Ihrem guten Ruf können Sie sich auf eine Aufgabe und eine Leistung festlegen und sich auf diesem Gebiet zu einem Könner entwickeln, d.h. sich auf einem Gebiet einen guten Namen machen. Werden Sie zu einem Menschen, der etwas kann und der für seine Leistung und für sein Engagement geschätzt wird. Die sicherste Kombination ergibt sich aus Können und Bekanntheit.

7.15   Differenzierung durch Image

Auch wenn die medizinische Leistung und der Service vom Kunden als ähnlich wahrgenommen werden, so kann über das Image einer Praxis ein **Unterscheidungsmerkmal** geschaffen werden. Ein aussagekräftiges Image gibt dem Kunden Anhaltspunkte über den Hauptvorzug und die Positionierung einer Praxis. Das Image kommuniziert eine einmalige Botschaft auf eine unverwechselbare Art und Weise. Dabei soll nicht nur seine Ratio angesprochen, sondern auch eine emotionale Unterstützung geboten werden. So lässt sich vermeiden, dass Botschaften der Wettbewerber den Kunden verwirren.

Das Image muss sich in allen Medien der Praxis wiederfinden

Zur Entwicklung eines Images werden Kreativität und Fleiß benötigt. Ein Image wird nicht über Nacht kreiert und etabliert, auch nicht allein durch ein Medium. Es muss kontinuierlich über alle **Kommunikations- und Informationsmittel** der Praxis vermittelt werden:

- **Logo:** Zu einem Image gehört ein Symbol, ein aussagefähiges Destillat, das die Wiedererkennung der Praxis fördert. Der Mercedes-Stern ist eines der bekanntesten Markensymbole weltweit.
- **Informationsmittel:** Das ausgewählte Symbol muss konsequent auf allen Drucksachen umgesetzt werden, um das Persönlichkeitsprofil der Praxis zu transportieren.
- **Atmosphärische Gestaltung:** Das Gebäude und die Räume der Praxis bieten eine weitere Chance, das Image beim Kunden zu festigen. Die Innen- und Außengestaltung kann Image-prägend genutzt werden. Augenscheinlich ist dieser Aspekt in Banken, Hotels und Restaurants.

7.16   »Corporate culture«
– Unternehmenskultur als Motivationsfaktor

Das Beste für die Praxis ist das Beste für den Praxiskunden. Das Verständnis »Wir sind für den Kunden da« und nicht umgekehrt »Der Kunde kommt zu uns« ist der zentrale Aspekt für eine dienstleistungsorientierte Arztpraxis. Dienen heißt verdienen! Die Mitarbeiter haben aber oft Phasen, in denen sie in ihrer Leistungsfähigkeit nachlassen oder unaufmerksam werden. Der Arzt wird dadurch immer wieder mit der Aufgabe konfrontiert, die Mitarbeiter »motivieren« zu müssen – eine zusätzliche Anstrengung und Aufgabe, die Zeit und Energie rauben. Suchen Sie eine Lösung, um aus diesem Teufelskreislauf rauszukommen? Dann sollten Sie über Ihre **Praxiskultur** nachdenken. Unternehmensziele sind ein starker Motivator.

Wissen Sie wirklich, was Ihren Mitarbeitern wichtig ist? Oder glauben Sie, es zu wissen? Die Bedürfnisse, die Vorgesetzte häufig als wichtig erachten, unterscheiden sich von denen, die effektiv für die Mitarbeiter relevant sind. Eine Untersuchung des »Praxishandbuchs Personal« im Jahre 2001 hat herausgefunden, dass aus Sicht des Vorgesetzten für die Mitarbeiter folgende **Attribute** wichtig sind:

- gutes Einkommen,
- gesicherter Arbeitsplatz,
- Wohlergehen des Unternehmens,
- gute Arbeitsbedingungen,
- interessante Arbeit,
- Loyalität zwischen Vorgesetztem und Mitarbeitern.

Diese stehen in deutlichem Kontrast zu den Bedürfnissen, die die Mitarbeiter als relevant empfinden:

- Anerkennung für Leistung und Verhaltensweisen,
- Informationen über die Produkte und die Unternehmensziele,
- Eingehen auf private Sorgen,
- gesicherter Arbeitsplatz,
- gutes Einkommen,
- interessante Arbeit.

Diese Diskrepanz verdeutlicht, dass sich Vorgesetzte durch die unterschiedliche Wahrnehmung der Mitarbeiterbedürfnisse häufig auf extrinsische Motivationsformen fokussieren. Die Mitarbeiter legen aber mehr Wert auf intrinsische Faktoren. **Extrinsisches Motivieren** erfolgt »nicht aus eigenem inneren Anlass, sondern aufgrund äußerer Antriebe«, wie z. B. Prämien, Geschenke, Zwänge, Angst oder Strafen. **Intrinsische Motivation** geschieht »durch die innere Überzeugung, aus eigenem Antrieb durch Interesse an der Sache«. Womit glauben Sie, sind die besseren und dauerhafteren Ergebnisse zu erzielen?

Man sollte sich daher folgende Fragen stellen:

- Kennen Ihre Mitarbeiter die Praxisziele und Ihre Umsätze?
- Wissen Ihre Mitarbeiter, wo Sie in 5 Jahren mit der Praxis stehen wollen?
- Kennt Ihr Team alle Praxisleistungen?
- Wissen Ihre Mitarbeiter, worauf Sie besonderen Wert legen?
- Sind Sie zufrieden mit dem Dienstleistungsdenken Ihrer Mitarbeiter oder könnte es noch etwas besser sein?
- Gibt es große Schwankungen in der täglichen Kundenansprache?

Einen wesentlichen Beitrag in der Umsetzung und Verwirklichung Ihres Images leisten alle Menschen, die in Ihrer Praxis Arbeits- und damit auch Lebenszeit verbringen. Sie stärken oder schwächen die Anziehungskraft der Praxis. Wie kann also sichergestellt werden, dass alle Mitarbeiter mit Engagement, dem gleichen Wissen über die Praxisleistungen, Verantwortung und Selbstbewusstsein die Praxis adäquat verkörpern und repräsentieren? Damit alle immer unisono sprechen und handeln,

> Es besteht eine Diskrepanz zwischen dem, was Vorgesetzte und Mitarbeiter jeweils als relevant erachten

ist es hilfreich, **klare Vorgaben** zu machen. Dies umfasst einerseits die wöchentlichen Teambesprechungen, Betriebsfeiern und andere praxistypische Rituale, andererseits auch Kenntnisse über die finanziellen Daten und Entwicklungen der Praxis, Wissen über die Praxisleistungen, Fortbildungsaktivitäten und Praxisorganisation.

> ❗ **Image-Bildung geht aber noch tiefer. Es setzt bei der Einstellung der Mitarbeiter zur Praxis und zu ihrer Arbeit an.**

Wirksamkeit der intrinsischen Motivation

Bei der intrinsischen Motivation handelt es sich um einen mittelfristigen Prozess, der auch in seiner Wirkung langlebiger ist als die sofortwirksame Geldprämie, der Blumenstrauß oder die Androhung von Strafen. Mit der intrinsischen Motivation wird der Praxisinhaber weder finanziell noch zeitlich zu stark beansprucht, denn dies funktioniert vor allen Dingen durch die **Selbstmotivation** der Mitarbeiter. Wirksam sind:

- Sinngebung durch eine übergeordnete Praxisphilosophie,
- Kenntnis von Praxisinhalten, z. B. Leistungen und Ziele,
- verbindende Werte und Grundsätze zur Orientierung,
- klare Regeln im Umgang miteinander,
- das Gefühl, erfolgreich zu arbeiten, z. B. durch erreichte Ziele, positive Rückmeldungen von Kunden und Kollegen,
- Anerkennung durch z. B. Lob, Einbeziehung, Akzeptanz, Mitgestaltung,
- interessante Arbeit – möglich durch Delegation oder Rotation,
- Verantwortung für Arbeitsbereiche,
- persönliche Entwicklungsmöglichkeiten mittels Ausbildung und Fortbildung.

Zugegeben, »**Unternehmenskultur**« hört sich nach einer alteingesessenen Bank und einer großen Unternehmensberatung an. Aber Kultur zählt auch für eine Praxis, die nur aus einem Mediziner und 2 Mitarbeitern besteht. Einsatz, Energie und professionelle Einstellung aller wirken sich entscheidend auf die Ausstrahlung des Leistungsangebots aus. Praxen mit 3 Personen haben nicht weniger Kultur und Unverwechselbarkeit als Großpraxen oder Großunternehmen.

7.17   »Corporate design« – visuelle Image-Bildung

Ganz gleich ob es sich um Unternehmen, Städte, Messen, Verbände oder Kammern handelt – »corporate design« begegnet uns jeden Tag und überall. Wenn wir ein magentafarbenes T sehen, dann wissen wir sofort, dass es sich hier um die »Deutsche Telekom« handelt. Das haben wir oft gesehen und deshalb so gelernt.

Ein hoher Wiedererkennungswert ist von großer Bedeutung

Dienstleistung ist wie ein Produkt: Sie/es muss nicht nur geleistet werden, sondern auch interessant verpackt sein, sichtbar gemacht und wirkungsvoll präsentiert werden. Am schnellsten tragen augenscheinliche Faktoren – z. B. Farben, Design und Auftreten – zur Bildung eines

Images bei. Es ist fast eine Selbstverständlichkeit, dass zu Ihrer Spezialisierung auch eine »Verpackung« gehört. Eine **durchgängige Symbolik** hilft Ihnen beim Aufbau von Vertrautheit, signalisiert Zuverlässigkeit und schafft einen hohen Wiedererkennungswert.

❗ **Wenn wir anderen Menschen begegnen, entscheiden wir unbewusst, in welche Schublade wir jemanden stecken. Dieser erste Eindruck bleibt so lange gültig, bis uns jemand vom Gegenteil überzeugt. Dies kann sehr aufwändig sein.**

Diesem unbewussten **Schubladendenken** können wir uns nicht entziehen. So wie wir also Menschen vorbeurteilen, so vorbeurteilen wir auch Unternehmen und Praxen. Statt »Kleider machen Leute« könnte man auch sagen »›corporate design‹ macht Praxen«. Das Erscheinungsbild wird in Beziehung gesetzt zur Frage: Was ist das für eine Praxis? Das Design kann eine Praxis groß oder klein wirken lassen, normal oder ungewöhnlich, professionell oder unseriös.

> Schlechtes Design bedeutet schlechtes Image.

Wer seinem **Erscheinungsbild** keine Qualität abverlangt, der darf auch nicht verlangen, dass man seine Leistungen anders beurteilt als sein Erscheinungsbild. Die Sorgfalt, die Sie Ihren Geschäftspapieren widmen, spiegelt die Sorgfalt wieder, mit der Sie Ihre Praxis führen. Jedes Mal, wenn Ihr Praxiskunde Ihre Drucksachen in die Hand nimmt, beeinflussen Sie seine Wahrnehmung Ihrer Praxis. Ihr Erscheinungsbild entscheidet, was andere von Ihnen denken!

»Corporate design« transportiert die **Identität** eines Unternehmens und einer Praxis durch ein einheitliches Erscheinungsbild. Das Design ist die äußere Hülle und nicht der inhaltliche Kern! Es umfasst alle visuellen Gestaltungselemente einer Praxis, von Logo und typographischem Stil bis hin zu Beschriftung, Kleidung und räumlichem Design.

Eine Praxis ist nicht allein eine objektive und wirtschaftlich erfassbare Größe, sondern hat v. a. eine **Firmenpersönlichkeit** mit einem eigenständigen Image. Sie teilt Informationen mit über Leistungen, Werte, Einstellungen, Standards und Menschen. Die äußere Erscheinung ist einer der Faktoren zur positiven Identifikation des Praxiskunden und des Teams mit der Praxis; sie macht die Praxis greifbar und verständlich. Dem Praxisinhaber verschafft sie nicht nur eine Präsentationsform für seine Kompetenzen, sondern setzt auch ein Zeichen, was ihm im Umgang mit dem Kunden wichtig ist.

Ein wichtiger Punkt, wenn Sie Ihr Image betrachten, ist die **Stimmigkeit aller Drucksachen**. Sammeln Sie alle Drucksachen und legen Sie sie vor sich. Sehen sie alle gleich aus? Sehen sie so aus, als ob sie zusammengehören? Denken Sie an Coca Cola oder BMW. Viele Menschen können sehr schnell die Farben, den Schriftzug und die Designelemente erkennen, die diese 2 Firmen verwenden, um Ihre Identität aufzubauen. Sie können sicher sein, dass diese Firmen lange darüber nachdenken werden, bevor sie irgend etwas an den Logos oder an den Farben ändern würden. Die durchgängige Verwendung vermittelt den Menschen den Eindruck von Stabilität.

7.18 »Corporate communication« – Image-fördernde Informationen

Information vermittelt Vertrauen

»Ich habe kein Marketing gemacht, ich habe immer nur meine Kunden geliebt.« Was Zino Davidoff so wunderbar formuliert, überträgt sich auf die Praxis in einer sehr simplen Formel: Information, Information und Information. Der Praxiskunde benötigt **Informationen**, damit er überhaupt in der Lage ist, Fachkompetenz zu »beurteilen« und ein Gespür für die Arbeitsqualität zu entwickeln. Nicht zuletzt sind Informationen über das Leistungsangebot wichtig, damit der Praxiskunde entscheiden kann, was er möchte. Es gibt ihm das Gefühl der Sicherheit – persönliche Sicherheit und Bestätigung sowie Vertrauen in die ärztliche Arbeit. Das Studium der Medizin und die spätere Weiterbildung im Rahmen von Fortbildungen ermöglichen es dem Arzt, die Qualität der medizinischen Tätigkeiten zu beurteilen. Der Praxiskunde weiß es nicht, er braucht unbedingt das Gefühl von Vertrauen. Dies kann durch Information erreicht werden.

Informationen können im gemeinsamen Gespräch vermittelt und durch Informationsmaterial unterstützt werden. Da der Praxiskunde sich beim Gespräch nicht alles merken kann, ist es sinnvoll, ihm das **Praxisinformationsmaterial** mitzugeben. Dies sichert zum einen die Vertiefung des Besprochenen und zum anderen eine nachhaltige Wirkung – auch noch zu Hause.

Image-fördernde Informationen und Kommunikationsmittel transportieren verbal und nonverbal das **Selbstverständnis einer Praxis**. Einmal geschieht dies über die schriftlichen und konkreten Informationen sowie über die Kommunikation; des Weiteren über die verwendeten Bilder und Farben. Die »corporate communication« umfasst alle Maßnahmen, mit denen sich eine Praxis mitteilt. Dazu zählt neben der Sprache und dem Verhalten der einzelnen Teammitglieder auch die gedruckte Information.

7.19 Öffentlichkeitsarbeit und Werbung

Ein guter Ruf braucht Bekanntheit. Dies kann mit der Öffentlichkeitsarbeit – auch »public relations« genannt – und Werbung erreicht werden. Weshalb hier von Werbung die Rede ist? Weil sie inzwischen ein zulässiges Mittel darstellt.

❗ Seit dem 18.02.2002 gibt es ein Urteil des Bundesverfassungsgerichts, dass Ärzte, Zahnärzte und Tierärzte eine Anzeige zur sachlichen Information von Patienten und potenziellen Patienten schalten dürfen. Dabei gilt es zu berücksichtigen, dass die Anzeigen weder sittenwidrig, anpreisend, vergleichend noch irreführend sind.

Je öfter Menschen einen Namen hören, desto vertrauter wird er. Der Mensch lernt durch Wiederholungen. **Wiederholungen** schaffen im Kopf des Kunden Präsenz. So wie ein Produkt durch Wiederholungen – z. B. durch das häufige senden eines Werbespots – seinen Namen installiert, so lässt sich der Praxisname im Kopf des Praxiskunden installieren. Die Praxis wird nicht mehr als fremd empfunden, weil sich der Praxiskunde über verschiedene Medien ein Bild machen kann. Die Praxis nimmt Kontur an und kommt in die nähere Auswahl, wenn eine Entscheidung zum Arztwechsel ansteht.

Literatur

Birkigt K, Stadler MM, Funck HJ (1998) Corporate Identity – Grundlagen, Funktionen, Fallbeispiele. verlag moderne industrie, Landsberg/Lech

Märten D (2000) Image-Design – Die Hohe Kunst der Selbstdarstellung. Heyne, München

Ries A, Trout J (1986) Postioning: The Battle for Your Mind. Warner Books, New York

Spemann T, Wandschneider U, Rösener C, Viering S, Boehlke R (2000) Studie »Krankenhaus 2015 – Wege aus dem Paragraphendschungel«. Accenture Unternehmensberatung

Beschwerdemanagement erfolgreich eingesetzt – Eine besonders effiziente Form der Patientenbindung

H. Börkircher

>»Wir sind eine patientenorientierte Arztpraxis. Unsere Arbeit zahlt der Patient oder zumindest zu wesentlichen Teilen. Ihm dienen wir.« »Wir hören auf unsere Patienten und lernen von ihnen.« »Die Patienten entscheiden über unseren Erfolg im Wettbewerb.« »Im Mittelpunkt all unserer Handlungen steht der Patient.«
>
>Solche oder ähnliche Formulierungen sind vielfach in Unternehmensleitbildern bzw. in abgewandelter Form in Praxisleitbildern zu lesen. Auf eine konsequente Umsetzung dieser Vorsätze trifft man im Praxisalltag allerdings selten. So werden Kundenbindungsprogramme und das Kundenbeziehungsmanagement gerne als schlagkräftige Marketingstrategien eingesetzt, um Neukunden bzw. neue Patienten zu gewinnen. Viel Mühe und Geld stecken oftmals in den Praxishochglanzbroschüren, die den eigenen und potenziellen Stammpatienten von der Leistungsfähigkeit der eigenen Praxis, den Servicevorteilen und vielem mehr überzeugen sollen.

Angesichts der Tatsache, dass diese Offensivstrategie von vielen Kollegen in verschiedenen Varianten angewandt wird, führt diese Art der Kundenwerbung immer weniger zum Erfolg. Anstatt der Neukundengewinnung bzw. der Neupatientengewinnung erlangt daher das Ziel der **Kundenbindung** eine immer stärkere Bedeutung für die Existenzsicherung der Praxis. Was sich hinter dieser Strategie im Praxismarketing verbirgt, lässt sich zunächst kurz mit den Schlagwörtern »Patientenbindung«, »Patientenweiterempfehlung«, »Beziehungsmanagement« und »customer relationship management« beschreiben.

❗ **Das »Beschwerdemanagement« nimmt in allen diesen Formen der Kundenbindung eine zentrale Rolle ein, denn in keiner Situation ist die Beziehung zum Kunden so stark gefährdet wie im Augenblick der Beschwerde.**

Auf Beschwerden richtig reagieren, Eskalationen mit Kunden/Patienten vermeiden, Patientenabwanderungen verhindern, die Beschwerde als Chance zur Patientenbindung nutzen, den Kunden sogar durch eine engagierte, lösungsorientierte Beschwerdebehandlung begeistern – dies alles soll im Folgenden behandelt werden.

Ausgehend von den wesentlichen Einflussfaktoren auf das Beschwerdeverhalten von Konsumenten sollen die Konsequenzen für eine Beschwerdebehandlung sowie die Patientenzufriedenheit und -begeisterung erläutert und damit neue Wege zur **Patientengewinnung und Patientenbindung** aufgezeigt werden. Das Beschwerdeverhalten wird dabei von der Konsumentenebene auf die Ebene des Konsumenten als Nachfrager ärztlicher (Dienst-)Leistungen transformiert und unterstellt, dass sich das Beschwerdeverhalten des Konsumenten als Nachfrager nach Gütern und Dienstleistungen grundsätzlich nicht vom Beschwerdeverhalten des Patienten in einer Arztpraxis unterscheidet. Dies dürfte in wesentlichen Bereichen zutreffend sein, ist jedoch bislang noch nicht empirisch überprüft worden.

Begeistern Sie Ihre Kunden durch eine lösungsorientierte Behandlung der Beschwerde

8.1   Grundlagen des Beschwerdemanagements

8.1.1   Der Begriff »Beschwerde«

Die mit den Beschwerden verbundenen Intentionen sind unterschiedlich

In diesem Beitrag sollen unter dem Begriff »Beschwerde« die verschiedenen Formen der **Artikulation von Unzufriedenheit** gegenüber der Arztpraxis als Unternehmen, gegenüber einer Person (sei es der Arzt oder die Helferin) sowie gegenüber einer Leistung (sei sie medizinischer Art, eine Serviceleistung oder aber organisatorischer Natur) verstanden werden. Je nach dem Zeitpunkt der Beschwerdeäußerung und den situationsspezifischen Merkmalen können die stets mit Beschwerden verbundenen Intentionen der Patienten variieren.

Wird die Beschwerde noch während eines Behandlungsprozesses geäußert, was sich grundsätzlich bei personenbezogenen Dienstleistungen aufgrund der Interaktion zwischen Arzt, Helferin und dem Patienten anbietet, so wird in erster Linie die Absicht verfolgt, auf einen aus Sicht des Patienten kritikwürdigen Sachverhalt aufmerksam zu machen und dessen Verbesserung zu bewirken. Diese Art der Beschwerde lässt sich leicht lösen. Anders sieht es aus, wenn der Patient die Beschwerde nach erfolgter Leistung äußert und Wiedergutmachung für erlittene Beeinträchtigungen wünscht. Bei »Beschwerden«, die Patienten nach erfolgter Leistungserbringung durch den Arzt artikulieren, handelt es sich oftmals um Reklamationen. **Reklamationen** sind jene Arten von Beschwerden, bei denen Patienten ihre Beanstandungen an Produkt oder Dienstleistung mit kaufrechtlichen Forderungen versehen. Diese können dann ggf. juristisch durchgesetzt werden.

Typische Beschwerde: Unfreundlichkeit am Telefon

Typische Beschwerden sind solche, die vor oder während des Prozesses der Leistungserbringung artikuliert werden und sich auf **organisatorische Schwächen** – wie Terminüberschreitungen, Wartezeiten, unklare Rechnungsstellung etc. – beziehen oder aber kommunikativer Art sind. Zu letzteren zählt z.B. auch Unfreundlichkeit am Telefon.

> Als gemeinsame Intention der Beschwerdeäußerungen kann die Wiederherstellung der Patientenzufriedenheit festgehalten werden, die je nach Beschwerdesituation und Beschwerdezeitpunkt über unterschiedliche Maßnahmen erzielt werden kann.

Als Maß für die Erfüllung der Beschwerdeerwartungen hat sich der Begriff der »**Beschwerdezufriedenheit**« in der wissenschaftlichen Literatur in Deutschland durchgesetzt. Die Beschwerdezufriedenheit wird als zentrale Größe betrachtet, die einen nachhaltigen Einfluss auf das zukünftige Kauf- und Kommunikationsverhalten des Kunden ausübt. Sie ist auch eine Schlüsselvariable bei der Umsetzung beziehungsorientierter Marketingkonzepte.

8.1.2 Definition des Beschwerdemanagements

Wo Menschen arbeiten, passieren Fehler. Über Fehler eines Unternehmens äußern Kunden ihren Ärger. Sie tun dies entweder gegenüber Dritten oder gegenüber dem Unternehmen selbst. Am **Ärger des Kunden** ändert sich auch dann nichts, wenn ein Unternehmen von diesem Ärger nichts erfährt oder ihn ignoriert. Die Gründe für die Unzufriedenheit des Kunden zu kennen und den Ärger abzubauen oder aufzulösen, ist Aufgabe des Beschwerdemanagements, das nur im Rahmen eines effektiven Kommunikationsmanagements möglich ist.

> Beschwerden lassen sich nur im Rahmen eines effektiven Kommunikationsmanagements lösen

In Anlehnung an den allgemeinen Managementbegriff umfasst das Beschwerdemanagement die Planung von, die Entscheidung über, die Durchführung und die Kontrolle aller Maßnahmen, die eine Praxis im Zusammenhang mit Beschwerden ergreifen kann. Das Beschwerdemanagement kann dabei weiter differenziert werden, nämlich in ein **institutionelles Beschwerdemanagement** (»Wer ist bei uns für Beschwerden der Patienten zuständig?«) und in ein **prozessuales Beschwerdemanagement** (»Wie werden bei uns Beschwerdeprozesse gelöst?«), das die verschiedenen Schritte der Beschwerdeannahme, der Beschwerdebearbeitung bis hin zur Kontrolle der »Beschwerdelösung« beinhaltet.

> Beim aktiven Beschwerdemanagement steht der vorbeugende Charakter im Vordergrund

Zum Teil ist dieser Prozess vom Kunden direkt wahrnehmbar, zum Teil auch nur indirekt. Schließlich kann das Beschwerdemanagement auch danach unterschieden werden, ob es aktiv oder reaktiv ausgerichtet ist. Während das **reaktive Beschwerdemanagement** in erster Linie auf eingehende Kundenbeschwerden reagiert und somit auf die Behandlung von einzelnen Beschwerdefällen ausgerichtet ist, steht beim **aktiven Beschwerdemanagement** der vorbeugende Charakter im Vordergrund. Hier kann das Beschwerdemanagement zum Bestandteil des Patientenzufriedenheitsmanagements entwickelt werden. Ein solches proaktives Konzept dient dann der Verwirklichung einer patientenorientierten Praxisführung, indem es neben den akuten auch die potenziellen Unzufriedenheiten zu erfassen sucht. Das Konzept des Beschwerdemanagements steht in engem Zusammenhang mit der Servicepolitik und ist als Bestandteil des Qualitätsmanagements einer Praxis zu verstehen.

Das Beschwerdemanagement ist ein Element des **Nachkaufmarketings**. Es wird mit dem Ziel betrieben, Kundenklagen nicht als leidiges Übel, sondern als Chance zu begreifen, offenkundig vorhandene Missstände eines Unternehmens/einer Praxis abzustellen, indem die Beschwerden der Kunden/Patienten systematisch gesammelt und ausgewertet werden. In dieser Form muss ein effizientes Beschwerdemanagement dann ein aktives Beschwerdemanagement sein.

Empirische Untersuchungen zeigen, dass die Akzeptanz, ein aktives Beschwerdemanagement zu betreiben, in der Praxis bisher eher zögerlich verläuft. Dies mag damit zusammenhängen, dass das hiermit verbundene Erfolgspotenzial (z.B. Umsatzsteigerung durch Kundenbindung, positive Mund-zu-Mund-Propaganda, Aufdecken interner Fehlerquellen, Gewinnung neuer Patienten durch unmittelbare Weiterempfehlung, Ausweitung des A-Patientenstamms etc.) nur sehr schwer zu quan-

> Beschwerden sollten als Chance für Verbesserungen verstanden werden

tifizieren ist, während die vom Beschwerdemanagement verursachten Kosten (Reparatur, Gewährung von Geschenken etc.) relativ genau erfasst werden können. Zusätzliche **Widerstände** ergeben sich auch dadurch, dass Beschwerden häufig noch als unangenehm empfunden und hohe Beschwerderaten als negativer Imagefaktor interpretiert werden und weniger als Chance zur Verbesserung.

Bedenkt man aber, dass ein unzufriedener Kunde bis zu 16 weiteren Personen von seinen negativen Erfahrungen erzählt, dann wird der **Stellenwert eines funktionierenden Beschwerdemanagements** offenkundig. Unzufriedene Kunden stellen nämlich hinsichtlich ihres Beschwerdeverhaltens ein großes Gefährdungspotenzial dar, da sie sich nicht nur beschweren und möglicherweise abwandern, sondern darüber hinaus auch negative Werbung betreiben. Bei den Kunden, die sich trotz Unzufriedenheit zunächst nicht beschweren, handelt es sich aber nicht mehr um loyale Stammkunden, da sie bei einer entsprechenden Möglichkeit zu einem anderen Unternehmen abwandern werden.

Vorteile des Beschwerdemanagements

- Die Praxis erfährt kostenlos Defizite ihrer Leistungen.
- Diese Defizite können, richtig analysiert, helfen, Kosten einzusparen.
- Die Praxis verhält sich kunden- bzw. patientenorientiert.
- Aus unzufriedenen oder weniger zufriedenen Patienten werden zufriedene Patienten, die die Praxis längerfristig an sich binden kann.

8.2   Patientenbindung als Zielsetzung des Beschwerdemanagements

Die dauerhafte Kundenbeziehung steht im Mittelpunkt der Marketinganstrengungen

Die dauerhafte Kundenbeziehung als entscheidender Faktor für den unternehmerischen Erfolg wird mit zunehmender Wettbewerbsintensität, abnehmender Kundenloyalität infolge tendenzieller Überangebote auf Käufermärkten, steigenden Kosten der Kundenneugewinnung und einem wachsenden differenzierten Nachfrageverhalten heute in den Mittelpunkt der Marketinganstrengungen gestellt. Tendenziell gelten diese Feststellungen auch für den Gesundheitsmarkt und damit auch für das Verhältnis von Patient als Nachfrager und Praxis als Anbieter medizinischer Leistungen im weitesten Sinne. Die Patientenbindung ist dabei nicht das einzige oder unmittelbare Ziel des Beschwerdemanagements, sondern sie stellt sich als Endziel aller im Rahmen des Beschwerdeprozesses ergriffenen Maßnahmen dar.

Um eine langfristige und stabile Patientenbeziehung zu erreichen, müssen zunächst verschiedene Teilziele verwirklicht werden, aus der sich dann eine Bindung des Patienten an die Praxis ergibt. Selbstverständlich wird eine Praxis im Rahmen des aktiven Beschwerdemanagements auch die Frage zu beantworten haben, inwieweit ein **selektives Beschwerdemanagement** für (gewünschte und ungewünschte) Patienten zusätzlich Berücksichtigung finden soll.

8.2.1 Zusammenhang zwischen Zufriedenheit und Patientenbindung

Die (Beschwerde-)Zufriedenheit kann als eine Schlüsselgröße im Aufbau der Patientenbindung betrachtet werden, denn sie hat maßgeblichen Einfluss sowohl auf die verschiedenen Parameter des Patientenverhaltens als auch auf die empfundene Leistungszufriedenheit des Patienten, welche wiederum maßgeblich als Hauptdeterminante für eine dauerhafte **Patientenloyalität** gilt. Nimmt man als Kriterien für die Patientenloyalität wiederholte Leistungs- und Kommunikationsbeziehungen zwischen Patient und Praxis oder positive Meinungsäußerungen des Patienten über die Praxis an, dann lässt sich der Zusammenhang zwischen Patientenbindung und Beschwerdezufriedenheit auch an Folgewirkungen verdeutlichen.

Beschwerdezufriedenheit beeinflusst das **Kommunikationsverhalten der Beschwerdeführer** dahingehend, dass besonders positive Erlebnisse in persönlichen Gesprächen thematisiert werden und damit zu positiver Mundpropaganda führen. Solche Meinungsäußerungen können als Indiz für die Loyalität des Patienten gegenüber der Praxis betrachtet werden, was den Zusammenhang zwischen Beschwerdezufriedenheit und Patientenzufriedenheit unterstreicht.

Positive Erlebnisse werden thematisiert und führen zu positiver Mundpropaganda

Positive Mundpropaganda kann auch dazu führen, dass im Bekannten- und Freundeskreis des Patienten positive Signale für einen Wechsel der Arztpraxis gesetzt werden, insbesondere in solchen Situationen, in denen Bekannte und Freunde mit ihrer bisherigen Praxis unzufrieden sind.

8.2.2 Bedeutung der Patientenbindung aus betriebswirtschaftlicher Sicht

Die Patientenbindung bietet einer Praxis sowohl ökonomische als auch strategische **Wettbewerbsvorteile** und wird damit zu einer wichtigen betriebswirtschaftlichen Zielgröße des Praxiserfolgs:

▓ Zufriedene, loyale Patienten kommunizieren ihre Zufriedenheit in ihrem persönlichen Umfeld und führen damit für die Praxis eine **kostenlose Werbung** durch. Dem mündlichen Meinungsaustausch wird gerade im Dienstleistungsbereich besondere Bedeutung und Glaubwürdigkeit zugeschrieben, da der mündliche Informationsaustausch als Ausgleich für mangelnde objektive Qualitätskriterien gilt. Besonders wichtig ist diese Form der Weiterempfehlung im persönlichen Umfeld, da dort die Glaubwürdigkeit der Information am höchsten ist.

▓ Patienten, die in einer gefestigten Beziehung zu ihrer Praxis stehen, sind unsensibler für »Akquisen« anderer Praxen. Gerade die zufriedenen und begeisterten Beschwerdeführer zeichnen sich durch eine besonders hohe Loyalität gegenüber Praxis, Praxismitarbeitern und Arzt aus. Andere Praxen können nur sehr schwer in diese **stabilen Patienten-Arzt-Verhältnisse** eindringen und Neukunden gewinnen. Dieser Aspekt mag zwar

Gerade zufriedene und begeisterte Beschwerdeführer zeichnen sich durch eine besonders hohe Loyalität gegenüber der Praxis aus

im Moment noch keinen großen Stellenwert besitzen, kann diesen jedoch in Zukunft einnehmen, wenn neue Formen des Praxisauftritts an Bedeutung gewinnen, z. B. der Auftritt im Internet.

▨ Weitere Bedeutung erlangt die Patientenbindung in Bezug auf die **Ertragszielsetzungen**. Aus Untersuchungen in verschiedenen Dienstleistungsbereichen weiß man, dass schon durch eine Steigerung der Wiederbehandlungsrate um 5% Ertragssteigerungen zwischen 25 und 125% erzielt werden können. Dies ist darauf zurückzuführen, dass sich begeisterte Patienten wesentlich aufgeschlossener gegenüber neuen und ergänzenden Leistungen und Therapien verhalten. Diese Patienten sind in der Regel auch weniger preissensibel und begrüßen bzw. akzeptieren außervertragliche Leistungen. Sie sind darüber hinaus auch wesentlich weniger servicekritisch. Einen Fehler entschuldigen sie in der Regel eher als der Durchschnittspatient.

▨ Weiterhin können durch die Konzentration der Marketingstrategie auf die Patientenbindung **Kosten eingespart** werden, die sowohl für die Wiedergewinnung verlorener Patientenbeziehungen als auch für die Gewinnung neuer Patienten auftreten würden. So werden allgemein die Aufwendungen für die Akquisition neuer Kunden bis zu 5-mal höher als solche für die Aufrechterhaltung eines bestehenden Verhältnisses eingeschätzt.

Bedarfs- und Nachfragetrends werden frühzeitig erkannt

▨ Außerhalb der ökonomischen Betrachtung kann vermerkt werden, dass innerhalb gefestigter Patientenbeziehungen ein besserer Informationsaustausch zwischen Patient und Arztpraxis stattfindet. Werden diese Informationen von Seiten der Praxis genutzt, um frühzeitig eine Veränderung des Bedarfs- und Nachfragetrends aufzudecken, so stellt die Patientenbindung einen wichtigen Bestandteil bei der **Stärkung der Wettbewerbsvorteile** dar.

8.2.3 Patientenbezogene Einflussfaktoren der Beschwerdezufriedenheit

In der Beschwerdeforschung haben sich verschiedene Determinanten herauskristallisiert, die das Beschwerdeverhalten der Kunden/Patienten fördern oder hemmen. Diese Determinanten zu kennen und bei der Ausgestaltung des Beschwerdemanagements in der eigenen Praxis zu berücksichtigen, sind wichtige Voraussetzungen für dessen späteren Erfolg. Interessant sind dabei v. a. jene Einflussfaktoren, auf die das Unternehmen in seiner Art der Beschwerdebehandlung Einfluss nehmen kann. Hierzu hat insbesondere Thorsten Henning-Thurau in seinem »State-of-the-art«-Aufsatz der Beschwerdezufriedenheitsforschung einen umfassenden Überblick über die **Determinanten der Beschwerdezufriedenheit** gegeben und deren jeweilige Bedeutung für das Zufriedenheitsurteil der Konsumenten abgeschätzt. Auf die Beschwerdezufriedenheit üben demnach nachstehende Faktoren einen mehr oder weniger großen Einfluss aus:

▨ **soziodemographische Patientenmerkmale**, insbesondere das Alter des Beschwerdeführers;

▓ **psychographische Merkmale**; diese werden höher eingeschätzt als soziodemographische Merkmale, zu ihnen zählen:

— **allgemeine Beschwerdeeinstellung**: Hierbei wird angenommen, dass Patienten mit positiven Beschwerdeeinstellungen ein höheres Maß an Beschwerdezufriedenheit empfinden als skeptische Beschwerdeführer.

— **produkt- bzw. dienstleistungsbezogene Unzufriedenheit**: Hierbei wird angenommen, dass ein bestimmtes Maß an produkt- bzw. dienstleistungsbezogener Unzufriedenheit zumeist als Voraussetzung für die Einleitung von Beschwerdemaßnahmen angesehen wird.

— **Häufigkeit des Auftretens von Problemen des Beschwerdeführers mit der Praxis**: Eine Vielzahl erlebter Probleme steigert den Grad der Verärgerung des Patienten und erschwert das Erreichen hoher Beschwerdezufriedenheitswerte. In dieser Hinsicht sollten insbesondere organisatorische »Schlampereien« innerhalb einer Praxis nicht dazu führen, dass sich automatisch ein Beschwerdepotenzial aufbaut.

— Von den **bisherigen Beschwerdeerfahrungen** des Beschwerdeführers wird ebenfalls ein negativer Einfluss auf die Beschwerdezufriedenheit erwartet. Umfangreiche individuelle Beschwerdeerfahrungen können mit einer tendenziell niedrigen Beschwerdezufriedenheit einhergehen. Die Frage allerdings ist, ob die Praxis solche Querulanten überhaupt will!

8.3 Konsequenzen für das Beschwerdemanagement zur Erzeugung von Patientenbindung

8.3.1 Beschwerdestimulierung als wichtiger Ausgangspunkt

Wie aus den vorangegangenen Ausführungen deutlich wurde, beschwert sich ein Großteil der Patienten nicht. Aufgrund der niedrigen Beschwerderaten ist ferner davon auszugehen, dass die tatsächlich geäußerten Beschwerden bereits eine **Selektion** durchlaufen haben und sich nur diejenigen Patienten beschweren, die den Mangel als sehr gravierend empfinden.

Jede Beschwerde kann damit als die Spitze eines Eisbergs betrachtet werden, unter welcher sich ein hohes **Potenzial an nicht geäußerter Unzufriedenheit** verbirgt. Gleichzeitig ist jedoch ein umfangreiches Meinungsbild bezüglich der Praxisleistungen besonders wünschenswert, denn nur wenn auch »Kleinigkeiten« geäußert werden, hat die Praxis die Chance, diese Gegebenheiten zu ändern und damit über ein patientenorientiertes Qualitätsniveau die Voraussetzung für Patientenbindung zu schaffen.

Die Praxis als Dienstleistungsunternehmen sollte daher bemüht sein, einen größeren Teil der »schweigsamen«, unzufriedenen Patienten zur Äußerung von Beschwerden zu bewegen – natürlich nur, sofern solche auch tatsächlich anliegen. Hierzu ist es erforderlich, jene spezifischen **Kommunikations- und Beschwerdebarrieren**, die den Patienten an der

Jede Beschwerde ist als Spitze eines Eisbergs zu betrachten

Beschwerdebarrieren müssen abgebaut werden

Äußerung seiner Unzufriedenheit hindern, abzubauen. »Sagen Sie es uns, wenn Sie mit uns unzufrieden sind«, ist zwar eine Aufforderung im oben genannten Sinne, ob sie jedoch ihre volle Wirkung als Beschwerdestimulans entfaltet, ist eher zweifelhaft. Der Briefkasten, der Fragebogen im Rahmen einer regelmäßig durchgeführten Patientenbefragung und der direkte Eindruck, den das Team einschließlich des Arztes spontan vom Patienten gewinnt, sind vielleicht bessere Indikatoren dafür, ob der Patient zufrieden ist oder nicht.

Grundsätzlich können mündliche, schriftliche oder telefonische **Beschwerdewege** eingerichtet werden. Welcher Weg der am besten geeignete ist, um Patientenbeschwerden möglichst aktuell zu erfassen, eine schnelle Bearbeitung zu gewährleisten und auch patientennahe Lösungen zu generieren, dürfte von Praxis zu Praxis differieren.

> In der Praxis als kleiner Dienstleistungseinheit verspricht wohl die Intensivierung des mündlichen Beschwerdeweges sowohl die größte Patientennähe als auch die beste Möglichkeit, möglichst schnell und präzise zu zufriedenstellenden Lösungen zu kommen.

Im Rahmen der Beschwerdestimulierung ist ein Umfeld zu schaffen, das es dem Patienten leicht macht, seine Unzufriedenheit in mündlicher oder schriftlicher Form gegenüber dem Mitarbeiter oder dem Arzt zu äußern, damit schnell und praxisnah Maßnahmen zur Leistungsverbesserung eingeleitet werden können. Hierzu sind in erster Linie im Wartezimmer oder zur Mitnahme nach Hause geeignete **Bewertungsbögen** zur Verfügung zu stellen oder auch die Möglichkeit der **direkten Ansprache** zu schaffen.

Eine Zahnarztpraxis hat das **Prinzip der persönlichen Zuständigkeit** von Helferinnen für Patienten eingeführt. Die Durchwahl der Helferin (Handy-Nummer) steht auf der Praxisvisitenkarte, und der Patient kann diese Helferin stets während der Arbeitszeit erreichen oder auch auf Ihre Mail-Box sprechen und somit mit ihr, auch über Beschwerden, kommunizieren. Es sind Hinweisschilder im Wartezimmer und in den Behandlungsräumen denkbar, auf denen der Patient aufgefordert wird, sofort wenn er einen Grund zur Unzufriedenheit hat, dies zu sagen. Diese Möglichkeit ist im Grunde übertragbar auf jede beliebige andere Arztpraxis.

Für die Phase nach erbrachter Dienstleistung ist es auch möglich, dass Ärzte auf ihrer **Homepage** im Internet Möglichkeiten zur Patientenkritik einrichten. Selbstverständlich sollte dem Patienten auch die Möglichkeit gegeben werden, Lobenswertes oder Verbesserungsvorschläge auf der Praxis-Internetseite unterzubringen. Durch derartige Maßnahmen und Einrichtungen entsteht eine offene Kommunikationsstruktur der Praxis.

Der »smalltalk« liefert häufig mehr Informationen als offizielle Fragen

Neben diesen eher passiven Formen der Aufforderung zur Meinungsäußerung ist es gerade im Dienstleistungsbereich besonders wirksam, die Patienten aktiv nach ihrer Zufriedenheit zu fragen. Anstatt routiniert zu fragen »Ist alles in Ordnung?« oder überhaupt keine Fragen zu stellen, sollten die Einzelkontakte zwischen Helferinnen und Patienten genutzt werden, um je nach Situation offene und situationsbezogene Gespräche zu führen. Der »smalltalk« liefert häufig mehr und ehrlichere Informationen als offizielle Fragen. Zudem bietet diese Form der Beschwerdestimulierung die einmalige Möglichkeit, die viel zitierte Patientennähe tatsächlich herzustellen und damit einen entscheidenden Schritt in Richtung Kundenbindung zu gehen.

❗ Eine solche Form der Kommunikationsstruktur, die über das bloße Fragen zur Beschwerdestimulierung hinausgeht, stellt hohe soziale Anforderungen an die Mitarbeiter in Hinblick auf Patientenkontakt und -umgang. Es müssen dazu Kommunikationsbarrieren abgebaut und dem Mitarbeiter eine vielseitige Kompetenz vermittelt werden, die ihn auf fachlicher und sozialer Ebene befähigt, mit negativen Meinungsäußerungen umzugehen.

8.3.2 Mitarbeitertraining zur Kompetenzsteigerung in Beschwerdesituationen

Für einen erfolgreichen Beschwerdeverlauf ist es wichtig, wie der **erste Kontakt** zwischen dem unzufriedenen Patienten und dem Mitarbeiter verläuft. Die Praxismitarbeiter haben durch ihr Verhalten einen wesentlichen Einfluss darauf, ob aus der in dieser Situation gefährdeten Kundenbeziehung eine stabile und loyale Partnerschaft entstehen kann.

Beschwerden sind häufig mit Attributen, wie »unangenehm«, »lästig«, »zeitraubend« oder gar »ungerechtfertigt« behaftet. Um diese Vorurteile oder Fehleinschätzungen zu beseitigen, sind **interne Marketingmaßnahmen** notwendig, um die Bedeutung eines Beschwerdemanagements allen Mitarbeitern in der Praxis zu verdeutlichen. Themenschwerpunkte für mögliche Trainings, die »neben der Arbeit« ablaufen, sind z. B.:

- Informationsveranstaltung über die Bedeutung eines aktiven Beschwerdemanagements und dessen Bedeutung für die Einrichtung einer dauerhaften Patientenzufriedenheit (3–4 Stunden),
- Vermittlung von fachlicher und psychosozialer Kompetenz bei der Beschwerdeannahme (allgemein 2 Stunden, individuell zwischen 2 und 6 Stunden),
- Verhaltenstraining bei der Annahme von Beschwerden (individuell),
- Vermittlung der Ziele und Einstellungen der Praxis in Bezug auf eingehende Patientenbeschwerden, um ein konsistentes Verhalten der gesamten Belegschaft zu sichern.

Es kommt ganz wesentlich darauf an, dass die Mitarbeiter vor der Vermittlung konkreter Kompetenzen und Fähigkeiten im Umgang mit Patienten ihre **Einstellung zu Beschwerden** verändern. Nur wenn der Mitarbeiter die Beschwerde als Chance zu Leistungsverbesserung und Pa-

Die Mitarbeiter müssen die Beschwerde als Chance zur Leistungsverbesserung erkennen

tientenbindung sieht, kann er sich offen und interessiert gegenüber einem kritisierten Sachverhalt zeigen und sich damit auch einem konstruktiven Gespräch mit dem Patienten stellen oder ein solches selbst initiieren.

❗ Empirische Erfahrungen belegen, dass eine besonders starke Verärgerung des Patienten dann eintritt, wenn der Mitarbeiter unangemessen, unfreundlich oder gar abweisend auf die Anliegen des Patienten reagiert. Verärgerungen, die sich auf solche Erlebnisse beziehen, werden als schwerwiegender empfunden als der eigentliche Beschwerdegrund. Die Grundlage für weitere Maßnahmen sollte demnach die eingehende Schulung der Mitarbeiter hinsichtlich ihrer Verantwortung und ihres Einflusses auf den Beschwerdeablauf sein.

Ein weiterer wichtiger Punkt im Rahmen der Mitarbeiterschulung ist die Vermittlung der **fachlichen und psychosozialen Kompetenzen**. Die Mitarbeiter sollten in die Lage versetzt werden, evtl. vorhandene Aggressionspotenziale der Patienten zu kompensieren und durch eine geeignete Gesprächsführung abzubauen. Eine konkrete Problemlösung wird erst dann möglich sein, wenn es den Mitarbeitern gelingt, sensibel auf die Kundenbedürfnisse einzugehen und daran anschließend eine konkrete und situationsbezogene Lösung vorzuschlagen.

Die Beschwerdezufriedenheit wird vom Patienten auch an der **Schnelligkeit** beurteilt, mit der auf eine Beschwerde seitens der Praxis reagiert wird. Möglichkeiten, um eine besonders schnelle Bearbeitung der Beschwerde zu gewährleisten, sind die Maßnahmen des »empowerment« und des »complaint ownership«.

Das »complaint ownership« will lange und informationsverzerrende Beschwerdebearbeitungen vermeiden

Das **Prinzip des »complaint ownership«** beinhaltet die Idee, dass das »Eigentum« an der Beschwerde jener Mitarbeiter besitzt, der als erstes das Patientenproblem wahrnimmt bzw. von dem Patienten mit dessen Problem konfrontiert wurde. Durch dieses Prinzip soll gewährleistet werden, dass das Problem nach Möglichkeit durch den ersten Ansprechpartner gelöst wird. Sofern das Problem in den Kompetenzbereich des Mitarbeiters fällt, ist dieser auch angehalten, eine Lösung selbstständig herbeizuführen. Ist dies nicht der Fall, hat er das Problem an einen fachkompetenten Mitarbeiter oder den Vorgesetzen weiterzuleiten. Das »complaint ownership« will lange und informationsverzerrende Beschwerdebearbeitungen auf diese Art vermeiden helfen.

Beim **»empowerment«** der Mitarbeiter werden Entscheidungsrechte und Handlungsspielräume auf die Mitarbeiter verlagert. Dieses Prinzip vollendet den Gedanken des »complaint ownership« dahingehend, dass nur solche Mitarbeiter in der Lage sind, Problemlösungen ohne Konsultation einer weiteren Person zu ermöglichen, die mit den entsprechenden Kompetenzen ausgestattet sind. Insoweit handelt es sich bei dieser Vorgehensweise um ein Prinzip der »Führung durch Delegation«.

8.4 Hinweise zur Umsetzung des Beschwerdemanagements in der Arztpraxis

Was muss bei der Einrichtung eines leistungsfähigen Beschwerdemanagements in der Arztpraxis berücksichtigt werden? Mit dieser Frage sollen sich die abschließenden Ausführungen befassen. **Grundvoraussetzung** sind 2 wesentliche Aspekte:

- Mitwirkung und Einbeziehung der Patienten,
- Schulung und Training der Mitarbeiter in der Praxis.

Die allerwichtigste Voraussetzung ist jedoch, dass sich die Praxisführung, d.h. der Arzt, rigoros im Sinne des Qualitätsmanagements für das Beschwerdemanagement engagiert und einsetzt und dies im Sinne eines Führungsinstruments der Praxis auch vorlebt und von den Mitarbeitern fordert.

Die meisten Patienten schätzen den **Erfolg einer Beschwerde** leider nur als sehr gering ein. Hierfür gibt es Gründe: In vielen Praxen mangelt es bei eingehenden Beschwerden an klaren Verhaltensrichtlinien für die Mitarbeiter im Kontakt mit den Patienten. Durch eine konsequente Ermutigung von Patienten, sich im Falle von Unzufriedenheit auch zu äußern, wird der Praxis Gelegenheit gegeben, Abhilfe zu schaffen, Problemursachen zu beseitigen und für das Unternehmen gravierende Handlungsalternativen des Patienten, wie Abwanderung oder negative Mund-zu-Mund-Propaganda, zu vermeiden.

Nachfolgend sollen Hinweise und Tipps zur Gesprächsführung bei Beschwerden und zum aktiven Beschwerdemanagement mittels Fragebogenaktionen gegeben werden.

> In vielen Praxen mangelt es bei eingehenden Beschwerden an klaren Verhaltensrichtlinien

8.4.1 Durchführung von Beschwerdegesprächen

Die »4 Seiten« einer Beschwerde

Wie jedes Gespräch, so hat auch das Beschwerdegespräch einen **sachlichen** und einen **emotionalen Aspekt**. Letzterer überwiegt in aller Regel bei Beschwerden oder Reklamationen. Demnach kann unterschieden werden in:

- **Sachaspekt:** Hier geht es hauptsächlich darum, wie Sachverhalte klar und verständlich seitens des Beschwerdeführers mitgeteilt werden und wie der Praxismitarbeiter oder der Behandler hierzu Feedback gibt.
- **Selbstoffenbarungsaspekt:** Dieser Aspekt bezieht sich auf den Umstand, dass eine Person, die kommuniziert, immer auch durch das, was sie kommuniziert, eine Kostprobe ihrer Persönlichkeit mitliefert.
- **Beziehungsaspekt:** Mit dieser Seite der (Beschwerde-)Nachricht wird dem Empfänger seine »Wertschätzung« durch den Sender der Nachricht übermittelt. Je nachdem, wie ich mein Gegenüber anspreche, fühlt sich dieser akzeptiert, herabgesetzt oder bevormundet.
- **Appellaspekt:** Unzweifelhaft will jemand, der sich beschwert, in der Regel auch etwas bewirken, Einfluss auf den anderen oder eine Sache

> Es kommt auf eine ausbalancierte Kommunikation an

nehmen, den Mangel abstellen, dass man sich bei ihm entschuldigt, erklärt warum etc...

Für eine erfolgreiche zwischenmenschliche Kommunikation ist es notwendig, dass einzelne Aspekte nicht überbetont oder als solche vom anderen verstanden werden. Es kommt auf eine **ausbalancierte Kommunikation** an.

Grundsätzliches Verhalten in Beschwerde- und Reklamationsgesprächen

Das richtige Verhalten in Reklamations- und Beschwerdegesprächen zeichnet sich durch **5 Verhaltensweisen** aus:

- Sachlichkeit,
- Freundlichkeit,
- Ruhe,
- Verständnis,
- Höflichkeit.

Zur **Umsetzung dieser grundsätzlichen Verhaltensweisen** eignen sich v. a. folgende Schritte:

- **Zuhören:** Lassen Sie den Patienten ausreden, ohne ihn zu unterbrechen. Hören Sie geduldig zu, auch wenn Sie schon nach den ersten Worten erkennen, dass der Patient im Unrecht ist. Sobald er seinen Ärger von der Seele geredet hat, ist er sicher bereit, sachlich mit Ihnen zu sprechen.
- **Wiederholung:** Wiederholen Sie mit Ihren Worten, was der Patient sagt. So zeigen Sie ihm, dass der Sachverhalt bei Ihnen angekommen ist und Sie seine Auffassung respektieren (ohne ihm Recht zu geben). Der Patient hat damit auch Gelegenheit, seine Gedanken zu präzisieren.
- **Verständnis:** Zeigen Sie Verständnis für den Ärger des Patienten. Versetzen Sie sich in seine Lage und zeigen Sie ihm damit, dass Sie für seine Verärgerung Verständnis aufbringen. Versuchen Sie nicht zu erklären, warum und weshalb der Grund für die Beschwerde entstanden sein könnte. Dies interessiert den Patienten in dieser Phase nicht. Er interessiert sich allein dafür, wie und wann sein Problem gelöst wird.
- **Bedanken:** Der Patient macht Sie auf Ihren eigenen Fehler, den Fehler eines Mitarbeiters oder eines Lieferanten etc. aufmerksam und gibt Ihnen die Möglichkeit, diesen Fehler zu korrigieren. Bedanken Sie sich dafür. Das macht den Patienten stolz auf sich und bewirkt ein positives Gefühl Ihnen gegenüber.
- **Entschuldigung:** Entschuldigen Sie sich, auch wenn Sie zunächst nicht vollständig von der Berechtigung der Beschwerde überzeugt sind.
- **Erinnerung:** Erinnern Sie an alles Positive und Gemeinsame der bisherigen Zusammenarbeit mit dem Patienten (bisherige Zufriedenheit, langjährige Beziehung, ...). Sie erzeugen damit beim Patienten ein Loyalitätsgefühl und machen ihn unter Umständen nachdenklich.
- **Notieren:** Machen Sie sich über die Beschwerde Notizen. Das gibt dem Patienten zum einen das Gefühl, dass er ernst genommen wird, zum anderen enthalten diese Notizen wichtige Informationen darüber, worin Fehler liegen und wie diese abgestellt werden könnten.

▧ **Zurückziehen:** Führen Sie Beschwerde- und Reklamationsgespräche nicht vor anderen Patienten – es sei denn, es handelt sich um rasch behebbare Kleinigkeiten, die Sie kulant und großzügig behandeln; dies wirkt dann sogar positiv auf andere Patienten.

▧ **Sofort handeln:** Behandeln Sie die Beseitigung von Beschwerden und Reklamationen sofort; jeder zeitliche Aufschub wäre ein Grund zur Verärgerung des Patienten.

▧ **Nicht schlecht machen:** Schimpfen Sie nie vor dem Patienten über eine Mitarbeiterin, Kollegin, den Chef, den Lieferanten und auch nicht über den Wettbewerber. Bemerkungen wie »Da hat Frau … an der Rezeption mal wieder geschlafen.« fördern keineswegs die Einsicht des Patienten, sondern bestätigen nur das angekratzte Vertrauen, das der Patient in Ihre Praxis hat.

▧ **Stellen Sie das Vertrauen wieder her:** Wenn Sie am Ende eines Beschwerdegesprächs die Vertrauensfrage mit ruhigem Gewissen und in vollem Umfang bejahen, können Sie sicher sein, Sie haben einen weiteren Schritt zum Aufbau oder zum Erhalt einer positiven Patientenbeziehung und für das Image Ihrer Praxis geleistet.

8.4.2 Befragung der Patienten – Grundlage für ein aktives Beschwerdemanagement

Sollen Beschwerden strukturiert erfasst werden, um sie anschließend im Rahmen des Beschwerdemanagements auch auswerten zu können, dann müssen zusätzlich zum persönlichen Beschwerdegespräch auch **Fragebögen** eingesetzt werden. In ❑ Abb. 8.1 werden im Sinne einer Checkliste die Inhalte von 2 Fragebögen wiedergegeben, anhand derer Patientenbeschwerden auf unterschiedlichem Konkretisierungs- und Umfangsniveau bearbeitet werden können.

Informationen über das Beschwerdeproblem
- medizinisch
- organisatorisch
- kommunikativ
- wirtschaftlich

Erwartungshaltung des Patienten gegenüber seiner Beschwerde (erkennen)

Aufklärung
- Erwartungshaltung steuern/lenken (vor der Behandlung)
- schriftliche aufklärung (vor einer Operation/Behandlung)

Zeitpunkt der Beschwerde (Rückschluss auf Behandler/Helferin ist damit möglich)
- Name des Beschwerdeführers
- Grund der Beschwerde (beides sind Basisinformationen für die Behandlung einer Beschwerde

Beschwerdeverantwortlichkeit in der Praxis (liegt grundsätzlich beim Chef!!!)

Bearbeitung der Beschwerde
- Beschwerdeannahme (A-, B-, C-Patient)[1]
- Klassifizierung nach ABC-Analyse durch Helferin:
  z.B. nach Erwartungshaltung des Patienten)[1]
- Fragen dazu: WAS, BIS, WANN, WER
- Grund der Beschwerde/Struktur der Beschwerde/WARUM

Möglichkeiten
- sofortige Lösung (bei medizinischen Problemen)
- Rückruf bis (absolut verbindlicher Termin)
- Verantwortlichkeiten definieren

Priorität I: hat medizinische Gründe (→ Chef) direkt an Chef leiten

Priorität II: hat medizinsche Gründe, die die Helferin selbst einordnen kann

Priorität III: hat wirtschaftliche, organisatorische, kommunikative Gründe (→ Rückruf bis…)

[1] Zur ABC-Analyse ▶ s. Kap. 12

◘ **Abb. 8.1.** Checkliste zur Bearbeitung von Patientenbeschwerden

Fragebogen bei einer konkreten Beschwerde

Name des Patienten: . . . .

Datum: . . . .

Grund der Beschwerde, der Patientenunzufriedenheit:
Umstände des Beschwerdevorfalls/der Unzufriedenheit: Wann: Wo (Rezeption, Wartezimmer, Behandlungsstuhl, Telefon):
Fallschilderung:
Erst- oder Folgebeschwerde?
Was wünscht der Patient?
Ist Reaktion dringlich?

◘ **Abb. 8.1** (Fortsetzung)

Daten des Beschwerdeführers:

Stammpatient   (ja)   ☐   (nein)   ☐

Bereits schon einmal bezüglich Beschwerden aufgefallen   (ja) ☐   (nein) ☐

Ausmaß der Verärgerung? (Einschätzung durch Mitarbeiter):

    gering   ( )

    mittel   ( )

    hoch   ( )

Handlungsabsicht des Beschwerdeführers?

Zeitpunkt der Entgegennahme der Beschwerde

An wen richtet sich die Beschwerde?

(Zahn-)Arzt

Mitarbeiter(in)

Labor

. . . .

Verantwortlich für die Beschwerdebearbeitung ist:

Was wird dem Patienten gegenüber gesagt/versprochen

Wie sah letztlich die Lösung gegenüber dem Patienten aus?

◘ **Abb. 8.1** (Fortsetzung)

Literatur

Hansen U, Jeschke K (1999) Beschwerdemanagement für Dienstleistungsunternehmen – Beispiel des Kfz-Handels. In: Bruhn M, Stauss B (Hrsg) Dienstleistungsqualität, 3. Aufl. Wiesbaden, S. 444 ff

Henning-Thurau T (1998) Beschwerdemanagement: State-of-the-art der Beschwerdezufriedenheitsforschung. Lehr- und Forschungsbericht Nr. 43. Universität Hannover

Henning-Thurau T (1999) Beschwerdezufriedenheit: Empirische Analyse der Wirkungen und Determinanten einer Schlüsselgröße des Beziehungsmarketing. In: Jahrbuch der Absatz- und Verbraucherforschung, 45. Jg, S. 214 ff

Homburg C, Fassnacht M (2001) Kundennähe, Kundenzufriedenheit und Kundenbindung bei Dienstleistungsunternehmen. In: Bruhn M, Meffert H (Hrsg) Handbuch Dienstleistungsmanagement, 2. Aufl. S. 442 ff

Meffert H (1997) Dienstleistungsmarketing. Grundlagen, Konzepte, Methoden, 2. Aufl. Wiesbaden, S. 609 ff

Stauss B (2000) Kundenbindung durch Beschwerdemanagement: In: Bruhn M, Homburg C (Hrsg) Handbuch Kundenbindungsmanagement, 3. Aufl. S. 295 ff

Benchmarking
– »Gut, dass Sie verglichen haben!«

H. Börkircher

»Nicht der Bessere, sondern nur der Beste kann und wird gewinnen.« Dem »winner« werden Ovationen zuteil, er wird gefeiert, er ist der Held. Helden sind Trendsetter. An ihnen orientiert man sich. Sie setzen Maßstäbe, die von anderen übertroffen werden möchten.

Was für Sportler gilt, hat von der Grundidee her auch Relevanz für Unternehmen jeglicher Branche und aller Betriebsgrößen. »Sich im wettbewerblichen Umfeld mit den Besten zu messen«, ist gleichermaßen Anspruch und Ansporn für alle Marktteilnehmer. Die Besten setzen die Richtwerte, die sog. Benchmarks.

Benchmarks wurden ursprünglich im Rahmen des Finanzmanagements von Investmentfonds eingesetzt, um **Richtwerte bzw. Anhaltspunkte** zur besseren Vergleichbarkeit unterschiedlicher Finanzanlagen zu ermitteln. In der industriellen Anwendung des Portfoliogedankens wurden in groß angelegten Untersuchungen der führenden international tätigen Unternehmensberatungsgesellschaften Benchmarks entlang der sog. »Erfahrungskurve« errechnet, um Kostensenkungspotenziale durch Größenersparnisse aufzuzeigen.

Benchmarks haben ihren Ursprung im Finanzmanagement

Anfang der 1990er Jahre schwappte die »**Benchmarking-Welle**« aus Japan auf die amerikanische und europäische Automobilindustrie über. Japanische »Vergleichswerte« setzten die Maßstäbe in wissenschaftlichen Veröffentlichungen. Scharenweise pilgerten Ingenieure, Techniker, Marketingspezialisten und Logistiker zu den japanischen Automobilfirmen, um sich von Produktivitätsvorsprüngen, kürzeren Entwicklungszeiten, höherer Wertschöpfung, besserer Qualität, fehlerfreien Produktionen etc. nicht nur zu überzeugen, sondern auch davon zu lernen.

Die damals veröffentlichten Statistiken und Studien sowie die Studienreisen hatten ihre Folgen. Der Westen lernte, kopierte und kapierte, führte japanische Produktionstechnologien und Managementtechniken weiter und setzte sogar in den vergangenen Jahren neue Standards. »Lean management«, »total quality management«, »Kaizen« etc. wurden gebräuchliche Schlagworte im deutschen Managementvokabular. Man lernte, dass nicht die Produkte, sondern die Qualitäten, der Service und v. a. die Prozesse Unternehmen in gesättigten Märkten überlebensfähig machten. Es scheint, dass diese »Schlagworte« nun auch in den medizinischen Bereich, in das Gesundheitswesen, Einzug halten und so manches Krankenhaus »benchmarkt« sich heute mit anderen Kliniken, so mancher Praxisinhaber will wissen, »wo er im Vergleich zu seinen Kollegen steht«!

Nicht das Produkt, sondern die Qualität macht Unternehmen in gesättigten Märkten überlebensfähig

Das Prinzip des Benchmarkings, dem Vergleich mit dem Besten, klingt verblüffend einfach: Man nehme die besten Praktiken aus anderen Unternehmen, implementiere sie in das eigene und versuche, es noch besser zu machen. Als besondere Vorteile des Benchmarkings gelten seine **Objektivität** sowie die **Orientierung an existierenden Zielvorgaben des Besten**. Zum einen offenbart der Blick nach außen Routine, Fehleinschätzungen im eigenen Handeln und blinde Flecken. Zum anderen misst sich das Unternehmen mit alltagstauglichen Instrumenten, wohingegen die Übernahme von Managementweisheiten selbsternannter Gurus meist ihre Wirksamkeit schuldig bleiben.

Die Analyse der »hard facts« ist der erste Schritt

Beim Benchmarking ist die **Analyse der »hard facts«** sicherlich der ers
Schritt. Er darf jedoch nicht der einzige bleiben. Denn wie man durc
Nachahmen und Nachmachen lernt, weiß jedes Kind, doch das Lerne
von den Besten der Branche ist noch kaum verinnerlicht, und wenn, dar
erschöpft es sich meist auf die offensichtlichsten Schwächen.

Die absolut beste Praxis gibt es nicht

Benchmarking ist folglich eine Methode, sich mit seiner Praxis a
»Branchenbesten« zu messen. Man steckt sich also als Praxisinhaber d
denkbar höchsten Ziele, nämlich mindestens so gut zu sein wie der Best
Wichtig ist, sich dabei vor Augen zu halten, dass es nicht *die* absolut bes
Praxis gibt. Eine Praxis kann hinsichtlich bestimmter Qualitätsdimension
herausragend sein und **Vorbildfunktion** übernehmen. Eine andere Prax
kann ihrerseits auf anderen Feldern mit besonderen Leistungen aufwart
und Benchmarks liefern.

Der Stellenwert des Benchmarkings wächst mit steigendem Qualitäts-bewusstsein

Diese Technik des Vergleichs mit Dritten ist nicht neu und bereits i
Soll-Ist-Vergleich des Praxis-Controllings als »Variante« enthalten. Durc
die konsequente Umsetzung und eine erweiterte – nicht nur finanziel
Größen betreffende – Fragestellung hat das Benchmarking in den verga
genen Jahren in vielen Unternehmen jedoch spektakuläre Erfolge erbrac
sodass es heute – gerade auch im Zusammenhang mit dem gestiegen
Qualitätsbewusstsein (»total quality management«) – einen hohen Stelle
wert gewonnen hat.

Wenn **Vergleiche** angestellt werden, sind zunächst folgende Fragen
klären:

- Was soll verglichen werden (Objekt des Vergleichs, der Messung)?
- Woran soll es gemessen werden (Kriterium)?
- Wo soll gemessen werden (Vergleichspartner)?
- Wie soll gemessen werden (Messverfahren)?
- Wann soll gemessen werden (Zeitpunkt, Zeitraum)?

Beispielhaft seien mögliche **Parameter der Messung** beim Benchmarking
ner Praxis aufgeführt:

Parameter	Mögliche Ausprägungen		
Vergleichsobjekt	Leistungen	Praxisabläufe	Verfahren
Kriterien	Kosten	Funktionalität/ Wirtschaftlichkeit	Qualität
Vergleichspartner	Praxiskollege	Andere Praxen	Andere Branche
Messverfahren	Qualifikation	Informationsaustausch	Besichtigung
Zeit	Einmalig	Kontinuierlich	Praxisquerver-gleich

Zu allen Parametern müssen im konkreten Fall Entscheidungen gefällt w
den. Es ist also die beste Kombination herauszufinden. Dabei ist selbstv
ständlich auch die Machbarkeit aus Sicht der einzelnen Praxis zu berüc
sichtigen.

Benchmarking lässt sich für jede Behandlungsleistung innerhalb
Praxis durchführen. Innerhalb der **Qualitätssicherungsnorm DIN ISO 90**

die zunehmend im medizinischen und zahnmedizinischen Bereich in Praxen eingeführt und praktiziert wird, nimmt Benchmarking eine besondere Bedeutung ein. Auch Kliniken und Rehabilitationseinrichtungen haben sich diesem Verfahren angeschlossen.

Mit der Festlegung der Objekte, der Kriterien, der Vergleichspartner und der Verfahren ist die Vorbereitung des Benchmarkings abgeschlossen. In einem nächsten Schritt sind dann Abweichungen zu ermitteln, die z. B. die Kosten, die Qualität, die Zeit etc. betreffen können. Im Anschluss daran ist herauszufinden, auf welche Ursachen diese Abweichungen zurückzuführen sind, um **Verbesserungsmaßnahmen** einleiten zu können.

> Im Anschluss an den Vergleich sind die Ursachen der Abweichungen zu ermitteln

❗ Benchmarking scheint nicht mehr ein Begriff zu sein, der sich auf Großunternehmen beschränkt. Auch Kleinunternehmen und zunehmend auch freiberuflich Tätige nutzen dieses Messen am Besten.

9.1 So wird's gemacht – Leitfaden für ein Benchmarking-Programm

An dieser Stelle soll ein Benchmarking-Programm für Arztpraxen in seinem Ablauf kurz skizziert werden. Die wesentlichen Schritte und die jeweiligen Analysebereiche sind im Folgenden dargestellt.

9.1.1 Schritt 1: Ziele und Vorgehensweise genau definieren

Benchmarking ist kein Zufallsprodukt. Es bedarf der genauen Planung und Problemdefinition im Vorfeld. Den Ausgangspunkt bilden folgende **Grundfragen:**

▨ Was will man durch das Benchmarking erreichen?
▨ Will man über die normale Praxisanalyse hinausgehen – wenn ja, welche zusätzlichen Ziele will man mit dem Benchmarking erreichen?

Damit ist das Untersuchungsfeld bzw. die Vorgehensweise abgesteckt.

Vorbereitung auf den Vergleich

▨ Bestimmung der Marktposition sowie der eigenen Stärken und Schwächen
 — Welche Leistungen schätzen unsere Patienten?
 — Wie unterscheiden wir uns bezüglich unserer Kundenorientierung von anderen Praxen?
 — Welche Entwicklungspotenziale haben wir aufgrund unserer Kunden- und Leistungsstruktur in den nächsten Jahren?
 — Durch welche Serviceangebote machen wir unsere Leistungen für die Patienten erlebbar?
▨ Interner Soll-Ist-Vergleich
 — Wo liegen unsere Probleme und Defizite in Bezug auf Leistungen, Kundenorientierung, Service usw.?

▼

▓ Bestimmung der Prioritäten bezüglich des Handlungsbedarfs
   — Welche Ziele lassen sich aus dem Soll-Ist-Vergleich ableiten, und i
     welcher Reihenfolge sollten sie angegangen werden?
▓ Definition des Benchmarking-Prozesses
   — Welche Bereiche der Praxis wollen wir einem Benchmarking-Pro
     zess unterziehen, z. B. Prozesse, Leistungen, Strategie der Praxi
     Ziele der Praxis oder sogar die Mitarbeiter?
   — Wie soll das Benchmarking durchgeführt werden (intern, wet
     bewerbs- bzw. marktbezogen, funktional etc.)?
▓ Definition der Verantwortlichkeiten und der Aufgaben
   — Wer soll was im Rahmen des Benchmarkings beitragen?
   — Soll das Benchmarking ausschließlich intern durchgeführt werder
   — Soll externe Unterstützung eingeholt werden?
   — Welche Informationsquellen stehen für das Benchmarking z
     Verfügung?

9.1.2 Schritt 2: Interne Analyse

Im 2. Schritt sind die **konkreten Richtwerte**, d. h. die Benchmarks, festzul
gen, z. B.:

▓ Patienten pro Quartal,
▓ Behandlungszeiten pro Patient,
▓ Umsatz je Patient,
▓ Kosten je Patient,
▓ Reklamationsquote.

Ein Fragenkatalog dient als
Grundlage für den Vergleich

In diesem Zusammenhang ist ein **Fragenkatalog** zu entwickeln, der a
Grundlage für den Vergleich herangezogen werden kann. Dieser soll
quantitative und qualitative Messgrößen umfassen. Wichtig dabei ist, da
bei den Messpunkten jeweils offene Fragen formuliert werden, d
Rückschlüsse und Hintergrundinformationen liefern und Antwort dara
geben, warum welches Ergebnis wie entstanden ist, z. B.: »Wissen sie, w
viele Patienten sich pro Monat in Ihrer Praxis beschweren und aus welch
Gründen?«

Es kann bei der **internen Analyse** auch ein eigener Bereich definiert we
den, der gesondert mit ähnlichen Unternehmen/Praxen oder auch m
völlig anderen Einrichtungen, z. B. der Empfang einer Arztpraxis mit d
Rezeption eines Hotels, verglichen wird.

9.1.3 Schritt 3: Der Vergleich

Nach der internen Praxisanalyse ist ein geeigneter **Benchmarking-Partn**
auszuwählen. Welches Unternehmen, welche Branche verfügt über (
gewünschten Schlüsselkompetenzen. Sind unter Umständen auch Dat
der eigenen Branche, z. B. andere Arztpraxen mit gleichen oder ähnlich
Schwerpunkten, ausreichend? Sollen besondere Praxen in den Vergle

kommen? Soll ausschließlich der ökonomische Vergleich über DATEV (▶ s. Kap. 13) erfolgen?

Wichtig ist, dass die **Vergleichsgrundlage** (Praxis, Unternehmen, andere Einrichtung etc.) stets mit dem aufgestellten Fragenkatalog strukturell identisch ist, d. h. auch ausreichend Daten zur Verfügung stehen, um zu einem Abgleich zu kommen. Allerdings ist ein Vergleich im Maßstab 1:1 mit dem Referenzobjekt nicht unbedingt erforderlich!

Das Vergleichsunternehmen muss strukturell identisch sein

❗ Wo immer möglich, sollten die Daten direkt beim Benchmarking-Partner erhoben werden. Davon hat auch der Benchmarking-Partner einen Nutzen, nämlich in Form eines Vergleichs in umgekehrter Richtung.

Die erhobenen Daten werden nun mit den eigenen verglichen und auffällige Abweichungen zwischen den Daten des Partners und den eigenen analysiert. Dabei ist zu überprüfen, ob Messfehler auszuschließen und ob die gemessenen Daten überhaupt miteinander vergleichbar sind.

9.1.4 Schritt 4: Verbesserungsmaßnahmen

Aus den ermittelten Defiziten im Rahmen der Abweichungsanalyse müssen die Verbesserungsziele als angestrebte Soll-Zustände definiert werden. Bei mehreren Abweichungen zwischen einzelnen Positionen sind Prioritäten zu setzen. Dabei gilt es, sog. **Engpassfaktoren** als erstes zu beseitigen. Engpassfaktoren zeichnen sich dadurch aus, dass von ihnen eine große Hebelwirkung auf die gesamte Praxis ausgeht. In der Regel sind dies in der ärztlichen Praxis die Personalkosten, die Praxisausstattung und der Umgang mit Patienten.

»Engpassfaktoren« sind zuerst zu beseitigen

Es sind folgende **Fragen** zu beantworten:

▰ **Was soll und kann wie verändert werden?** Um den definierten Soll-Zustand zu erreichen, wird ein Aktionsplan erstellt. Ziel ist nicht die Kopie des Benchmark-Partners, sondern die Optimierung der eigenen Praxis. Unkritisches Kopieren oder Imitieren kann sogar Ursache für künftige Probleme sein.

Aktions- und Projektplan erleichtern die Umsetzung der Verbesserungsmaßnahmen

▰ **Wer ist für was zuständig?** Es ist wichtig, Zuständigkeiten, Aufgabenfelder, Fristigkeiten und die Kontrolle der Umsetzung in einem Projektplan festzulegen.

9.1.5 Schritt 5: Controlling und weitere Schritte

Die **Umsetzung eingeleiteter Maßnahmen** sollte von Beginn an überprüft werden:

▰ Werden die angestrebten Ziele erreicht?
▰ Sind die Verbesserungen auch wirtschaftlich?
▰ Sind begleitende Maßnahmen notwendig, wie Qualifizierung, Weiterbildung etc.?

Controlling ist keine
Einmalaktion

Ziel des Controllings muss es sein, sämtliche Schritte, die im Rahmen d⸱ eingeleiteten Maßnahmen durchgeführt werden, stets hinsichtlich der **kon tinuierlichen Verbesserung** der Prozesse innerhalb der Praxis zu steuer und zu kontrollieren.

❗ Das Controlling darf sich nicht als Einmalaktion niederschlagen.

Die betriebswirtschaftliche Innenorientierung der Arztpraxis

Kostentreiber und Verschwendung in der Arztpraxis

P. J. Lehmeier

> Das betriebliche Rechnungswesen und die Kostenrechnung haben die Aufgabe, sämtliche Vorgänge in der Praxis bei Beschaffung, Behandlung, Produktion von medizinischen Dienstleistungen und Produkten, Personaleinsatz, Marketing und Finanzierung mengen- und wertmäßig zu erfassen. Der Kostenrechnung obliegt dabei die Kontrolle der Wirtschaftlichkeit des Betriebsablaufs durch Erfassen, Verteilen und Zurechnen der Kosten, die im Rahmen des Betriebs der Arztpraxis anfallen. Die Kostenrechnung bildet dabei die Grundlage für:
> - Kalkulation (z.B. im Bereich von Privatleistungen),
> - Betriebskontrolle (z.B. Vergleich von Soll- und Ist-Kosten),
> - Praxismanagement (z.B. Investitions- und Personalplanung).

10.1 Aufbau der Kostenrechnung

Bei der Kostenrechnung geht es um Kostenarten, Kostenstellen und Kostenträger

Die Kostenrechnung gliedert sich in **3 Bereiche** mit unterschiedlichen Zielen und Schwerpunkten:
- Die **Kostenartenrechnung** dient der vollständigen Erfassung aller im Laufe einer Periode in der Arztpraxis anfallenden Kosten.
- Im Rahmen der **Kostenstellenrechnung** werden die nicht unmittelbar einer bestimmten ärztlichen Leistung zurechenbaren Kosten (für Verbrauchsmaterial, Energiekosten, Marketingkosten u. a.) auf Kostenstellen umgelegt (z.B. Praxisreinigung, Praxisverwaltung oder -abrechnung, Aus- und Weiterbildung des Inhabers und seiner Mitarbeiter).
- Anhand der **Kostenträgerrechnung** wird der Ertrag eines einzelnen Kalkulationsobjekts – wie beispielsweise einer konkreten Behandlungsmaßnahme, eines einzelnen Patienten oder einer eigenständigen Leistung – ermittelt.

Die Kostenrechnung hilft bei der Suche nach Zielgruppen, Behandlungsleistungen oder Praxisbereichen

Diese 3 Teile der Kostenrechnung bauen stufenweise aufeinander auf. Zentrales Anliegen sollte sein, einen größtmöglichen Umfang der erfassten Kostenarten verursachungsgerecht auf Kostenträger zu verteilen. Dadurch soll transparent werden, welche Zielgruppen, Behandlungsleistungen oder Praxisbereiche aus unternehmerischer Sicht kostendeckend und/oder lukrativ sind.

Kostenstrukturmanagement ist notwendig

Die konzeptionelle Durchdringung des Kostenmanagements ist relativ einfach. Aber wie konkretes Praxismanagement zeigt, bedarf es großer organisatorischer und informationstechnischer Anstrengungen, um ein derartiges – für die Arztpraxis neues – **Kostenstrukturierungskonzept** umzusetzen. Zu bedenken ist jedoch: Angesichts des sich verändernden Praxisumfelds werden nur diejenigen Ärzte als Unternehmer erfolgreich sein, die sich diesen Herausforderungen frühzeitig und konsequent stellen.

10.2   Gliederung der Kosten

Einzelkosten sind solche Kosten, die von einem einzelnen Kostenträger (z. B. durch eine Behandlungsmaßnahme) direkt verursacht werden und ihm deshalb unmittelbar zugerechnet werden können (z. B. Materialkosten, Lohnkosten).

Gemeinkosten sind dagegen Kosten, die gemeinsam für mehrere Kostenträger anfallen (z. B. Kosten für den Betrieb des Röntgengeräts, Praxismiete) und die sich nur mit Hilfe von Verteilungsschlüsseln den Kostenstellen und den Kostenträgern zuordnen lassen. Diese Zuordnung wird aus pragmatischen Gründen oftmals durch die Verwendung pauschaler Zu- oder Abschlagsprozentsätze vorgenommen.

Fixe Kosten fallen unabhängig vom Beschäftigungsgrad, d. h. von der Praxisauslastung, für einen bestimmten Zeitraum in gleicher Höhe an (z. B. Praxismiete, Personalkosten, Abschreibungen auf Praxiseinrichtung). Fixe Kosten entstehen, weil durch langfristige Entscheidungen betriebliche Kapazitäten in Form von Investitionen in Betriebsmittel und Arbeitskräfte gebunden werden.

Variable Kosten verändern sich mit dem Beschäftigungs- bzw. dem Auslastungsgrad einer Praxis. Sie können sich in Abhängigkeit von der täglichen Praxisauslastung linear, degressiv oder progressiv verändern (z. B. Sterilisationsaufwand, Materialeinkaufspreise, Energie- und Entsorgungskosten).

Die Einteilung in fixe und variable Kosten einerseits sowie in Einzel- und Gemeinkosten andererseits hat analytischen Charakter und führt nicht zu einer quantitativen Kostenvermehrung, da lediglich der Blickwinkel unterschiedlich ist. Fixe Kosten können Gemeinkosten sein (z. B. Praxismiete) oder Einzelkosten darstellen (z. B. Abschreibung eines bestimmten Laborgeräts, das zur Erstellung einer speziellen Laborleistung benötigt wird). Auch variable Kosten können als Gemeinkosten anfallen (z. B. Energie- oder Entsorgungskosten) oder Einzelkosten sein (z. B. Überstunden).

> Die Einteilung der Kosten in Einzel- und Gemeinkosten sowie fixe und variable Kosten hat analytischen Charakter

Werden die Gesamtkosten einer Abrechnungsperiode durch die während dieser Periode hergestellten Leistungen (z. B. Anzahl der Fälle) dividiert, so erhält man die **Durchschnittskosten** oder Stückkosten je Einheit.

Eine wechselnde Praxisauslastung führt dazu, dass über neue kostenverursachende Maßnahmen (z. B. Einstellung von Teilzeitkräften) oder eine Reduzierung von Kosten (z. B. durch kürzere Öffnungszeiten) nachgedacht werden muss. Man spricht in diesem Zusammenhang von den sog. **Grenzkosten**, die bei Verringerung oder Erhöhung der Leistung anfallen. Grenzkosten können sowohl für die Praxis als Ganzes als auch für einzelne Leistungen (Erweiterung des Diagnose- und Therapiespektrums) ermittelt werden.

10.3   Grundbegriffe der Kostenrechnung am Beispiel einer Arztpraxis

Was ist bei der Kostenrechnung zu berücksichtigen? Beispiele aus dem Alltag

Die unternehmerische Erfolgskontrolle besteht aus wesentlich mehr Elementen als einer einfachen Einnahmen-Ausgaben-Überschuss-Rechnung. Die folgenden, aus dem Alltag eines Arztes gegriffenen Beispiele machen dies deutlich:

▓ Ein Arzt als Unternehmer möchte zunächst wissen, was der Betrieb seiner Praxis im letzten Jahr eigentlich »gekostet« hat. Diese Information kann ihm die **Ist-Kosten-Rechnung** liefern. Sie ist die primäre Basis der unternehmerischen Erfolgsrechnung.

▓ Da die Praxis über eine eigene Bankverbindung verfügt, könnte der Arzt daran denken, zur Berechnung des Praxiserfolgs zunächst als Kosten alle **Auszahlungen** bzw. Abbuchungen heranzuziehen (**Ausgaben**). Doch dadurch würde nicht berücksichtigt werden, dass sich das Praxisinventar im Laufe des Jahres abgenutzt hat, ohne dass dies mit unmittelbaren Ausgaben verbunden war. Also müssen beispielsweise auch die **Abschreibungen** als Verminderung des Geld- und Sachvermögens mit in die Kostenrechnung einbezogen werden.

▓ Manche Patienten begleichen ihre Rechnung erst im nächsten Kalenderjahr. Dieser **periodenfremde Ertrag** darf nicht im Jahr des Zahlungseingangs als Ertrag berücksichtigt werden, sondern in dem Jahr, in dem die Leistung erbracht wurde.

▓ Anläßlich der Fahrt zu einem Notfallpatienten im Rahmen seines Bereitschaftsdienstes gerät der Arzt in eine Radarkontrolle und erhält eine empfindliche Geldstrafe. Derartig ungewöhnliche Ereignisse dürfen in die Kostenrechnung nicht unmittelbar einfließen. Es handelt sich um einen **außerordentlicher Aufwand**; das Risiko für solche Vorkommnisse muss vielmehr während der gesamten Praxistätigkeit statistisch verteilt werden (**kalkulatorische Wagniskosten**).

▓ Die Teilnahme an einer Weiterbildungsveranstaltung in Davos in Verbindung mit einem Skiurlaub sollte nur partiell in die Kostenrechnung einbezogen werden (**zweckfremder Aufwand**).

▓ Der Arzt ist begeisterter Golfspieler und hat außerhalb seines Jahresurlaubs an einem Turnier teilgenommen, wodurch die Praxis für 3 Tage geschlossen werden musste. Da in dieser Zeit keine Patienten behandelt wurden, ist ihm ein entsprechender Gewinn entgangen, der als **Opportunitätskosten** eigentlich in die Kostenrechnung einbezogen werden müsste.

▓ Da sich die Praxis im eigenen Wohnhaus befindet, für die der Arzt keine echte Miete bezahlt, muss sie in Form von **kalkulatorischen Kosten** zur Ermittlung des korrekten betriebswirtschaftlichen Ergebnisses angesetzt werden.

▓ Anstelle seiner Praxistätigkeit könnte sich der Arzt auch in der Forschung der Pharmaindustrie engagieren. Damit entgeht ihm eine sichere alternative Einkommensquelle. Deshalb fällt **kalkulatorischer Unternehmerlohn** an.

▓ Der Tatsache, dass die Praxiseinrichtung nicht nur über einen Kredit (Fremdkapital), sondern auch durch eigene Ersparnisse (Eigenkapital) finanziert wurde, ist durch **kalkulatorische Zinsen** Rechnung zu tragen.

10.4 Erfolgsfaktoren einer Arztpraxis im Lichte von Kostentreibern

Wie bei jedem Unternehmen, hängt auch der Erfolg einer Arztpraxis von sog. »strategischen Erfolgsfaktoren« ab. Dies gilt für den Arzt als Unternehmer umso mehr, als sich im Gesundheitsbereich marktähnliche Strukturen bilden, die zu einem **Wettbewerbsverhältnis** zwischen den verschiedenen Praxen führen.

Die Erfolgsfaktoren, die in engem Zusammenhang mit der Praxisstrategie und dem Praxismarketing zu sehen sind, stehen in ursächlichem Zusammenhang mit der positiven oder negativen Entwicklung der Arztpraxis. Es lassen sich **2 Kategorien von Erfolgsfaktoren** unterscheiden:

Jede Praxis muss ihre Erfolgsfaktoren entwickeln

- **umfeldbezogene Erfolgsfaktoren**, die von der Arztpraxis nicht oder nur wenig beeinflussbar sind, beispielsweise gesundheitspolitische Entwicklungen, Marktwachstum, Lebenszyklen medizinischer Leistungen (z. B. Medikamente, Operationstechniken);
- **praxisbezogene Erfolgsfaktoren**, z. B. Stärken, Kompetenz, Wettbewerbsvorteile der einzelnen Arztpraxis.

Die einschlägigen empirischen Untersuchungen kommen zu dem Ergebnis, dass der Unternehmenserfolg insbesondere von den folgenden **3 praxisbezogenen Erfolgsfaktoren** abhängt:
- **Qualität** der ärztlichen (Praxis-)Leistung,
- **Flexibilität** bei der Leistungserbringung,
- **Schnelligkeit** der Leistungsanpassung und der Leistungserbringung.

Diese Erkenntnisse gelten auch und gerade für die Zukunft einer Arztpraxis.

Die **Optimierung dieser 3 Erfolgsfaktoren** ist jedoch mit einem nicht unerheblichen Kostenaufwand verbunden, der eine sorgfältige Kosten-Nutzen-Abschätzung erfordert. Kurze und flexible Warte- bzw. Behandlungszeiten rivalisieren beispielsweise mit höheren Praxisbereitschaftskosten.

Für die Steuerung der Aktivitäten zur Realisierung der Erfolgsfaktoren sind die hierfür relevanten **Prozessgrößen** im Rahmen der Praxisorganisation zu definieren. Hierfür sind praxisindividuelle Analysen notwendig. Beispiele für entsprechende Prozessgrößen zeigt ◘ Tabelle 10.1.

Vor Aktivitäten kommen Analysen

Im Rahmen des Kostenmanagements einer Arztpraxis kommt es darauf an, die sog. **Kostentreiber** bei der Realisierung der Erfolgsfaktoren zu identifizieren. Zentrale Voraussetzung für die Identifikation von Kostentreibern ist die Zerlegung des Praxisablaufs in einzelne Prozesse, die zu einer Prozesskette verknüpft sind. Ein Beispiel aus dem Praxisalltag ist in folgender Übersicht dargestellt.

Kostentreiber müssen identifiziert werden

Prozesskette aus einzelnen Prozessen
- Diagnose erstellen
- Behandlungskonzept und -angebot erstellen

◘ Tabelle 10.1. Erfolgsfaktoren und relevante Prozessgrößen

Erfolgsfaktoren	Prozessgrößen
Qualität	Materialbeschaffenheit, Qualitätskontrollen, Art und Umfang von Nacharbeiten, Ausschuss, Entsorgungsvorgänge
Flexibilität	Leistungsvielfalt, Patientenstruktur, Praxisstruktur, Rüstvorgänge im Behandlungszimmer oder im Labor, technische Ausrüstung, Qualifikationsschwerpunkte im Praxisteam
Schnelligkeit	Rüstzeiten, Behandlungszeiten, Beschaffungsdauer und -vorgänge, Kapazitäten, Wartezeiten, Wartungsintervalle

- Patientenauftrag bestätigen
- Material bestellen
- Material lagern und Therapieleistung erbringen
- Behandlungszimmer rüsten und Behandlungskonzept realisieren

Anhand der **Schritt-für-Schritt-Auflistung** dieser sachlich zusammengehörigen Aktivitäten wird zum einen die Identifikation der hinter diesen Prozessen stehenden Kostentreiber erleichtert, zum anderen vereinfacht sie die Kalkulation der Prozess- bzw. Behandlungskosten.

Die **Kostentreiber** stellen dann die eigentlichen Bezugsgrößen für die Verrechnung der angefallenen Gemeinkosten dar. Beispielsweise wird die Höhe der kalkulierten Materialgemeinkosten nicht mehr vom Wert der beschafften Materialien, sondern von der Anzahl der getätigten Bestellungen, der Lagerdauer, Dispositionsvorgängen usw. abhängig sein. Man unterscheidet dabei üblicherweise:

- **volumenabhängige Kostentreiber**, z. B. abhängig von der Anzahl der Behandlungsvorgänge,
- **komplexitätsabhängige Kostentreiber**, z. B. abhängig von Leistungsvielfalt und Praxisausstattung,
- **effizienzabhängige Kostentreiber**, z. B. abhängig von Durchlaufzeit, Reibungslosigkeit der internen Praxisorganisation, Abrechnungsverfahren.

Kostentreiber können als Bezugsgrößen für die Gemeinkostenverrechnung dienen

Bei den Kostentreibern kann es sich um fixe, variable, Gemein- oder Einzelkosten handeln.

Die **Identifikation von Kostentreibern** im Rahmen der Praxisprozessanalyse ist eine notwendige Voraussetzung für den Aufbau und die Durchführung einer

- aussagefähigen Kennzahlenbildung und somit einer wirkungsvollen Wirtschaftlichkeitskontrolle;
- verbesserten Gemeinkostenanalyse;
- verursachungsgerechteren Kalkulation in der Arztpraxis.

10.5 Konsequentes Kostenmanagement zur Vermeidung von Verschwendung

Ein wesentliches Ziel des Kostenmanagements in einer Arztpraxis besteht darin, Verschwendung im Zusammenhang mit Kostentreibern zu identifizieren und zu beseitigen. Verschwendung bedeutet unnötigen Aufwand und trägt nicht zur Wertschöpfung bei. Die Beseitigung von Verschwendung führt deshalb immer zu **Kosteneinsparungen.** Diese können bei Investitionen, Materialverwendung oder Personaleinsatz realisiert werden. Dabei muss die Kausalbeziehung zwischen Kostenverursacher und Kostenverantwortlichem sorgfältig beachtet werden (z.B. bei überdimensionierten Pufferzeiten im Behandlungsrhythmus).

Die möglichen **Verschwendungsursachen** lassen sich üblicherweise in 3 Gruppen einteilen:

- offensichtliche Verschwendung,
- verdeckte Verschwendung,
- unbewusste Verschwendung.

Verschwendung ist unnötiger Aufwand

10.5.1 Offensichtliche Verschwendung

Die offensichtliche Verschwendung geschieht augenscheinlich und ist am leichtesten zu identifizieren. Typisch für sie ist, dass man sie sieht, wenn man die Praxisabläufe genauer analysiert. Die Ursachen lassen sich bestimmten Problemfeldern zuordnen.

Wo liegen die wesentlichen Ursachen für offensichtliche Verschwendungen?

- **Überproduktion.** Ursachen/Konsequenzen: Übererfüllung von Patientenanforderungen, überhöhte Lagerbestände, hohe Kapitalbindung, außerplanmäßige Abschreibungen, Ausschuss, überdimensionierte Praxisräume
- **Stillstand.** Ursachen/Konsequenzen: Wartezeiten, Ausfallzeiten, Mehraufwand durch Improvisation, ungenutzte Kapazitäten, mangelnde Koordination im Praxisteam
- **Transport/Einkauf.** Ursachen/Konsequenzen: unnötiger Zeitaufwand, Wartezeiten, Ressourcenverschwendung, hohe Beschaffungskosten
- **Behandlung.** Ursachen/Konsequenzen: suboptimale Produktgestaltung, ineffiziente Therapiemethoden, gestörter Arbeitsfluss, lange Vorbereitungszeiten
- **Lagerhaltung.** Ursachen/Konsequenzen: Fehlbestände, hohe Kapitalbindung (Material, Fläche), unnötige Eiltransporte von Zulieferern
- **Ergonomie.** Ursachen/Konsequenzen: inadäquates EDV-System, Prozessstörungen im Arbeitsablauf, Verlängerung der Behandlungszeiten
- **Fehlerhafte Leistungen.** Ursachen/Konsequenzen: Prüf- und Kontrolllaufwand, Zeitverlust

10.5.2 Verdeckte Verschwendung

Verdeckte Verschwendung kommt viel häufiger vor als offensichtliche

Schwieriger ist die Situation bei verdeckter Verschwendung. Sie muss erst aufgedeckt werden, bevor sie beseitigt werden kann. Erfahrungsgemäß ist verdeckte Verschwendung in einer Arztpraxis um ein Vielfaches höher als offensichtliche. Ihre Identifizierung und Beseitigung ist langwieriger, was auch daran liegt, dass in diesem Zusammenhang liebgewordene Gewohnheiten, eingefahrene Strukturen und Traditionen infrage gestellt werden.

Wo liegen die wesentlichen Ursachen für verdeckte Verschwendung?

- **Mangelhafte Prozessbeherrschung.** Ursachen: historisch gewachsene Prozesse, Problemlösung auf Symptomebene, keine Gesamtoptimierung des Praxisbetriebs, kein unternehmerisches Denken bei Inhaber und Praxisteam, Gleichgültigkeit
- **Mehrfacharbeit.** Ursachen: mangelnde Transparenz der Praxisabläufe, unklare Patientenanforderungen, keine klare Aufgabendefinition
- **Übererfüllung von Patientenanforderungen.** Ursachen: Eigenleben interner Standards, mangelhafte Absprachen
- **Aufgaben ohne Bezug zum Patienten.** Ursachen: Beschäftigung mit sich selbst, funktionale Optimierung
- **Sequenzielle Behandlung ohne Sachzwang.** Ursachen: mangelnde Teamarbeit, falsches Zeitmanagement, unzureichende Arbeitsvorbereitung

10.5.3 Unbewusste Verschwendung

Zur verdeckten Verschwendung kann zum Teil auch die unbewusste Verschwendung gerechnet werden. Der Verursacher – häufig auch der Arzt – handelt zwar in bester Absicht; er ist sich aber nicht bewusst, dass die Folgen seines Handelns oder seiner Entscheidungen erhebliche Verschwendung an anderer Stelle nach sich ziehen. Zur Beseitigung dieser Defizite sind insbesondere Offenheit und Feedback aus dem Praxisteam notwendig.

Wo liegen die wesentlichen Ursachen für unbewusste Verschwendung?

- **Demotivation von Mitarbeitern.** Ursachen: unangemessenes Führungsverhalten, Anweisung statt Überzeugung, Kritik an Personen statt an Sachen, ausbleibende Anerkennung
- **Mangelnde Ausschöpfung des Mitarbeiterpotenzials.** Ursachen: zu wenig Delegation, mangelnde Partizipation, einseitige Entwicklung des Fachpotenzials, Fehlen gezielter Personalentwicklungsmaßnahmen

▼

▓ **Fehlsteuerungen.** Ursachen: starre Regelungen, Sparen ohne Rücksicht auf Folgekosten, funktionales Denken und Handeln
▓ **Mangelndes Vertrauen.** Ursachen: Schuldigensuche statt Problemlösung, Abgrenzung an Schnittstellen, Abteilungsdenken

Die Aufgabe eines konsequenten Kostenmanagements in einer Arztpraxis besteht in Erfassung, Strukturierung und Zuordnung der Kosten. Dies sollte nicht nur im Nachhinein geschehen, sondern im Voraus vorgenommen werden (**Plankostenrechnung**). Dadurch wird es möglich, eventuelle Abweichungen der Gesamtkosten daraufhin zu untersuchen, inwieweit sie durch Preisveränderungen im Einnahmen- oder Ausgabenbereich (**Preisabweichung**) und/oder veränderten Ressourceneinsatz (Personal, Material u. a.; **Verbrauchsabweichung**) entstanden sind. Diese Abweichungen zu dokumentieren und zu analysieren, ist Aufgabe eines praxisspezifischen Controllings.

Kostenmanagement in der Arztpraxis

H. Börkircher

Die allgemeine Prosperität und die Marktdaten der vergangenen Jahre haben manche Praxis unsensibel für die Auseinandersetzung mit Kostenproblemen gemacht. Der Kostenanstieg in den vergangenen Jahren wurde durch wachsende Praxiseinnahmen verdeckt. Man setzte zu lange auf eine Fortsetzung der Umsatzentwicklung, die die Kostensteigerungen kompensieren würde. Erst die Kostendämpfungsgesetze und weitere gesundheitspolitische Eingriffe der vergangenen Jahre in die gesetzlichen Krankenkassen wie auch die allgemeine wirtschaftliche Entwicklung im Gesundheitsbereich haben gezeigt, dass dem Umsatzzuwachs Grenzen gesetzt sind und damit auch der Einkommensentwicklung in der Arztpraxis. Verschärfend kam in den vergangenen Jahren die starke Zunahme an frei praktizierenden Ärzten hinzu. Sie führte zu einer Intensivierung des Wettbewerbs.

> **Wachstum überdeckte Kostenprobleme**

Heute und in Zukunft sind daher Lösungen zu suchen, die die Kostenbelastungen der Praxen reduzieren helfen. Dabei kommt dem Praxisinhaber die Rolle des aktiven Kostenmanagers zu. Ihm stehen hierfür eine Reihe von Hilfsmitteln zur Verfügung, die nachstehend dargestellt sind. Es werden hier jedoch nicht nur Tipps gegeben, wie man Kosten senken kann; es soll auch die Vermittlung einer theoretisch-praktischen Grundlage für das gesamte Kostenmanagement in einer Arztpraxis stattfinden.

> **Kosten müssen reduziert werden**

11.1 Kostenmanagement als unternehmerische Aufgabe des Arztes

»Kostenmanagement« steht hier nicht als neuer Begriff für »Sparen«. Kostenmanagement ist eine strategische Herausforderung für den Praxisinhaber und darf daher auch nicht nur unter dem Aspekt kurzfristigen Einsparens betrachtet werden. Es geht vielmehr darum, das Kostenniveau, die Kostenstrukturen und die Kostenverläufe zu beeinflussen. Ziel des Kostenmanagements ist die **langfristige Verbesserung der Kostensituation** der Arztpraxis zur dauerhaften Steigerung ihrer Wettbewerbsfähigkeit.

Kostenmanagement soll – in Zusammenarbeit mit dem Praxis-Controlling – Schieflagen in der Praxis und Krisen von vornherein vermeiden helfen. Entscheidend für den Erfolg des Kostenmanagements ist, dass der Praxisinhaber konsequent hinter der Sache steht und auf die systematische Durchleuchtung der Kosten ebenso wie auf die tatsächliche Nutzung der Einsparpotenziale Wert legt. Kostenmanagement ist Chefsache, muss allerdings auch von den Mitarbeitern akzeptiert werden.

> **Kostenmanagement ist Chefsache**

11.1.1 Dimensionen des Kostenmanagements einer Arztpraxis

Kostenmanagement als Chance nutzen

Kostenmanagement kann sowohl als Chancen- als auch als Risikomanagement verstanden werden. Entscheidend ist zum einen, ob der Kostenbereich eher aktiv oder eher reaktiv angegangen wird; zum anderen, wie sich die aktuelle wirtschaftliche Lage der Arztpraxis gestaltet.

Im günstigsten Fall ist die Praxis »schlank« und schlagkräftig. Dann bietet sich Kostenmanagement dazu an, dafür zu sorgen, dass diese »schlanke Form« in Zukunft auch beibehalten wird. Es geht in diesem Fall darum, die **Hauptkostenbestandteile** in ihrer Entwicklung weiter zu beobachten, um ggf. antizipativ eingreifen zu können. Im ungünstigen Fall wird ein schnell wirksames Kostenmanagement gebraucht, das unverzüglich den **Kostendruck** reduziert, indem gegen die ursächlichen Kostenfaktoren – wie z. B. schlechte Kapazitätsauslastung, hohe Leistungskomplexität, Personalüberschuss etc. – vorgegangen wird.

❗ Grundsätzlich geht es beim Kostenmanagement um:
- **Kostenniveaumanagement,**
- **Kostenstrukturmanagement,**
- **Kostenverlaufsmanagement.**

Das Kostenniveaumanagement kann kurzfristig, das Kostenstrukturmanagement meist erst mittelfristig greifen

Das **Kostenniveaumanagement** geht von der Sicherung des bisherigen Erfolgs aus. Kostenmanagement im Sinne eines Kostenniveaumanagements setzt an der Menge und dem Wert des Güterverzehrs (den Kosten) der Praxis an. Indem es gelingt, die Mengen und/oder den Wert des Güterverzehrs zu senken, findet eine unmittelbare Verbesserung des Praxisergebnisses von der Kostenseite her statt.

Kostenstrukturmanagement heißt, die Krisenanfälligkeit durch die Beeinflussung der Kostenzusammensetzung, insbesondere der fixen und variablen Kosten sowie der Gemein- und Einzelkosten, zu senken. Eine ungünstige Kostenstruktur wirkt sich insbesondere mittel- bis langfristig im Wettbewerb nachteilig aus. Das Kostenstrukturmanagement steht daher neben dem Kostenniveaumanagement. Beide ergänzen sich in ihren Aufgaben.

Mit Hilfe des **Kostenverlaufsmanagements** sollen kostenrelevante Entwicklungen am Markt, aber auch der Praxis, frühzeitig erkannt werden. Das Kostenverhalten der Praxis muss in Abhängigkeit von Daten – wie Patienten, Therapien, Diagnoseinstrumente etc. – geplant und kontrolliert werden. Dabei ist darauf zu achten, dass die Hauptkostenblöcke nur in jenen Bereichen anfallen, die als die Erfolgspotenziale der Praxis anzusehen sind, also z. B. bei den Patientengruppen, den Therapien etc. Das Kostenverlaufsmanagement ist zukunftsorientiert und individuell auf die jeweilige Praxis bezogen zu behandeln. Es hat eher strategischen Charakter und ist längerfristiger ausgerichtet als das Kostenniveau- und das Kostenstrukturmanagement.

Im Vordergrund des Kostenmanagements stehen folglich das Kostenniveau- und das Kostenstrukturmanagement. Ersteres kann kurzfristig, letzteres meist erst mittelfristig umgesetzt werden.

11.2   Methoden des Kostenmanagements

Grundlegende Methoden des Kostenmanagements sind:
- Anwendung der Instrumente des Praxis-Controllings,
- Analyse der Hauptkostenpositionen der Praxis,
- Durchführung von Kostensenkungsprogrammen,
- Gebrauch von Checklisten.

Diese Instrumente sollen kurz vorgestellt werden. Sie basieren stets auf dem Ziel- und Kontrollsystem einer Praxis.

11.2.1 Ziel- und Kontrollsysteme

Ein effizientes Kostenmanagementsystem ist abhängig vom Vorhandensein eines Ziel- und damit auch Kontrollsystems in der Praxis. Existiert ein klares Zielsystem für die Arztpraxis, dann ist bereits eine wesentliche Voraussetzung für Kostenbeobachtung, -analyse und -kontrolle erfüllt. Bei der **Formulierung eines Ziel- und Kontrollsystems** für die Praxis sind folgende Aspekte zu beachten:

Kostenziele setzen und kontrollieren

- präzise Formulierung der Praxisziele,
- Übertragung der Handlungsverantwortung an die Mitarbeiter,
- laufende und systematische Kontrolle.

11.2.2 Instrumente des Praxis-Controllings

Das Controlling hat sich als unternehmerisches Führungs- und Steuerungsinstrument in Industrie-, Handels- und Dienstleistungsunternehmen etabliert. Auch in der Arztpraxis werden zunehmend Controlling-Instrumente zur Führung und Steuerung der Praxis eingesetzt. Die Aufgabe des Controllings besteht v. a. im Planen und Anwenden von Steuerungsmitteln sowie in der Analyse der Abweichungen von wesentlichen Zielvorgaben einer Praxis und dem Gegensteuern. Für das Kostenmanagement kommen eine Reihe typischer **Controlling-Instrumente** in Betracht. Es handelt sich dabei um:

Controlling liefert wichtige Informationen für das Kostenmanagement

- Praxisvergleiche,
- Soll-Ist-Vergleiche,
- Abweichungsanalysen,
- Kennziffern- bzw. Kennzahlensysteme.

Diese Instrumente werden in ▶ Kap. 12 näher betrachtet.

11.3   Kosten einer Arztpraxis

11.3.1 Kostenbegriffe

Was sind Kosten?

Ohne definitorische Abhandlungen beginnen zu wollen, sollen die Kosten einer Praxis wie folgt definiert werden: Unter **Praxiskosten** ist der Wert aller verbrauchten Materialien und Dienstleistungen zu verstehen, die zur Erstellung der ärztlichen Leistungen in einer Praxis während einer bestimmten Zeitperiode benötigt werden.

Bevor auf die Kostenarten einer Arztpraxis eingegangen wird, soll der Kostenbegriff gegenüber den Begriffen »Auszahlungen«, »Ausgaben« und »Aufwendungen« abgegrenzt werden, da diese häufig synonym mit »Kosten« gleichgesetzt werden. Dies ist jedoch nicht richtig.

Was sind Auszahlungen, Ausgaben, Aufwendungen?

Eine **Auszahlung** stellt immer eine Bargeldzahlung oder eine Abbuchung vom Praxiskonto dar. **Ausgaben** setzen sich aus den Abschreibungswerten aller zugegangenen Materialien und Dienstleistungen innerhalb einer Zeitperiode zusammen. Sie können durch sofortige Auszahlung oder aber durch spätere Zahlung, Ratenzahlung etc. beglichen werden. **Aufwendungen** sind die Werte aller verbrauchten Materialien und Dienstleistungen einer Zeitperiode. Neben den Auszahlungen und Ausgaben zählen hierzu auch die Abschreibungswerte von Geräten und Instrumenten in der Praxis.

Bei den Kosten der Praxis schlagen **Materialien** zu Buche, die im Zuge der Leistungserfüllung in der Praxis verbraucht werden, wie z. B. der Praxis- und Laborbedarf an Spritzen, Medikamenten, Karteikarten, Verbandmaterial oder auch Briefpapier, Porto etc. Neben den Materialien sind v. a. die **Dienstleistungen**, die für die Erzeugung ärztlicher Leistungen anfallen, bei den Kosten zu berücksichtigen. Dies sind die Arbeitsleistungen der Mitarbeiter, der Reinigungskraft sowie der externen Dienstleister, die die Praxis einkauft, also des Labors, des Steuerberaters, der Techniker einer medizintechnischen Unternehmung zur Instandsetzung etc.

Die Dienstleistung des Arztes ist »kostenlos« im Hinblick auf den Werteverzehr

An dieser Stelle sei – da die Kosten für Dienstleistungen des Praxispersonals angesprochen wurden – jedoch vermerkt, dass die Arbeitsleistung des/der Praxisinhaber(s) nicht als »Kosten« im Sinne des Werteverzehrs anzusehen sind. Die Einbeziehung der »**Kosten**« des **Inhabers** ist regelmäßig nur in Unternehmen, die als juristische Einheiten geführt werden, möglich, also in einer GmbH oder Aktiengesellschaft. Dort ist der »Inhaber« als Geschäftsführer Angestellter der juristischen Person; insoweit sind die Kosten für seine Beschäftigung »Aufwand« und gehen in die sog. Gewinn- und Verlustrechnung ein.

Die Praxiskosten können auch nur auf den Werteverzehr bezogen werden, der unmittelbar mit der Erbringung ärztlicher Leistungen in der Praxis anfällt. Grenzfälle, die unter steuerlichen Aspekten möglicherweise interessant sind, kann hierbei der Steuerberater am besten definieren.

Zu den Praxiskosten zählen ferner die Ausgaben, die der Arzt für seine **fachliche Weiterbildung** oder die seiner Mitarbeiter aufwendet. Auch sie stellen einen Werteverzehr dar.

Bei längerfristig in der Praxis genutzten Einrichtungen und Geräten – z. B. Laboreinrichtung, Röntgenapparat, Computer oder Schreibtisch – werden die jährlichen **Abschreibungsbeträge** als Werteverzehr behandelt. Sie stellen innerhalb der Einnahmen-Überschuss-Rechnung der Praxis einen eigenständigen Posten dar.

Wichtige Kostenverursacher

▬ Interne und externe Dienstleistungen (ausgenommen Dienstleistungen des Arztes)
▬ Abschreibungsbeträge für Einrichtungen und Geräte
▬ Praxis- und Laborbedarf
▬ Weiterbildung von Arzt und Mitarbeitern

Den Kosten der Praxis stehen die **Praxiseinnahmen** gegenüber. Sie ergeben sich aus der Summe der Kassenabrechnungen und der Privatabrechnungen sowie sonstigen Erlösen, die eine Arztpraxis erzielt. Zu letzteren zählen z. B. der Verkauf von Praxisgegenständen.

Die Erlöse (Umsätze) aus kassenärztlicher Tätigkeit, Privatliquidation sowie sonstigen Einnahmen aus dem Praxisbetrieb stellen den **Praxisumsatz** dar. Der Begriff »Praxisumsatz« ist damit den Begriffen »Praxiseinnahmen« und »Praxiserlöse« gleichzusetzen. Wohlgemerkt betrifft dies jedoch nur Einnahmen und Erlöse aus der reinen Praxistätigkeit. Besitzt der Arzt beispielsweise 2 Eigentumswohnungen und nimmt hierbei eine entsprechende Miete ein, dann zählen diese Einnahmen nicht zum Praxisbetrieb und werden steuerlich auch entsprechend abgegrenzt.

Die Differenz aus Umsatz (Einnahmen, Erlöse) und Kosten der Praxis ist der »**Gewinn**«, sofern die Erlöse größer sind als die Praxiskosten. Übersteigen die Praxiskosten die Erlöse, liegt ein »**Verlust**« vor. Die Differenz zwischen Erlösen und Kosten ist Grundlage der Besteuerung der Einkünfte aus freiberuflicher Praxistätigkeit.

> Zu den Praxiseinnahmen gehören nur Einnahmen und Erlöse aus der reinen Praxistätigkeit

Kriterien, nach denen die Praxiskosten eingeteilt werden können

▬ Nach einzelnen Kostenbereichen: Personalkosten, Laborkosten, Raumkosten, Miete, Fortbildung etc.
▬ Nach den Zuordnungsmöglichkeiten in Einzelkosten und Gemeinkosten: Einzelkosten sind direkt den Behandlungsfällen, den Mitarbeitern oder den Funktionsbereichen zuordenbar; Gemeinkosten dagegen müssen mit Hilfe von Verrechnungsschlüsseln umgelegt werden.
▬ Nach der Leistungsabhängigkeit in variable und in fixe Kosten: Variable Kosten hängen von der Anzahl der Behandlungen ab. Hierzu gehören z. B. die Materialkosten. Die fixen Kosten, auch »Kosten der Leistungsbereitschaft« genannt, sind von der Leistungserbringung unabhängig. Sie fallen an, auch wenn keine Leistungen erbracht werden. Zu ihnen zählen Raumkosten, Miete, Instandhaltung, Beiträge, Versicherungen, aber auch ein Großteil der Personalkosten.

▼

▓ Nach Gesamt- und Stückkosten: Die Gesamtkosten ergeben sich aus der Addition der fixen und der variablen Kosten, z. B. auf Basis der innerhalb eines bestimmten Zeitraums erbrachten Leistungen. Die Stückkosten beziehen sich auf die erbrachte Leistung oder Behandlung. Um sie zu ermitteln, werden die Gesamtkosten durch die Zahl der durchgeführten Behandlungen bzw. erbrachten Leistungen dividiert. Selbstverständlich kann für die Ermittlung der Stückkosten auch eine andere Bezugsbasis gewählt werden.

Die **variablen** und die **fixen Kosten** lassen sich auch auf die einzelne Behandlung beziehen. Dazu wird die Zahl der Behandlungsfälle im Zeitraum von beispielsweise einem Jahr in Beziehung gesetzt zu den jeweiligen gesamten variablen oder fixen Kosten oder den Gesamtkosten. Man erhält dann die »Stückkosten« je Behandlung, und zwar je nach Relation als »variable Stückkosten« oder »fixe Stückkosten« oder »gesamte Stückkosten«; *Beispiel:* Entwicklung der Stückkosten pro Behandlung, ausgehend von einer Gesamtzahl von 100 bzw. 1000 Behandlungsfällen (❏ Tabelle 11.1).

Je mehr Behandlungsfälle, desto kleiner der Anteil der Fixkosten

Die durchschnittlichen (Gesamt-)Kosten je Behandlungsfall nehmen also mit steigender Behandlungszahl ab. Wirksam ist diese sog. »**Kostendegression**« v. a. bei der Verteilung der Fixkosten auf mehr Behandlungsfälle. Wenn man bedenkt, dass sich die Fixkosten einer Praxis auf etwa 40% belaufen, dann leitet sich aus obigem Zusammenhang eine wesentliche Konsequenz für das Kostenmanagement ab.

> Die Fixkosten einer Praxis sind unter dem Aspekt des Kostenstrukturmanagements möglichst gering zu halten, da sie die Flexibilität der Praxis einengen.

❏ **Tabelle 11.1.** Kostendegression (in Euro) bei steigender Anzahl an Behandlungsfällen

Kostenarten	100 Behandlungsfälle	1000 Behandlungsfälle
Fixkosten	50000	50000
Variable Kosten	10000	100000
Gesamtkosten	60000	150000
Durchschnittliche Fixkosten	500	50
Durchschnittliche variable Kosten	100	100
Durchschnittliche Gesamtkosten	600	150

11.4 Kostenrechnungssystem für die Arztpraxis

11.4.1 Funktionen der Kostenrechnung

Die Kostenrechnung ist ein **Informationssystem des Rechnungswesens** einer Praxis. Die Hauptfunktionen der Kostenrechnung bestehen darin, Informationen über den Prozess der Erbringung ärztlicher Dienstleistungen im weitesten Sinne zu liefern, aus den Daten Informationen für die Praxisplanung und die Prognose der künftigen Entwicklung zu gewinnen und den Prozess der Leistungserbringung auch zu kontrollieren (spezifische Aufgabenstellung innerhalb des Controllings). Diese Funktionen dienen letztlich der Beurteilung der Praxisrentabilität und der Wirtschaftlichkeit.

Das Grundprinzip der Kostenrechnung ist das **Kostenverursachungsprinzip**, das nichts anderes besagt, als dass die Kosten den »Verursachern« zugeordnet werden sollen, d. h. derjenige, der die Kosten verursacht hat, soll diese Kosten auch tragen. Dieses Prinzip wird in der Arztpraxis oft bewusst verletzt – bewusst deshalb, weil es wirtschaftlich oft nicht vertretbar ist, Kosten mit einem enormen Verwaltungsaufwand den Verursachern zuzuordnen. Zudem ist dies bei einem Teil der Kosten tatsächlich nicht möglich (dies betrifft einen Großteil der Gemeinkosten).

Aber auch unbewusst werden Kosten in der Praxis oft fälschlicherweise einzelnen Stellen zugerechnet, die diese Kosten überhaupt nicht verursacht haben. Vor allem bei willkürlicher Schlüsselung und Weiterverrechnung von nicht direkt zuordenbaren Kosten ist dies nicht selten der Fall. Die **Verletzung des Kostenverursachungsprinzips** stellt natürlich die Aussagefähigkeit der Kostenrechnung infrage.

Jedes Kostenrechnungssystem besteht aus **3 Teilsystemen**, denen jeweils spezifische Aufgaben im Rahmen der Kostenrechnung zukommen:
- Anhand der **Kostenartenrechnung** wird festgestellt, welche Arten von Kosten in der Praxis angefallen sind, also z. B. Personalkosten, Materialkosten, Mietkosten etc.
- Anhand der **Kostenstellenrechnung** wird ermittelt, an welchen Stellen und/oder Funktionsbereichen in der Praxis die Kosten angefallen sind.
- Anhand der **Kostenträgerrechnung** werden Aussagen darüber getroffen, wofür die Praxiskosten entstanden sind.

Die 3 Teilkostensysteme stehen nicht isoliert nebeneinander, sondern sind, miteinander verbunden.

Alle Kosten werden zunächst in der Kostenartenrechnung gesammelt. Die Gemeinkosten gehen von der Kostenartenrechnung in die Kostenstellenrechnung und von dort in die Kostenträgerrechnung. Die Einzelkosten und die Sonderkosten fließen direkt in die Kostenträgerrechnung.

Als **Grundlage für die Kostenrechnung** dient das Zahlenmaterial aus der Praxisbuchhaltung sowie aus den Material-, Gehalts- und Lohnabrechnungen.

Kostenrechnung als Informationssystem

Teilsysteme der Kostenrechnung

11.4.2 Kostenartenrechnung

Kostenarten in der Praxis

Welche **Kostenarten** fallen in einer Arztpraxis an? Im Wesentlichen sind dies Kosten für:

- Praxis- und Laborbedarf (Medikamente sowie Labor-, Behandlungs- und Büromaterial),
- Personalkosten (Gehälter, Ausbildungsvergütungen, Personalnebenkosten, freiwillige Zusatzleistungen, geringfügige Beschäftigungsentgelte etc.),
- Raumkosten (Miete, Hypothekenbelastung, Heizung, Strom, Gas, Wasser, Reinigung, Instandhaltung, Renovierung),
- Gerätekosten (Anschaffung medizinischer Geräte und von Behandlungseinrichtungen, Wartung, Reparatur etc.),
- Reise- und Fortbildungskosten (Seminare, Übernachtungen, Reisekosten, Fachliteratur),
- allgemeine Praxiskosten (Wartezimmerausstattung, Porto, Telefon, Fax, Kontoführung, Briefpapier),
- Versicherungen und Beiträge (Versicherung, Beiträge für Kammer und kassenärztliche Vereinigung etc.).

Die Kosten lassen sich anhand von Quittungen, Belegen, Rechnungen etc. den unterschiedlichen Kostenarten recht einfach zuordnen. Die Materialkosten müssen über die Verbrauchsmengen ermittelt und anschließend kostenmäßig bewertet werden.

11.4.3 Kostenstellenrechnung

Kosten sind auf Kostenstellen zu verteilen

Mit der Kostenstellenrechnung werden die nach Arten gegliederten Kosten auf die einzelnen Kostenstellen (Funktionsbereiche) der Praxis verteilt. Kostenstellen sind zweckmäßigerweise die **Funktionsbereiche der Praxis**, also Verwaltung, einzelne Behandlungsräume, Labor etc.

Bei der Zuordnung der Praxiskosten zu einzelnen Kostenstellen ist es wichtig, dass die jeweilige Kostenstelle einen selbstständigen Verantwortungsbereich darstellt, um eine wirksame **Kostenkontrolle** durchführen zu können. Dazu müssen sich die einzelnen Kostenbelege auch den jeweiligen Kostenstellen zuordnen lassen.

Für die Arztpraxis bietet sich etwa folgende **Einteilung der Kostenstellen** an (die natürlich je nach Praxisgröße variieren kann):

- **Verwaltung:** Patientenverwaltung, Privatliquidation, Kassenabrechnung, Terminvergabe, Schriftverkehr;
- **Behandlung:** evtl. nach Schwerpunkten oder einfach nach Raumnummer;
- **Patientenservice:** Wartezimmerausstattung, Informationsmaterial, Aufklärungsschriften, Zeitschriften etc.;
- **Labor, Röntgenausstattung.**

In der Kostenstellenrechnung können nur die **Einzelkosten** direkt den einzelnen Kostenstellen zugeordnet werden. Die **Gemeinkosten** müssen

◻ Tabelle 11.2. Mietkostenverteilung über den Verteilerschlüssel »Quadratmeterfläche«

Kostenstelle	Anzahl Quadratmeter	Anteil an Gesamtmiete [Euro]
Verwaltung	15	300
Behandlung (3 Zimmer)	50	1000
Patientenservice	15	300
Röntgenraum	12	240
Insgesamt	*100*	*2000*

nach einem Verteilungsschlüssel auf die einzelnen Kostenstellen der Praxis umgerechnet werden.

Ein üblicher **Verteilungsschlüssel** ist die Quadratmeterfläche des jeweiligen Funktionalbereichs (Kostenstelle). Darüber hinaus kann auch die Zahl der Behandlungsfälle als sinnvoller Verteilungsschlüssel gelten; *Beispiel:* Verteilung der Mietkosten (monatlich 2000 Euro für 100 Quadratmeter) auf die Kostenstellen (◻ Tabelle 11.2).

11.4.4 Kostenträgerrechnung

Nachdem die Kosten erfasst und auf die Kostenstellen verteilt sind, müssen nunmehr die verursachten Kosten den einzelnen Kostenträgern in der Arztpraxis zugeordnet werden. Kostenträger der Arztpraxis sind dabei die **(Dienst-)Leistungen am Patienten.** Dazu zählen Beratungen der Patienten ebenso wie die verschiedenen Therapien und Behandlungen.

Die Aufgabe der Kostenrechnung liegt nun darin, die Kosten für die Erbringung dieser Leistungen durch Kalkulation zu bestimmen. Das einfachste Kalkulationsverfahren zur Bestimmung der Kosten je Behandlungsleistung (Behandlungsfall) ist die **Divisionskalkulation.** Hierbei werden die gesamten jährlichen Praxiskosten durch die Gesamtzahl der Behandlungsfälle pro Jahr geteilt, dies ist sinnvollerweise – als Kontrollinstrument – auch monatlich durchzuführen; *Beispiel:* Bei jährlichen Gesamtkosten von 100 000 Euro und 1000 jährlichen Behandlungsfällen belaufen sich die Kosten je Behandlungsfall auf 100 000 Euro: 1000 = 100 Euro (Divisionskalkulation). Der Arzt muss bei diesen finanziellen Gegebenheiten mindestens 100 Euro pro Fall erwirtschaften, damit er kostendeckend arbeitet (allerdings würde er bei 100 Euro pro Fall, ermittelt auf der Basis der Einnahmen-Überschuss-Rechnung, praktisch »umsonst« arbeiten, da für ihn – seinen Lebensunterhalt und seine sonstigen privaten Belange – unter dem Strich nichts übrig bliebe). Behandlungsleistungen, die nicht mindestens 100 Euro an Umsatz erzielen, sollte er möglichst vermeiden, da sie Verlustbringer für die Praxis sind.

Die Kostenträgerrechnung ist Basis für die Kalkulation

Die Divisionskalkulation ist nur in bestimmten Fällen angezeigt

Einschränkend muss festgehalten werden: Die Divisionskalkulation ist nur dann sinnvoll, wenn die Praxis in hohem Maße gleichartige Leistungen erbringt. Dies darf jedoch nur bei einer sehr spezialisierten Praxis angenommen werden. Das Gegenstück zur Divisionskalkulation ist die **Zuschlagskalkulation**, die hier nicht weiter betrachtet werden soll.

11.5   Allgemeine Hinweise zur Kostensenkung

11.5.1 Identifikation des Praxisinhabers und der Mitarbeiter mit Kostensenkungszielen

Vor der Maßnahme steht die Identifikation mit dem Ziel

Jedes Unternehmen und damit auch jede Praxis muss bemüht sein, Gewinne zu erwirtschaften und eine angemessene Rendite auf mittlere und längere Sicht zu erreichen. Die Kosten beeinflussen den Gewinn. Wo immer es zweckmäßig erscheint, sollte das Bemühen des Praxisinhabers auf die Senkung der Kosten ausgerichtet sein. Dies setzt Beobachtung der Daten voraus. Kostensenkung erfordert die volle Identifikation mit dem Ziel »Kostensenkung« durch den Arzt wie auch durch seine Mitarbeiter. Die Identifikation muss sich u. a. darin widerspiegeln, dass
- Kostensenkung gemeinsam als Daueraufgabe gesehen wird,
- Kostensenkung nicht als Fiktion vorgelebt werden darf,
- Praxisinhaber und Mitarbeiter im Rahmen ihrer Zuständigkeitsbereiche und Aufgaben immer an Möglichkeiten zur Einsparung von Kosten denken.

Damit soll Kostensenkung nicht zu einer punktuellen Pflichtaufgabe, sondern zu einer alle Aufgabenbereiche und -prozesse in der Praxis umfassenden permanenten Aufgabe gemacht werden.

11.5.2 Kosteneinsparung als tägliche Pflichtübung

4 Wege zur Kosteneinsparung

Kostensenkungen sind heute insbesondere zu erreichen durch:
- Beseitigung von Verlustquellen,
- Steigerung der Produktivität,
- erfolgreiche Kosteneinsparung,
- fehlerfreies Arbeiten (Qualitätsmanagement).

Die **Beseitigung der Verlustquellen** setzt einen offenen Blick für organisatorische Strukturen und Prozesse voraus. Reorganisation ist ein Hilfsmittel zur Kostensenkung in den Arbeitsbereichen der Praxis.

Die **Steigerung der Produktivität** hat ebenfalls eine kostensenkende Wirkung. Hier steht im Vordergrund, wie sich der Leistungsgrad der Durchführung von Praxisaufgaben verbessern lässt.

Die Möglichkeit, **Kosten einzusparen**, hängt sehr stark von deren Beeinflussbarkeit ab. Auf kurze Sicht liegen die höchsten Einsparpotenziale bei den sofort beeinflussbaren Kosten. Die mittel- bis langfristig realisierbaren Kosteneinsparpotenziale (bedingt z. B. durch Verträge) dürfen jedoch nicht außer Acht gelassen werden.

Durch **fehlerfreies, »reklamationsminderndes« Arbeiten** lassen sich ebenfalls die Praxiskosten senken. Dies betrifft den Arzt ebenso wie die Mitarbeiter der Praxis.

Alle 4 Bereiche gilt es laufend zu beobachten.

11.5.3 Kosteneinsparung durch Arbeitsanweisungen und Standards

Der Organisationsgrad einer Praxis ist umso höher, je mehr Handlungen mit festen Regeln versehen werden können und somit aus dem Bereich der permanenten Improvisation herausgelangen. Dabei sollte man allerdings berücksichtigen, dass nur solche **organisatorischen Regelungen** einen Sinn geben, die die Zielerreichung der Praxis verbessern helfen und keine zusätzlichen bürokratischen Hemmnisse aufbauen.

Zielgerichtete Organisation statt permanenter Improvisation

❗ Durch Standards und Arbeitsanweisungen werden generelle Verhaltensweisen und Verfahren eingeübt, die Improvisation und Disposition ablösen. Im Übrigen lassen Regeln, die personenunabhängig und generell sind, verstärkt auch die Austauschbarkeit von Personen zu. Sie erhöhen damit auch die Flexibilität der Praxis.

Ein hoher Organisationsgrad ist auch Voraussetzung für einen guten »Automatisierungsgrad« in der Praxis. Erst dann, wenn Aufgaben und Ziele einer Praxis formal geregelt sind, ist ein großer Teil der Aufgaben auch programmierbar und damit standardisierbar. Dies gilt insbesondere für den Verwaltungsbereich der Praxis.

Vorteile von Standards und Arbeitsanweisungen

- Sie erleichtern die Handhabung gültiger Organisationsrichtlinien einer Praxis durch eine übersichtliche Darstellung der Aufgaben und Abläufe.
- Sie vermeiden Widersprüche bei sich überlappenden Sachverhalten durch eine eindeutige schriftliche Darstellung.
- Sie tragen zur Klarheit von geltenden Regelungen bei und verhindern endlose Diskussionen.
- Sie erleichtern die Einarbeitung neuer Mitarbeiter (auch von Teilzeitkräften und zeitweilig beschäftigten Mitarbeitern).
- Sie verringern die Gefahr, dass Mitarbeiter auf eigene Faust neue Verfahren ersinnen und anwenden, die weniger effizient sind als diejenigen, die in Arbeitsanweisungen festgelegt wurden.
- Sie tragen zur Steigerung der Effizienz der Arbeit und damit zur Verbesserung der Arbeitsproduktivität durch größere »Organisationssicherheit« bei.

Nachteile durch Standards und Arbeitsanweisungen

- Sie erfordern Aufwand für die erstmalige Erstellung der Unterlagen.
- Sie erfordern Aufwand für den Änderungsdienst und die laufende Pflege der Unterlagen.
- Sie bergen die Gefahr von Formalismus und Bürokratismus in der Praxis.

11.5.4 Kosteneinsparung durch effizientes Projektmanagement

Systematisches Vorgehen hilft Kosten sparen

In der Arztpraxis sind laufend – neben der Behandlung von Patienten – auch andere Aufgaben zu realisieren. Bei solchen Projekten kann es sich z.B. um die Einführung eines EDV-Systems oder um die Einrichtung eines zusätzlichen Behandlungszimmers etc. handeln. Kosten lassen sich auch hier durch systematische Vorgehensweisen einsparen. Dazu gehört z.B. die Einrichtung eines Projektmanagements für derartige Aufgaben. Bei der **Einrichtung eines Projektmanagements** sind u.a. folgende Fragen zu beantworten:

- Ist das Projekt klar definiert?
- Ist der Mitarbeiterkreis festgelegt, der am Projekt mitwirken soll?
- Wurde ein Terminplan für das Projekt erstellt?
- Sind die Kompetenzen innerhalb des Projektteams klar abgegrenzt?
- Werden für das Projekt Hilfsmittel eingesetzt (Checklisten)?

Praxis-Controlling – Methoden und Instrumente zum betriebswirtschaftlichen Führen, Steuern und Überwachen von Arztpraxen

H. Börkircher

> Der Stellenmarkt in der Wochenendausgabe einer Tageszeitung ist ein Indikator für den Bedarf an Fachkräften und Spezialisten. Wer sich die Mühe macht, einmal eine dieser umfangreichen Ausgaben durchzublättern, wird dabei neben zahlreichen Angeboten für IT- (»Integrated-technology«-)Spezialisten und Internet-Fachkräfte sehr häufig auf Stellenangebote für Controller stoßen. Manager, die das Rüstzeug zu einem Controller haben, sind gefragte Leute. Es scheint manchmal, als ob sich hinter der Begrifflichkeit des Controllings gleichermaßen eine »Zauberformel« für erfolgreiches Führen und Steuern verbirgt! Und in der Tat ist »Controlling« einer der schillerndsten Begriffe im Management.

12.1   Stand der aktuellen Wissenschaftsdiskussion im Controlling

Die ersten Controlling-Konzepte entstanden in den 1960er Jahren

Die Wurzeln des modernen Controllings liegen in den USA. Sie reichen zurück in die 1920er Jahre. Im deutschsprachigen Raum hat man sich mit der Idee des Controllings erst Mitte der 1950er Jahre befasst. In den 1960er Jahren begannen Unternehmen, sich mit **Controlling-Konzepten** zu beschäftigen.

Nach wie vor gibt es sehr unterschiedliche Auffassungen darüber, was Controlling eigentlich beinhaltet. Die Verwirrung ist hauptsächlich darauf zurückzuführen, dass die Übernahme der Funktionsinhalte des Controllings nicht parallel zur Übernahme des Begriffs aus seinem angloamerikanischen Bereich verlief. Als Folge dieser Entwicklung bezeichnet »Controlling« im deutschsprachigen Raum eine Funktion, die es in US-amerikanischen Unternehmen unter diesem Namen nicht gibt.

In den Wirtschaftswissenschaften im deutschsprachigen Bereich sind **3 Auffassungen über Controlling** wichtig:

- Controlling ist nicht Kontrolle. Kontrolle ist ein Teilbereich, neben Planen, Steuern und Informieren.
- Controlling ist keine Überfunktion im Unternehmen, der sich alle unterzuordnen haben. Controlling ist eine Hilfsfunktion für die Unternehmensführung.
- Controlling ist die kompetente Unterstützung der Unternehmensführung durch Instrumente und Informationen.

Controlling ist ein funktionsübergreifendes Steuerungsinstrument

Controlling lässt sich daher als **funktionsübergreifendes Steuerungsinstrument** definieren, das den unternehmerischen Entscheidungs- und Steuerungsprozess durch zielgerichtete Informationser- und -verarbeitung unterstützt. Dadurch sollen die Controlling-Instrumente v. a. die systematische Planung und die notwendige Kontrolle unterstützen, um angestrebte Ziele zu erreichen.

Diese Definition ist auch für den medizinischen Bereich und hier insbesondere wieder für den freipraktizierenden Bereich zwar grundsätzlich anwendbar, allerdings aus Gründen der Praktikabilität und der Handhabbarkeit des Controlling-Instrumentariums dennoch anzupassen, insbesondere zu vereinfachen. Dies soll im Rahmen der weiteren

Ausführungen dargestellt werden. Es werden daher im Folgenden auch nur diejenigen **Instrumente und Verfahren aus dem Repertoire des Controllers** vorgestellt, die für den Arzt sinnvoll sind und mit denen er ohne großen Aufwand auch brauchbare Führungs- und Steuerungsgrundlagen für sein Unternehmen »Arztpraxis« schaffen kann.

❗ **In seinem Kern ist Controlling jene der Planung nachgelagerte Phase des Managementregelkreises, in welcher der Arzt durch steuerndes Eingreifen in den Umsatzprozess sicherzustellen hat, dass die tatsächliche Einnahmeentwicklung den geplanten Vorgabewerten entspricht.**

Vereinfacht ausgedrückt ist also Controlling in diesem Sinne die Sicherstellung, dass **Planwerte**, die sich aus den Zielen des Praxisinhabers ergeben, durch **steuerndes Eingreifen** auch erreicht werden. Das Eingreifen in die Praxisabläufe ist deshalb nötig, weil selbst die genaueste Planung in der Praxisrealität nicht verhindern kann, dass sich im Zuge der Leistungserbringung in der Arztpraxis mehr oder weniger starke Tendenzen zur Abweichung vom geplanten Entwicklungspfad ergeben. Fehlt dem Arzt jedoch eine Orientierung an Zielen und Planwerten, dann kann es grundsätzlich auch kein Controlling geben. In diesem, leider fast noch üblichen Fall in Arztpraxen ist dann auch fraglich, ob man überhaupt von unternehmerischem Verhalten sprechen kann.

> Controlling sichert das Erreichen der Planwerte

Grundlage der Steuerungsmaßnahmen ist die Überwachung der Leistungsergebnisse und deren beeinflussende Parameter, um Abweichungen von den geplanten Zielen so früh wie möglich zu erkennen. Das **Erkennen von Abweichungen** stellt eine der Kernaufgaben des Controllings dar. Kündigt sich aus dem Vergleich der tatsächlichen Ergebnisse mit den Planwerten ein voraussichtliches Auseinanderklaffen von Ist und Soll an, so hat der Arzt zunächst zu prüfen, ob dadurch das Erreichen der geplanten (Jahres-)Ergebnisse als gefährdet einzuschätzen ist.

> Soll-Ist-Vergleiche und die Einleitung von Korrekturmaßnahmen sind Kernaufgaben des Controllings

Zeigt die Überprüfung das Bestehen dieser Gefahr, so hat der Arzt Maßnahmen zur Verhinderung oder zumindest Minimierung der Abweichung einzuleiten. **Soll-Ist-Vergleich** und Einleitung von **Korrekturmaßnahmen** stellen also die weiteren Aufgaben des Controllings innerhalb des Managementregelkreises dar. Liegt die Abweichung z.B. in einer »unrealistischen« Zielvorgabe begründet, dann ist es die Controlling-Aufgabe des Arztes, durch Rückkopplung der bisher realisierten Ergebnisse mit den Planansätzen zu analysieren, ob eine Revision der Planansätze notwendig ist.

12.2   Controlling und Praxismanagement

»If you can't measure it, you can't manage it!«

Selten ist das Jahresergebnis Folge eines geplanten und gesteuerten Praxishandelns!

In vielen Arztpraxen ist das innerhalb eines Jahres erwirtschaftete Ergebnis, also der **Praxiserfolg**, Resultat einer Vielzahl von Einflüssen, aber alles andere als Folge eines geplanten und gesteuerten Praxishandelns. Bemerkbar macht sich dies, wenn sich im Laufe des Jahres in den monatlichen betriebswirtschaftlichen Auswertungen (BWA) Ergebnisse einstellen, die den Arzt bei seinem Steuerberater anfragen lassen, und zwar nach dem »Warum?« und dem »Weshalb?«. Der Steuerberater hat die Daten ausgewertet, nicht errechnet und schon gar nicht selbst »produziert«. Er kann in der Regel diese Fragen nur vage beantworten, denn er hat sich nicht sehr intensiv mit dem Praxisablauf beschäftigt. Letzteres ist Aufgabe einer Beratung, und die ist in diesen Fällen nicht gerade billig!

Der Arzt ist allein für die Daten seiner Praxis verantwortlich. Der Erfolg ist nicht zufällig, nicht schicksalhaft determiniert und auch nicht politisch vorgegeben, wie häufig von manchem Standespolitiker oder Funktionär argumentiert wird. Der Arzt ist allein für die Entwicklung seiner Praxisdaten verantwortlich. Er hat es aufgrund seines Standortes, den jeweiligen gesundheitspolitischen Vorgaben etc. einmal mit mehr oder weniger günstigen Rahmenbedingungen zu tun, die seine Praxisdaten auch mehr oder weniger stark beeinflussen können. Er hat es aber in der Hand, entsprechend auf die Rahmenbedingungen zu reagieren und damit seine Daten zu bestimmen. Mit der persönlichen Entscheidung, künftig die Kosten der Praxis genauer zu untersuchen und sie mit denen anderer Praxen vergleichen zu wollen, hat der Arzt erkannt, dass man auf betriebswirtschaftliche Größen **Einfluss** nehmen kann. Damit hat er, vielleicht noch unbewusst, den ersten Schritt in das Controlling gemacht.

Controlling setzt als Maßstab für den Praxiserfolg quantifizierbare Ziele voraus

Die Sicherung des Praxiserfolgs liegt in der Hand des Arztes und damit auch die Steuerung der Praxis zur Sicherung dieses Erfolgs. Was »Erfolg« für den Arzt bedeutet, kann nur dieser selbst beantworten, nicht der Steuerberater. Dieser kann zwar aufgrund eines erreichten Praxisergebnisses steuerlich beraten, aber nicht steuernd betriebswirtschaftlich auf eine Praxis Einfluss nehmen. Den Erfolg für sich, seine Praxis, ggf. auch für seine Mitarbeiter und seine Patienten definiert der Arzt selbst, und dazu bedarf es der Festlegung eines oder mehrerer **Ziele**. Controlling setzt als Maßstab für den Praxiserfolg Ziele voraus, quantifizierbare Ziele!

Es gibt heute eine Reihe von Ärzten, die das Controlling in ihrer Praxis exzellent ein- und umsetzen. Einige von ihnen haben betriebswirtschaftliche Vorkenntnisse, oftmals ein Studium in Wirtschaftswissenschaften absolviert, andere, und das dürften die meisten sein, haben leidvolle Erfahrungen mit der betriebswirtschaftlichen Führung ihrer Praxis, durch »Nichtführen« gemacht und in »letzter Sekunde« das Ruder herumgerissen. Diese beiden Gruppen sind es heute, die Controlling nicht mehr missen wollen und die auch zum Teil ihren Kollegen das

»Einmaleins« der betriebswirtschaftlichen Führung und Steuerung, sprich Controlling, ans Herz legen bzw. diese darin auch schulen!

Diese Ärzte haben erkannt, dass Controlling etwas mit einem »Armaturenbrett« zu tun hat und sind davon überzeugt, dass es ohne Armaturen und Anzeiger, sprich Indikatoren, z.B. für einen Piloten, Kapitän oder auch Autofahrer undenkbar wäre, sicher, zielorientiert und rasch zu seinem Ziel zu gelangen. Sich nur auf den Stand des Bankkontos zu verlassen oder gerade noch zu wissen, wie hoch die Praxisumsätze sind, ist zu wenig, um seine Praxis heute noch professionell führen zu können. Für alle, die dies noch tun, kann ein derartiges Steuerungsverhalten sehr schnell zu einem gefährlichen Abenteuer werden, denn ohne Instrumente geht die **Orientierung** schnell verloren, wie dies die Situation vieler Kolleginnen und Kollegen heute ja verdeutlicht. Die vergangenen Jahre haben uns gelehrt, dass plötzlicher Nebel sehr schnell heraufziehen kann.

Nur zu wissen, wie hoch die Praxisumsätze sind, ist für eine professionelle Praxisführung zu wenig

- Controlling ist ein in Unternehmen eingesetztes Konzept zur Steuerung, Führung und Kontrolle.
- Controlling ist das Steuern und Führen mit Hilfe von Zahlen.
- Das Managen der Praxis ausschließlich mit Daten der Einnahmen-Überschuss-Rechnung oder den betriebswirtschaftlichen Monatsauswertungen ist eine rückwärtsgerichtete Kontrolle und kein vorausschauendes Führungs- und Steuerungskonzept.
- Controlling ist gegenwarts- und zukunftsorientiert und nur zu einem Teil auch vergangenheitsbezogen.
- Controlling soll rein intuitives Verhalten in der Führung einer Praxis vermeiden helfen, indem es auf der Basis verschiedener Instrumente und Methoden zielorientierte Entscheidungen ermöglicht.

12.3   Controlling als Instrument der Praxisführung

Controlling setzt also Praxisziele voraus. Ziele sind gewünschte Zustände oder Ereignisse, die in der Zukunft eintreten sollen. Sie sind »Soll«- oder »Plangrößen« für den Praxisinhaber. Vom »Soll« muss das »Ist« unterschieden werden. Das »Ist« gibt uns den heutigen (gegenwärtigen) »Zustand« an, während das »Soll« zielbezogen einen künftig erstrebenswerten Wert angibt.

Praxisziele sind »Soll«- oder »Plangrößen«

❶ Steuern im Sinne des Controllings heißt, die Praxis ausgehend vom Ist-Wert so zu managen, dass der Soll-Wert möglichst erreicht wird.

Unrealistisch ist es natürlich, einen Soll-Wert zu bestimmen, der nicht zu realisieren ist. Damit dies nicht geschieht, baut das Controlling auf vergangenheitsbezogenen Werten auf, bewertet diese vor den gegenwärtigen Rahmenbedingungen und trifft dann eine **Prognose**, also den »Soll-Wert«.

Ein Ziel wird definiert durch: Inhalt, Ausmaß, zeitlichen Rahmen und Realisierbarkeit

Controlling funktioniert folglich nur dann, wenn es sich an Zielen orientieren kann und diese **Zielorientierung** eindeutig ist. Eindeutig ist eine **Zielformulierung** immer nur dann, wenn sie Inhalt, Ausmaß und zeitlichen Rahmen eines Zieles definiert, d. h. operationalisiert, damit dieses auch messbar wird.

Jeder Praxisinhaber hat Ziele! Damit bietet sich Controlling für jede Praxis an, gilt es nun Umsatzziele, z. B. die Steigerung der Privatliquidationen oder die Senkung der Material- und Personalkosten, in Angriff zu nehmen oder will der Praxisinhaber die Patientenzufriedenheit erhöhen oder ist er an einer Verbesserung der Rentabilität seiner Praxis interessiert. Bei all diesen Beispielen handelt es sich um **Zielsetzungen**, die vom jeweiligen Praxisinhaber als erstrebenswert angesehen werden und für deren Erreichen er in Zukunft bestimmte Maßnahmen ergreifen wird.

Zielüberschneidungen und Zielkonflikte müssen auf alle Fälle vermieden werden

Häufig werden sogar mehrere Ziele gleichzeitig verfolgt. Dann ist es notwendig, die einzelnen Ziele in eine sog. **Zielhierarchie** zu bringen und zwischen Haupt-, Zwischen- und Unterzielen zu differenzieren. Ist das Hauptziel der Praxis die Umsatzrentabilität, dann sind Umsätze (Einnahmen) und Kosten(reduktion) 2 Zwischenziele. Unterziele könnten dann beispielhaft für den Umsatz die »Erhöhung« des Privatpatientenanteils, die Gewinnung neuer Patienten oder die Einführung zusätzlicher Therapien sein. Zielüberschneidungen und Zielkonflikte müssen auf alle Fälle vermieden werden. Ein Praxiszielsystem muss in sich widerspruchsfrei sein.

Mit den Controlling-Instrumenten wird nunmehr verfolgt, wie man den gesetzten Zielwerten (Planwerte oder Richtwerte) näher kommt. Controlling dient dann dazu, zu ermitteln, wie die Ziele erreicht wurden, welche Abweichungen zwischen den geplanten Zielwerten und den tatsächlichen Werten eingetreten sind, warum sie eingetreten sind und was man nunmehr oder künftig tun kann, um die (neuen) Zielwerte zu erreichen.

Der Steuerungsprozess beginnt, wenn Abweichungen erkannt werden

Dabei kann der Steuerungsprozess in der Praxis jedoch erst beginnen, wenn Abweichungen erkannt sind. Die **Auswertung der Abweichungen** (»Soll« gegenüber »Ist«) erbringt Erkenntnisse darüber, inwieweit die ursprünglichen Zielvorstellungen erfüllt sind. Größere Abweichungen müssen den Praxisinhaber veranlassen, in das Praxisgeschehen einzugreifen und auf Korrekturen zu drängen.

Der **Nutzen des Controllings für den Arzt** besteht folglich in der Aufstellung vorausschauender Pläne über das künftige Praxisgeschehen, der permanenten Gegensteuerung bei Abweichungen und der Suche nach Alternativen, um die gesetzten Praxisziele doch noch zu erreichen.

- Controlling fordert eine Ausrichtung an den Praxiszielen. Ohne Ziele ist kein Controlling möglich.
- Der Zielbildung für die Praxis kommt daher eine grundlegende Bedeutung für das Controlling zu.
- Praxisziele stellen die Richtwerte für die Aktivitäten des Arztes dar. Abweichungen zwischen Richt- und tatsächlichen Werten zu analysieren, ist eine Aufgabe des Controllings.

> — Der Arzt als Controller hat Abweichungen möglichst früh zu
> erkennen, um Gegensteuerungsmaßnahmen korrigierend ein-
> zusetzen.

»Die Zukunft kann man am besten dann voraussagen, wenn man sie selbst gestaltet.« (Alan Kay)

12.4 Controlling findet nicht nur in Unternehmen statt

Aus den Einnahmen der Praxis müssen nicht nur die Personalausgaben, der Praxisbedarf, die Raumkosten und die Fortbildung bestritten werden; es müssen auch die Kosten für die Finanzierung der Praxisinvestitionen verzinst und getilgt werden sowie neue Investitionen finanziert werden können, soweit eine Neuverschuldung nicht vorgesehen ist. Die Praxiseinnahmen dienen jedoch auch dem **Privathaushalt des Arztes**. Der Arzt finanziert darüber den Lebensunterhalt seiner Familie, betreibt private Vorsorge und zahlt dafür Beiträge in private Rentenversicherungen, tilgt den aufgenommenen Kredit für sein Haus oder seine Wohnung und hat daraus auch noch seine privaten Steuern zu begleichen. Limitiert werden diese privaten Ausgaben nicht von der Höhe der Praxiseinnahmen, sondern vom Praxisgewinn, der sich bekanntermaßen als Differenz zwischen Einnahmen und Ausgaben einstellt. Je höher dieser ist, desto höher können auch die Ausgaben auf der Privatseite sein und natürlich umgekehrt.

Praxis-Controlling muss konsequenterweise im Privatbereich fortgesetzt werden

Die Verzahnung von **Praxis- und Privatseite**, die Schnittstelle zwischen Betrieb und Familie, hat jedoch ihre »Schwachstellen«; dies konnte sicher jeder Arzt schon einmal feststellen. Viele Ausgaben auf der Privatseite sind sog. feste Ausgaben, die regelmäßig getätigt werden müssen, z. B. Steuervorauszahlungen auf Basis des zuletzt ermittelten Einnahmenüberschusses, Kapitaldienst für das Privatdarlehen, die festen regelmäßigen Ausgaben für die private(n) Lebensversicherung(en), Krankenversicherung, ein Großteil der privaten Lebensführung etc. Wenn diese Ausgaben richtig geplant, also budgetiert, werden und wenn Privatentnahmen und Privatausgaben in Anlehnung an den Praxisgewinn adäquat gesteuert werden, treten in der Regel keine oder nur vorübergehende Komplikationen auf.

Nimmt jedoch plötzlich der Praxisgewinn deutlich zu, tritt das **Gespenst der »Steuern«** auf. Man »investiert« z. B. in Abschreibungsmodelle oder Mietwohnungen, aber meist nicht aus dem versteuerten Gewinn, sondern über eine neue Lebensversicherung und ein weiteres Darlehen. Man muss ja »Kosten« produzieren, die den zu versteuernden Jahresüberschuss vermindern. Damit hat für einige Ärzte heute und in der Vergangenheit eine Spirale eingesetzt, an deren Ende das »Ende« der freiberuflichen Tätigkeit steht und private Probleme nicht nur vereinzelt auftreten. Warum? Geplant wird kurzfristig, die Nachhaltigkeit des er-

Kurzfristige Planung kann das Ende der freiberuflichen Tätigkeit sein

zielten Gewinns wird nicht näher verfolgt, und die Fixkostenbelastung im Privatbereich steigt an. Die Folge des Ganzen wird sein, will man nicht in den Konkurs abdriften, dass man entweder im Privatbereich spart, wo es noch geht, oder ein Praxiskonzept entwickeln muss, in dem Controlling einen ganz großen Stellenwert einnehmen wird.

> — Controlling ist nicht nur ein Managementinstrument, das ausschließlich für den Praxisbereich eingesetzt wird.
> — Controlling muss auch für den privaten Bereich praktiziert werden.
> — Controlling ist – privat wie betrieblich – eine Vorgehensweise zur Überwachung und Steuerung der Realisierung von Plänen und Zielen.
> — Gerade im Schnittbereich von »Praxis« und »Privatbereich« kann Controlling daher eine besondere Bedeutung für den Praxisinhaber erhalten.

12.5   Bausteine des Controllings in der Arztpraxis

»Wenn Sie wirklich verstanden haben, wo Ihr Problem liegt, sind Sie bereits auf dem Weg zu einer Lösung.«

Das Planen von Zielen und die Umsetzung in Handlungsmaßnahmen sowie die anschließende Kontrolle, ob durch die Handlungen das Ziel erreicht wurde, ist der Ausgangspunkt des Controllings. In diesem Punkt drückt sich Controlling als **Führungsinstrument** aus.

Vergleiche sind notwendig, um das Ziel zu planen

Die Zieldefinition ist die eine Seite. Die andere Seite liegt in der Planung dessen, was man als wünschenswertes Ziel ansieht. Im Vorfeld der Planung sind dazu **Vergleiche** anzustellen.

Der Praxisinhaber muss seine Ziele definieren, er muss Zielalternativen bewerten, sich für eine oder wenige Varianten entscheiden, darauf hin planen, Vergleiche anstellen, die Entscheidung umsetzen und schließlich kontrollieren, was daraus geworden ist, um auf der Basis der Kontrolle wiederum zu optimieren usw. Das dafür zur Verfügung stehende **Instrumentarium** soll auf den nächsten Seiten vermittelt werden. Es besteht aus:

- Längs- und Quervergleichen,
- Soll-Ist-Vergleichen,
- Abweichungsanalysen,
- Benchmarking,
- Kennziffern,
- Controlling-Werkzeugen.

12.5.1 Praxisvergleiche

Ziel des Praxisvergleichs ist zum einen, eine Bestandsaufnahme über die eigene Praxis durchzuführen, und zum anderen, die eigene Praxis mit anderen Praxen hinsichtlich verschiedener Kriterien zu vergleichen. Ein Praxisvergleich soll helfen zu erkennen, wo die Praxis ökonomisch steht.

> Zu den wichtigsten Bausteinen des Praxis-Controllings zählen die Praxisvergleiche

Es gibt **2 Arten von Praxisvergleichen:**
- **Längsvergleiche**, die man auch als »Zeitvergleiche« bezeichnet;
- **Quervergleiche**, die als »Praxisvergleich im engeren Sinne« bezeichnet werden.

Verglichen werden in beiden Varianten einzelne Positionen in der Einnahmen-Überschuss-Rechnung der Praxis oder der betriebswirtschaftlichen Monatsauswertungen oder natürlich auch alle Positionen – Einnahmenpositionen wie Ausgabenpositionen. In jenen Fällen, in denen Ärzte für ihre Praxen Bilanzen aufstellen, können natürlich auch die Bilanzpositionen verglichen werden. Beim Praxisvergleich handelt es sich also um einen **systematischen Vergleich von Einnahmen- und Ausgabenpositionen** zwischen 2 oder mehreren Perioden derselben Praxis oder zwischen verschiedenen Praxen. Man kann diesen Vergleich auch noch erweitern, z. B. durch interne Praxisdaten, wie Personaldaten, Gehaltsdaten, Krankenstandsdaten, Daten zur Patientenstruktur etc.

Quervergleich

Beim Quervergleich muss darauf geachtet werden, dass die eigene Praxis nur mit vergleichbaren Praxen gemessen wird. Einzelpraxen können nicht mit Gemeinschaftspraxen in einen Topf geworfen werden; Praxen, die einen hohen Umsatz machen, nicht mit kleinen Praxen; Praxen, bei denen der Praxisinhaber schon an den Verkauf denkt, nicht mit Praxen, die gerade mal eines oder 2 Jahre alt sind usw.

> Voraussetzung ist eine möglichst identische Vergleichsbasis

❶ Die Schaffung einer möglichst identischen Vergleichsbasis ist Voraussetzung dafür, dass man nachher aus den Ergebnissen des Betriebsvergleichs auch entsprechende Konsequenzen und Maßnahmen für die weitere Entwicklung der eigenen Praxis ziehen kann.

Es gibt verschiedene Möglichkeiten, Praxisvergleiche durchzuführen – je nach Datenlage und zur Verfügung stehenden Informationen und natürlich je nach Interesse des Arztes. Die einfachste, aber sicherlich nicht sehr aussagekräftige Art ist der Vergleich der eigenen Einnahmen- und Ausgabenpositionen mit den Werten, die man aus Statistiken der eigenen Berufsorganisationen entnehmen kann. Dort werden die Einnahmen-Überschuss-Positionen von Praxen veröffentlicht. Es handelt sich also um sog. »Durchschnittswerte«.

Steuerberater, die z. B. Mitglied bei DATEV (▶ s. Kap. 13) sind, können ihren Mandanten noch weitere Informationen über Praxisver-

> DATEV ermöglicht detaillierte Quervergleiche

gleiche bieten. Sie können nämlich bei der Auswahl der Strukturmerkmale nicht nur Umsatzgröße, Einzel- oder Gemeinschaftspraxis vorgeben, sie können auch nach Altersstruktur wählen und bestimmen, wo sie den Vergleich durchführen wollen, z. B. mit Praxen im Bundesland Baden-Württemberg und dort wiederum nur mit Praxen in Großstädten ab 100 000 Einwohner oder in Mittel- oder Kleinstädten und auf dem Land. Dadurch ergeben sich natürlich sehr detaillierte Aussagen, und der Praxisinhaber erhält durch diese Art des **erweiterten Praxisvergleichs** Anhaltspunkte, mit denen er die Stellung seiner Praxis genauer definieren und festlegen kann, wo Handlungsbedarf besteht. Damit ist der Praxisvergleich auch eine der wichtigsten Grundlagen für eine betriebswirtschaftliche Diagnose und Therapie.

— Bei Quervergleichen werden die Einnahmen- und Ausgabenpositionen sowie der Gewinn der eigenen Praxis mit anderen Praxen verglichen.

— Beim Quervergleich ist stets darauf zu achten, dass die Praxis tatsächlich nur mit vergleichbaren Praxen bezüglich Umsatzgrößenklasse, Altersstruktur, Mitarbeiterzahl etc. verglichen werden kann.

— In Quervergleichen lassen sich auch regionale Gegebenheiten, wie Bundesland und Größe des Standortes, berücksichtigen.

— Im Praxisvergleich können auch Daten aufgenommen werden, die sich nicht unmittelbar aus den betriebswirtschaftlichen Auswertungen oder Einnahmen-Überschuss-Rechnungen ergeben.

— Praxisvergleiche sind wichtige Grundlagen für betriebswirtschaftliche Verbesserungsmöglichkeiten der eigenen Praxis.

Längsvergleich

Die Praxisentwicklung wird im Zeitablauf untersucht

Längsvergleiche untersuchen die **Entwicklung der eigenen Praxis im Zeitablauf.** Dazu ist es betriebswirtschaftlich sinnvoll, mindestens die vergangenen 3 Jahre zu berücksichtigen. Kann man auf mehr Jahre zurückgreifen, ist dies noch besser. Allerdings erbringen mehr als 5 Jahre im »Rückwärtsgang« für den Aussagegehalt des Längsvergleichs nicht mehr viel. Im Gegenteil, die Vergangenheit wird dadurch zu stark in die Zukunft extrapoliert und damit natürlich auch früher praxisrelevante Rahmenbedingungen, die heute nicht mehr bestehen. Den heutigen Restriktionen, die sich zahlenmäßig niedergeschlagen haben, wird stattdessen zu wenig Aufmerksamkeit gewidmet.

Längsvergleiche wollen anhand der gleichen Einnahmen- und Ausgabenpositionen die Entwicklung der eigenen Praxis und ihrer Einnahmen-, Ausgaben- und Gewinnstruktur bis in die Gegenwart verfolgen und Rückschlüsse auf die weitere mögliche Entwicklung ermöglichen. Sie liefern damit eine wichtige Grundlage für **Prognosen der Praxisentwicklung,** die der oben geschilderte Quervergleich nicht ermöglicht.

❶ Der Längsvergleich ist zunächst eine Betrachtung von Vergangenheitswerten, insoweit also eher »kontrollorientiert«, während der Praxisvergleich als Quervergleich »gegenwartsorientiert« ist, da er aktuelle Praxisdaten vergleicht.

Der Längsvergleich kann in verschiedenen »Verdichtungsformen« selbst erstellt werden, nämlich monatlich, quartalsmäßig und jährlich. **Monatliche Längsvergleiche** entstehen einfach dadurch, indem die betriebswirtschaftlichen Monatsdaten des Steuerberaters in einer geeigneten Form aufbereitet und fortgeschrieben werden. Durch Zusammenfassung dreier Monate ergibt sich der **Quartalsvergleich**, und der führt wiederum zum **Jahresvergleich**.

Mit Hilfe des Monats-, Quartals- und Jahresvergleichs lassen sich die Entwicklungen zwischen Vormonaten, Vorjahresmonaten, Vorquartalen, Vorjahresquartalen und Vorjahren durchführen. Mancher Arzt mag dies als einen überflüssigen Aufwand bezeichnen. Aus den Erfahrungen heraus lässt sich jedoch entgegnen, dass dieser Aufwand vergleichsweise minimal ist und die Ergebnisse eine **Transparenz der Praxisbetriebswirtschaft** vermitteln, wie sie sonst nicht zu erhalten ist. Allein die Beschäftigung mit den monatlichen Daten lässt Sicherheit bezüglich der Praxisentwicklung entstehen.

Der Aufwand ist minimal, und die Ergebnisse vermitteln Transparenz

- Der Längsvergleich zeigt die Entwicklung der Einnahmen- und der Ausgabenpositionen sowie des Gewinns über mehrere Perioden hinweg auf.
- Der Längsvergleich kann als Monats-, Quartals- oder Jahresvergleich durchgeführt werden.
- Mit Hilfe des Längsvergleichs lassen sich auch Schwankungen in den Praxisaktivitäten erkennen.
- Der Längsvergleich, erfolgt er über mehrere Jahre, kann auch zur Extrapolation betriebswirtschaftlicher Werte in die Zukunft verwendet werden. In dieser Form kann er vorsichtig als Prognoseinstrument dienen.

12.5.2 Soll-Ist-Vergleich

Der Soll-Ist-Vergleich baut unmittelbar auf dem Quer- und dem Längsvergleich auf. Wie der Name »Soll« schon sagt, wird im Soll-Ist-Vergleich ein als wünschenswert angesehener »Soll-Zustand« definiert und später, etwa in der Jahresmitte oder am Jahresende, mit dem realisierten »Ist« verglichen. Dieser Soll-Ist-Vergleich wird sich in der Regel auf die eigene Praxis beziehen, kann jedoch auch auf andere Praxen Bezug nehmen, z. B. kann das »Soll« als Durchschnittswert definiert werden. »So sollte es sein«, kann man in diesem Zusammenhang vereinfacht sagen und dies als Ansporn sehen, es anderen Praxen nachzumachen und in Zukunft bestimmte Einnahmen- und Ausgabewerte zu erreichen. Wird das »Soll« auf diese Weise gesehen, entsteht daraus nämlich ein »Zielwert«.

Ein wünschenswerter Zustand wird definiert

Soll-, Ziel- und Planwerte
beschreiben Absichten und
Strategien

Hinter den Begriffen »Ist«, »Soll«, »Ziel«- oder »Planwert« stecken damit gleichzeitig auch »Absichten«, »Wünsche« oder sogar »Strategien« und »konkrete Maßnahmen« des Arztes. Er wendet damit **Instrumente des Praxismanagements** zur Steuerung, Kontrolle und Führung seiner Praxis an. Er wird zum Controller.

❗ Damit wird nochmals deutlich, dass Controlling nicht nur Kontrolle von Vergangenheitswerten ist, sondern auch das Steuern und Führen der Praxis hin zu bestimmten Zielen, die man sich als Arztunternehmen selbst vorgibt.

Beim Soll-Ist-Vergleich sind bestimmte Punkte zu beachten: Wenn man einen Soll-Ist-Vergleich durchführt, muss gewährleistet sein, dass die Ist-Daten auch mit den Soll-Daten vergleichbar sind. Dies ist meist dann der Fall, wenn man die Daten der eigenen Praxis vergleicht. Bei Übernahme von Vergleichsdaten einer anderen Praxis als Soll-Wert muss sichergestellt sein, dass z. B. die Kosten- und Einnahmepositionen alle die gleichen Inhalte haben, was im Übrigen nicht immer der Fall ist. Hinzu kommt, dass für den **Aussagegehalt des Soll-Ist-Vergleichs** seine Aktualität von Bedeutung ist. Der Soll-Ist-Vergleich ist wiederum Grundlage für die Abweichungsanalyse und erhält besondere Bedeutung auch in den Benchmarkings, die eine besondere Form des Praxisvergleichs darstellen.

- Der Soll-Ist-Vergleich ist ein wesentliches Controlling-Instrument. Er vergleicht das Ergebnis der realisierten Praxisaktivitäten mit den geplanten Praxisergebnissen.
- In dieser Hinsicht hat der Soll-Ist-Vergleich sowohl eine quantitative als auch eine qualitative Funktion. In letzterer Hinsicht trifft er eine Aussage über die Planungsqualität des Arztes.
- Wird der Soll-Ist-Vergleich ausschließlich für die eigene Praxis verwendet, dann können sich in den Soll-Werten die Zielwerte für die Einnahmen- und Ausgabenpolitik der Praxis widerspiegeln.
- Wird der Soll-Ist-Vergleich für das Benchmarking verwendet, dann ist der jeweilige Soll-Wert als die als erstrebenswert angesehene Größe zu betrachten.
- Soll-Werte als Benchmarks haben wesentliche Bedeutung für die Strategie einer Praxis. Aus ihnen lassen sich die Praxisziele für einen längerfristigen Zeitraum definieren und die geeigneten Instrumente dafür festzulegen.

»Wer Erfolg haben will, darf keine Angst haben, Fehler zu machen.«

12.5.3 Abweichungsanalyse

»Wo Fehler sind, da ist auch Erfahrung.« (Anton Tschechow)

Die Abweichungsanalyse versucht, wie schon der Begriff sagt, die Ursachen zwischen Abweichungen zweier Vergleichsgrößen zu ermitteln, also z. B. zwischen den geplanten Personalkosten und den tatsächlichen Personalausgaben, etwa am Jahresende. Selbstverständlich kann sich die Analyse von Abweichungen auf alle Einnahmen- und Ausgabenpositionen, den Gewinn und darüber hinaus auch auf personal- oder finanzwirtschaftliche Größen etc. einer Praxis beziehen.

Abweichungsanalysen eigenen sich v. a. für den Soll-Ist-Vergleich der eigenen Praxis, weniger für Vergleiche mit anderen Praxen, da dort in der Regel die Gründe für bestimmte Praxisentscheidungen oder -maßnahmen nicht bekannt sind (Ausnahme: Benchmarking-Studien), die zu bestimmten Zahlenwerten in der Einnahmen-Überschuss-Rechnung führen.

Die Ursachen für Abweichungen können naturgemäß sehr vielfältig sein. Sie können z. B. in einem Fehler bei der Aufstellung des Praxisplans liegen. Es wird mit zu hohen Umsätzen gerechnet, entsprechend wird noch eine Helferin eingestellt. Tritt der Umsatzzuwachs nicht ein, dann haben sich jedoch die Personalkosten erhöht. Unter Umständen vermindern sich der Gewinn und die Umsatzrentabilität der Praxis, wenn keine Einsparungen an anderer Stelle möglich waren. Zielvorgaben können also unrealistisch hoch gewesen sein. Es können unvorhergesehene Ausgaben eingetreten sein, wie z. B. eine ersatzbedingte Anschaffung, es können weniger Patienten in die Praxis gekommen sein, weil ein neuer Kollege in der Nähe seine Praxis eröffnet hat. Abweichungen können auch aus längerer Krankheit des Praxisinhabers resultieren und zu entsprechenden Einnahmenausfällen führen.

Wie kam es zur Abweichung zwischen »Soll« und »Ist«?

Abweichungsursachen: zu hohe Zielvorgaben, unvorhergesehene Ausgaben, Patientenschwund

❶ **Man muss die jeweiligen Ursachen kennen, wenn man möchte, dass diese Abweichungen künftig nicht oder nur in geringerem Maße auftreten.**

Wichtig ist, dass Abweichungsanalysen zeitnah vorgenommen werden. Liegen z. B. die monatlichen betriebswirtschaftlichen Auswertungen für das erste Halbjahr ab Mitte Juni vor, dann sollte unmittelbar danach eine **neue Erwartungsrechnung** für das voraussichtliche Jahresergebnis der Praxis erfolgen, denn auf Grundlage von 6-monatigen Praxiswerten lässt sich das voraussichtliche »Ist« recht gut berechnen, und es lassen sich dann bereits frühzeitig und nicht unter Zeitdruck finanzielle Dispositionen in die Wege leiten.

Weichen die 6-Monats-Werte stark von den geplanten Jahresergebnissen der Praxis ab, dann müssen **Korrekturen** eingeleitet werden, damit im Falle von Unterschreitungen der Planwerte diese vielleicht doch noch erreicht werden können.

Abweichungsanalysen müssen zeitnah erfolgen

IV

> - Die Abweichungsanalyse ist die logische Konsequenz eines jeden Soll-Ist-Vergleichs.
> - Die Abweichungsanalyse zeigt die Ursachen, die zum Ist-Wert und nicht zum Soll-Wert (Zielwert, Planwert) geführt haben, retrospektiv auf.
> - Abweichungsanalysen dienen nicht der Rechtfertigung dafür, warum ein Soll-Wert nicht eingetreten ist, sondern sind im Sinne eines Lernprozesses zur Verbesserung der Planungs- und Umsetzungsarbeit zu verstehen.
> - Werden Abweichungsanalysen als Grundlagen für Lernprozesse verstanden, dann sollten sie als Chance gesehen werden, die Praxisentwicklung nicht als linearen, sondern als vernetzten Prozess mit vielen Interdependenzen zu verstehen.
> - Abweichungsanalysen sollten zeitnah erfolgen, sodass die Ursachen für Abweichungen auch zeitnah rekonstruierbar sind.
> - Abweichungsanalysen sollten schriftlich erstellt werden, damit sie nachvollziehbar sind.
> - Abweichungsanalysen müssen in jedem Fall zu Korrekturentscheidungen führen.

12.5.4 Benchmarking

Von den Besten lernen

Benchmarks sind **Richtwerte**, die ursprünglich im Rahmen des Investmentfondmanagements festgesetzt wurden, um Anhaltspunkte zur Vergleichbarkeit unterschiedlicher Finanzanlagen zu ermitteln (▶ s. Kap. 9). Im Sinne des Praxis-Controllings bedeutet Benchmarking, sich mit dem Branchenbesten zu vergleichen, dessen beste Praktiken in das eigene Unternehmen zu implementieren und zu versuchen, es noch besser zu machen.

Dem Benchmarking gehen eine umfassende Praxisanalyse und die Festlegung von Zielen voraus. Es folgen die Ausarbeitung eines projektspezifischen Fragebogens und die Auswahl der Partner, an denen man sich messen möchte. Die **3 Kernfragen des Benchmarkings** lauten:

- Wo können wir besser werden?
- Wer ist auf welche Weise besser?
- Wie können wir dieses Niveau erreichen?

12.5.5 Kennzahlen

Mit Prozentwerten lässt sich die Struktur der Praxis abbilden

Beim Längs- und Quervergleich werden neben den absoluten Zahlen jeweils auch die Prozentualzahlen ermittelt. Basis dafür sind die gesamten Einnahmen, denen prozentual die Gesamtausgaben gegenübergestellt werden. Die Differenz ergibt den Prozentualanteil des Gewinns am Umsatz, die sog. **Umsatzrendite**.

Im nächsten Schritt werden die **einzelnen absoluten Einnahmepositionen** – also Kassenabrechnungen, Privatliquidationen und sonstige Einnahmen – zu den Gesamteinnahmen ins Verhältnis gesetzt und so ihre Prozentualwerte ermittelt. Analog erfolgt dies bezüglich der **einzelnen Kostenpositionen**, die entweder den Gesamtausgaben (=100) oder aber den Gesamteinnahmen (=100) gegenübergestellt werden. Führt man diese prozentualen Berechnungen der Anteile im Längsvergleich, also für die vergangenen 3–4 Jahre, durch, dann wird man feststellen, dass die Schwankungen der Prozentualwerte der einzelnen Positionen nur sehr gering sind, im Gegensatz zu den Absolutzahlen. Die Prozentwerte bilden damit die Struktur der Praxis ab.

Für das Praxis-Controlling lassen sich daraus bestimmte **Schlussfolgerungen** ziehen:

▪ Es ist leichter, sich ein Bild über die eigene Praxis anhand verdichteter Daten und Werte zu machen als direkt über die Einnahmen-Überschuss-Rechnungen mit den Absolutzahlen.

▪ Die Anteilswerte der einzelnen Positionen an den Gesamtausgaben, ggf. auch den Einnahmen, vermitteln einen rascheren Überblick über die Struktur der Praxis als die absoluten Zahlen.

▪ Bleiben die Anteilswerte über einen gewissen Zeitrahmen konstant, dann darf daraus auch der vorsichtige Schluss einer gewissen stabilen Praxisentwicklung gezogen werden; umgekehrt darf bei sich veränderten Prozentualwerten jedoch nicht Instabilität abgeleitet werden.

▪ Veränderte Anteilswerte können z. B. durch die Vornahme von Investitionen, Sondertilgungen etc. eintreten und sind entsprechend zu interpretieren. Dies ist auch mit eine Aufgabe im Rahmen der Abweichungsanalyse.

Durch die Verknüpfung verschiedener (kleinerer) Kostenpositionen in der betriebswirtschaftlichen Auswertung (BWA) und der Einnahmen-Überschuss-Rechnung zu übergeordneten Kostenpositionen lassen sich **Kennzahlen oder Kennziffern** bilden.

> Kennzahlen oder Kennziffern sind übergeordnete Kostenpositionen

Kennzahlen sind quantitative Größen, die in konzentrierter Form Informationen über die betriebswirtschaftlichen Sachverhalte einer Praxis liefern. Dabei kommt es sehr stark auf den Zweck an, für den derartige Kennzahlen verwendet werden sollen. Kennzahlen lassen sich zur Planung und bei Entscheidungsfragen verwenden, z. B. wenn es darum geht, ob und wie in neue Praxisgeräte oder in die Praxiseinrichtung investiert werden soll. Kennziffern können aber auch für die Steuerung und die Kontrolle der Praxisentwicklung eingesetzt werden. In diesem Sinne dienen sie der Unterstützung der Praxisführung.

Kennzahlen kommen in unterschiedlichen Arten vor. Grundsätzlich ist zwischen absoluten und relativen Kennzahlen, sog. Verhältniszahlen, zu unterscheiden. **Absolute Kennzahlen** werden häufig nicht als Kennzahlen angesehen. Zu ihnen zählen Einzelzahlen, die für eine Praxis jedoch durchaus Informationswert haben können, wie z. B. der Praxiserfolg als Differenzzahl zwischen Einnahmen und Ausgaben oder Mittelwerte, wie der durchschnittliche Zeitaufwand je Patient, durchschnittliche Kosten je Patient oder durchschnittliche Einnahmen je Patient.

> Man unterscheidet absolute und relative Kennzahlen

Relative Kennzahlen können z. B. **Beziehungszahlen** sein, die sachlich verschiedene Größen in Beziehung setzen, wie Umsatz je Mitarbeiter oder Personalkosten je Fall. Ferner gehören zu den relativen Kennzahlen **Gliederungszahlen**, die wesensgleiche Quantitäten (Euro, Fallzahlen etc.) eines Zeitraums oder eines Zeitpunkts miteinander vergleichen. Schließ-

IV

lich können relative Kennzahlen auch **Indexzahlen** sein. Sie setzen sachlich gleiche, aber zeitlich verschiedene Größen zueinander in Beziehung. Dadurch entstehen interessante Zeitreihen. Die Bildung von Indexzahlen hat den Vorteil, dass man die zeitliche Entwicklung sehr anschaulich auch graphisch darstellen kann.

Kennzahlen erhalten ihre Aussagekraft im Längs- und Quervergleich

Kennzahlen können für verschiedene Bereiche der Praxis gebildet werden, sei es nun der Mitarbeiterbereich, der Umsatzbereich oder die Finanzwirtschaft. Zur **Verbesserung der Aussagefähigkeit** interner, auf die eigene Praxis bezogener Kennzahlen ist der Vergleich mit anderen Kennzahlen, z. B. aus dem Quervergleich mit anderen Praxen oder im Längsvergleich der eigenen Praxis, erforderlich.

Sinnvoll ist es, eine gewisse **Ordnung der Kennzahlen** zu schaffen, dies erleichtert den schnellen Überblick über den Aussagegehalt der Kennzahlen. In den folgenden Abschnitten sollen die wichtigsten Kennzahlen für eine Praxis erläutert werden. Dabei werden umsatzbezogene, kostenbezogene, gewinnbezogene und finanzwirtschaftliche sowie einige andere Kennziffern näher betrachtet.

- Kennzahlen sind quantitative Größen, die betriebswirtschaftliche Sachverhalte und die Strukturen der Praxis in sehr verdichteter Form wiedergeben.
- Kennzahlen lassen sich für alle Führungs- und Steuerungsaufgaben einer Praxis bilden.
- Kennzahlen lassen sich in umsatzbezogene, kostenbezogene, gewinnbezogene und finanzwirtschaftliche Kennzahlen unterscheiden. Diese Gliederung orientiert sich an den 3 großen Bereichen der Einnahmen-Überschuss-Rechnung – nämlich den Einnahmen, den Ausgaben und dem Gewinn – sowie an den finanzwirtschaftlichen Bewegungen.
- Es ist zweckmäßig, eine Auswahl von Kennzahlen zu treffen und diese regelmäßig für die Praxis zu bilden. Dadurch entsteht Vergleichbarkeit. Ein ständiger Wechsel zu anderen Kennzahlen und/oder die Aufnahme neuer Kennzahlen in das Kennzahlensystem einer Praxis erschweren den Vergleich.

Umsatzbezogene Kennziffern für die Arztpraxis

Die Umsatzrendite beschreibt das Verhältnis des Gewinns zum Umsatz

Die **Umsatzrendite** ist sicherlich der wichtigste Vergleichsmaßstab für eine Praxis – im Längsvergleich, im Quervergleich und als Kennziffer selbst. Sie wird ermittelt aus dem Verhältnis von Gewinn (vor Steuern) zu den Praxiseinnahmen, dem Umsatz. Erzielt z. B. eine Praxis einen Umsatz von 300 000 Euro und einen Gewinn von 100 000 Euro, dann beträgt die Umsatzrendite 33,3%, d. h. dass jeder Euro Umsatz zu einem Gewinn von rund 33 Cent führt. Das bedeutet jedoch auch, dass 67% von jedem Euro Kosten sind.

Um einen über diese Feststellung hinausgehenden Aussagegehalt zu bekommen, muss diese Zahl in **Relation zur Umsatzrendite anderer Arztpraxen** gesetzt werden, z. B. im Rahmen eines Quervergleichs. Liegt der Durchschnitt der Vergleichspraxen – also jener, die zumindest in der

Umsatzgrößenklasse von 300 000 Euro liegen – unter 33,3%, dann kann festgehalten werden, dass unsere Praxis »gut« oder »besser« dasteht als die anderen Praxen.

Eine weitere gebräuchliche Kennziffer ist der **Umsatz je Mitarbeiter**. Sie ergibt sich aus dem Gesamtumsatz, dividiert durch die Anzahl der in der Praxis tätigen Personen, inklusive dem/n Arzt/Ärzten, umgerechnet auf Vollzeitbasis.

Für einen oberflächlichen Vergleich der Umsatz-je-Mitarbeiter-Kennziffer eigenen sich die Daten aus den Statistiken der Standesorganisation. Besser sind die Praxisquervergleiche aus dem DATEV-Bestand oder natürlich Daten, die im Rahmen eines Benchmarkings ausgetauscht werden. Aber was sagt diese Kennziffer aus? Liegt der eigene Praxiswert über dem Durchschnitt, dann drücken sich darin im Prinzip **2 mögliche Tendenzen** aus:

> *Was sagt die »Umsatz-je-Mitarbeiter«-Kennziffer aus?*

- Die Praxis arbeitet produktiver als der Durchschnitt. Das würde Rückschlüsse auf eine gute Arbeitsorganisation zulassen, auch auf erfahrene Kräfte in der Praxis oder auch auf Schnelligkeit der Leistungserbringung.
- Die Praxis bietet solche Leistungen an, die mehr Umsatz pro Zeiteinheit erbringen als dies im Durchschnitt der Fall ist. Hier kann man festhalten: Entweder hat der Inhaber ein »Händchen« für gutgehende Therapieleistungen und/oder eine entsprechende Patientenschaft oder er hat sich auch am Umsatz seiner Praxis bezüglich seines Aufwands an Stunden orientiert und kann selektiv entscheiden, welche Leistungen er anbietet. Denkbar wäre auch eine bewusste Beratung der Patienten hin zu bestimmten therapeutischen Maßnahmen, also die Praxis bietet verstärkt außervertragliche Leistungen an.

Interessant kann auch die Kennziffer »**Umsatzanteil**« sein. Hier geht es darum zu ermitteln, welchen Anteil eine bestimmte Behandlungskategorie am Gesamtumsatz hat. Es wird also die Umsatzleistung der einzelnen Behandlungsleistungen ins Verhältnis zum Gesamtumsatz gesetzt. Diese Kennziffer kann dann Rückschlüsse auf die Rentabilität einzelner Therapieschwerpunkte zulassen, sie kann zur Einschränkung oder zur Ausweitung von Behandlungskonzepten führen, und sie kann auch Grundlage für Investitionsentscheidungen für bestimmte Behandlungskonzepte sein.

> *Der »Umsatzanteil« ermöglicht Rückschlüsse auf die Rentabilität einer Behandlungskategorie*

Häufig wird die Kennziffer »Umsatzanteil« gleichzeitig mit der Entwicklung des Umsatzanteils im Zeitablauf betrachtet. Dann liegt eine Beurteilung im Sinne des Längsvergleichs vor. Diese Kennziffer »**Umsatzzuwachsrate**« ist somit ein Praxiskontrollinstrument, wenn die Praxis Änderungen in der Leistungsstruktur vorgenommen hat und nunmehr wissen möchte, inwieweit Umsatzzunahmen auf die neuen Therapieleistungen zurückzuführen sind.

Zu den umsatzbezogenen Kennziffern gehören auch die **Einnahmen pro Patient**. Hier werden die Umsätze durch die Anzahl der Patienten dividiert. Manchmal taucht diese Kennziffer auch unter dem Begriff »Einnahmen pro Fall« auf. Letztlich könnte man diese Kennziffer teilen in »Einnahmen pro Kassenpatient« und »Einnahmen pro Privatpatient«.

> Die wichtigsten umsatzbezogenen Kennziffern für ein Kennziffern-system einer Praxis, die häufig auch etwas zur Leistungsstruktur der Praxis und damit zur »Produktionsstruktur« der Praxis aussgan, sind:
> - Umsatzrendite = Gewinn (vor Steuern) ÷ Praxiseinnahmen × 100
> - Umsatz je Mitarbeiter = Umsatz (Praxiseinnahmen) ÷ Anzahl der Mitarbeiter (inklusive Arzt)
> - Umsatzanteil = Umsatz »Behandlungskategorie« ÷ Umsatz (Praxiseinnahmen)
> - Umsatzzuwachsrate = Veränderung Umsatz »Behandlungskategorie« ÷ Veränderung Umsatz (Praxiseinnahmen)
> - Einnahmen pro Patient = Umsatz ÷ Anzahl der Patienten

Kostenbezogene Kennziffern für die Arztpraxis

Auch für die Ausgabenseite, die Kostenseite, lassen sich Kennziffern bilden. Die Möglichkeiten, Kostenkennziffern zu bilden, sind aufgrund der wesentlich größeren Anzahl an Kostenpositionen in der BWA oder Einnahmen-Überschuss-Rechnung recht umfangreich. Mit den Kostenkennziffern kann die **Kostenstruktur einer Praxis** mit anderen Praxen verglichen oder aber die Kostenstruktur ein und derselben Praxis in ihrer zeitlichen Entwicklung analysiert werden.

Das Controlling konzentriert sich auf die entscheidenden, großen Kostenpositionen

Im Rahmen des Controlling kommt es darauf an, dass man sich auf die **entscheidenden und großen Kostenpositionen** konzentriert, während beim Kostenmanagement die Beeinflussbarkeit auch der kleineren Kostenpositionen zu betrachten ist. Auf alle Fälle ist es wichtig, dass die großen Kostenpositionen – wie Personalkosten, Geräteabschreibungen oder Raumkosten – im Einzelnen betrachtet und den Gesamtkosten gegenübergestellt werden. Natürlich müssen sie auch in ihrer zeitlichen Entwicklung und im Vergleich mit anderen Praxen beobachtet werden.

Personalkostenanteil

Der **Personalkostenanteil** ist eine interessante Kennzahl, die man ganz einfach durch Division der gesamten Personalkosten durch die Anzahl der Mitarbeiter erhält. Teilzeitkräfte werden entsprechend anteilig berücksichtigt und zu Vollzeitkräften umgerechnet.

> ❗ Sollen die Kosten pro Beschäftigten berechnet werden, dann müssen darin auch die oder der Praxisinhaber berücksichtigt werden.

Kosten pro Arztleistungsstunde

Eine weiter gebräuchliche Kostengröße ist die Ermittlung der **Kosten pro Arztleistungsstunde**. Hier werden die Gesamtkosten der Praxis durch die Gesamtarztleistungsstunden dividiert, wobei man auch hier teilweise nur die produktiven Stunden ansetzt, teilweise aber auch die Zeit für Verwaltungstätigkeiten, Fortbildung etc. mit betrachtet. Auch hier ist, wenn man diese Kennziffer im Rahmen eines Betriebsvergleichs betrachtet, genau auf die Definition zu achten.

Kosten pro effektive Mitarbeiterleistungsstunde

Schließlich gibt es auch noch Kennziffern, die die **Kosten pro effektive Mitarbeiterleistungsstunde** vergleichen helfen. Hier werden die Gesamtkosten durch die effektive Mitarbeiterleistung dividiert. Diese Kennziffer kann eine Vergleichsgröße für die Produktivität einer Praxis gegenüber Vergleichspraxen darstellen. Sie ist damit aber auch eine Größe, die aufzeigt, wo evtl. Personalkosten eingespart werden können oder wo man die Praxisorganisation noch rationeller gestalten sollte, damit die Produktivität erhöht werden kann.

Im Rahmen des Controllings kommt es nicht primär darauf an, dass jede Kostenposition etwa in den monatlichen Summen- und Saldenlisten unter die Lupe genommen wird. Diese Aufgabe fällt in das Kostenmanagement der Praxis (▶ s. Kap. 11). Das Controlling soll jedoch dem Kostenmanager »Arzt« den Blick dafür schärfen, wo er nach **Kosteneinsparungs- und Kostensenkungspotenzialen** in seiner Praxis zu suchen hat.

Die wichtigsten kostenbezogenen Kennziffern für eine Arztpraxis sind:
- Anteil Personalkosten am Praxisumsatz = Personalkosten ÷ Praxisumsatz (Einnahmen) × 100
- Anteil Raumkosten am Praxisumsatz = Raumkosten ÷ Praxisumsatz (Einnahmen) × 100
- Kosten pro Arztleistungsstunde = Gesamtkosten ÷ Gesamtarztleistungsstunden
- Kosten pro effektive Mitarbeiterstunde = Gesamtkosten ÷ Gesamtmitarbeiterleistungsstunden
- Kosten pro Beschäftigtem = Gesamtkosten ÷ Anzahl Mitarbeiter
- Personalkosten je Beschäftigtem = Personalkosten ÷ Anzahl Beschäftigte

---

Gewinnbezogene Kennziffern für die Arztpraxis

Ergänzend zu den umsatz- und kostenbezogenen Kennziffern gibt es natürlich die gewinnbezogenen Kennziffern.

Eine der gewinnbezogenen Kennziffern ist die bereits vorgestellte **Umsatzrentabilität.** Sie setzt den steuerlichen Praxisgewinn, man sagt auch: das steuerliche Praxisergebnis, zu den Praxiseinnahmen ins Verhältnis. Diese Umsatzrentabilität ist eine gebräuchliche Kennzahl in Praxisvergleichen. Für die Arztpraxen ist sie oftmals auch die wichtigste Kennzahl, weil sich in ihr natürlich 2 verschiedene Ebenen widerspiegeln, nämlich zum einen die Entwicklungen auf der Umsatz- bzw. Einnahmenseite – also Bindung und Neugewinnung von Patienten, erfolgreiche Anwendung neuer Behandlungskonzepte und -leistungen etc. – und zum anderen die Entwicklungen auf der Kostenseite, also das Bemühen um Kosteneinsparungen, um eine rationelle Praxisorganisation, um das Vermeiden von Verschwendungen aller Art usw.

Die Umsatzrentabilität spiegelt die Entwicklung des Umsatzes und der Kosten wider

Eine **Gewinn- und Verlustrechnung** stellt immer auf eine periodengerechte Abgrenzung von Erträgen (Praxiseinnahmen) und Aufwendungen (Praxisausgaben) ab. Sie lässt eine Verlagerung von Einnahmen oder ein Vorziehen von Ausgaben nicht zu, wie dies bei der Einnahmen-Überschuss-Rechnung möglich ist. Mit Hilfe der **Bilanz** lassen sich zusätzliche Informationen – also Kennzahlen über Ertrags-, Erfolgs- und die Vermö-

IV

genslage der Praxis – gewinnen. Zur Einreichung als Besteuerungsgrundlage des Gewinns beim Finanzamt sei jedoch abgeraten, da ansonsten die Gefahr besteht, dass das Finanzamt künftig immer eine Bilanz als Besteuerungsgrundlage haben möchte.

Über die **Eigen- bzw. Gesamtkapitalrentabilität** erhält man den tiefsten Einblick in die Wirtschaftlichkeit seiner Praxis. Nur gibt es leider hierfür wenig Vergleichsmaterial. Die Eigen- oder Gesamtkapitalrentabilität einer Arztpraxis kann daher in der Regel nur im Längsvergleich der eigenen Praxis »beobachtet« und mittels Benchmarking an Daten vergleichbarer »Unternehmen« gemessen werden. Fragen Sie z. B. Ihren Steuerberater nach Eigenkapital- bzw. Gesamtkapitalrentabilitäten von Arztpraxen, soweit er davon eine Anzahl in seiner Mandantenschaft hat.

> Den tiefsten Einblick in die Wirtschaftlichkeit einer Praxis erhält man über die Eigen- bzw. Gesamtkapitalrentabilität

Bei den gewinnbezogenen Kennziffern sind für das Controlling folgende von Wichtigkeit:
— Umsatzrentabilität A = steuerlicher Praxisgewinn ÷ Praxiseinnahmen × 100
— Umsatzrentabilität B = betriebswirtschaftlicher Praxisgewinn ÷ Praxiseinnahmen × 100
— Eigenkapitalrentabilität A = steuerlicher Praxisgewinn ÷ Eigenkapital × 100
— Eigenkapitalrentabilität B = betriebswirtschaftlicher Praxisgewinn ÷ Eigenkapital × 100
— Gesamtkapitalrentabilität A = (steuerlicher Praxisgewinn + Fremdkapitalzinsen) ÷ (Eigenkapital + Fremdkapital) × 100
— Gesamtkapitalrentabilität B (betriebswirtschaftlicher Praxisgewinn + Fremdkapitalzinsen) ÷ (Eigenkapital + Fremdkapital) 100

Finanzwirtschaftliche Kennziffern für die Arztpraxis

Neben den umsatz-, kosten und gewinnbezogenen Kennziffern gibt es noch weitere interessante Kennziffern für eine Praxis. Eine davon ist die **Liquidität**, eine finanzwirtschaftliche Größe. Viele Ärzte sehen zwar diese Bezeichnung auf der monatlichen BWA. Allerdings können die meisten mit dieser Kennziffer, die in aller Regel von Monat zu Monat schwankt, überhaupt nichts anfangen.

»Liquidität geht vor Rentabilität!«

So lautet eine griffige Formel, die insbesondere Banker gerne verwirklicht sehen wollen. Aber nicht nur für Banker ist diese Formel wesentlich: Mangelnde Liquidität gefährdet die Existenz der Praxis und damit die Existenz des Praxisinhabers! Liquidität bedeutet, dass der Arzt – wie im Übrigen jeder Unternehmer – seine **Zahlungsverpflichtungen** jederzeit und fristgerecht erfüllen muss (sollte).

> Liquidität ist die Fähigkeit, Zahlungsverpflichtungen fälligkeitsgerecht nachkommen zu können

Das heißt, Liquidität ist die Fähigkeit einer Praxis, ihren Zahlungsverpflichtungen – z. B. Löhne/Gehälter, Mietzahlungen, Einkauf, Kapitaldienst etc. – fortlaufend und ohne Unterbrechung fälligkeitsgerecht und uneingeschränkt nachkommen zu können.

Der Verlust an Liquidität führt zur **Illiquidität**. Der vorhandene Bestand an liquiden Mitteln – also Barmittel, Giroguthaben, freie Kreditlinien und die zu erwartenden Einzahlungen, also die Zuflüsse an liquiden Mitteln – sollen zumindest ausreichen, um alle zwingenden Auszahlungen, die Abflüsse an Liquidität bedeuten, gewährleisten zu können. Aus betriebswirtschaftlicher Sicht ist weiter zu fordern, dass die liquiden Mittel auch zur Finanzierung von zwingenden Investitionen genügen müssen. Kann Illiquidität nicht durch Kredite oder Privateinlagen beseitigt werden, droht nach geltendem Wirtschaftsrecht der gerichtliche Vergleich bzw. der Konkurs.

Die Liquidität ist für die Erhaltung der Praxis also von besonderer Wichtigkeit. Als Kennziffer wird sie als kurzfristige Kennzahl verwendet, die das Verhältnis zwischen Teilen des Umlaufvermögens (Bankguthaben, Kasse, kurzfristige Forderungen) und den kurzfristigen Verbindlichkeiten festhält.

Liquidität wird unterschieden nach **absoluter Liquidität** und nach **relativer Liquidität**. Bei letzterer wird nochmals unterschieden in **statische Liquidität** und in **dynamische Liquidität**.

Absolute Liquidität ist die Fähigkeit, Vermögensteile in Zahlungsmittel umzuwandeln. Ein Vermögensgegenstand hat dabei eine umso höhere (absolute) Liquidität, je rascher er in Zahlungsmittel umgewandelt werden kann; Beispiel: Eine Forderung an einen Patienten (Rechnung) hat eine höhere Liquidität als der Röntgenapparat, der nicht mehr benötigt wird und verkauft werden soll. Häufig spricht man anstelle der absoluten Liquidität auch von der »Liquidierbarkeit von Vermögensteilen«. Zahlungsmittel (Kasse/Bank) haben naturgemäß die höchste absolute Liquidität.

> Absolute Liquidität bedeutet die Umwandlung von Vermögensteilen in Zahlungsmittel

Die **relative Liquidität** tritt zum einen in Form von Kennziffern auf, man bezeichnet sie dann auch als **statische Liquidität**. Zum anderen wird sie Form des Liquiditätsplans (oder auch des Finanzplans) und der Liquiditätsüberwachung als »**dynamische Liquidität**« bezeichnet.

> Die Kennziffern der relativen Liquidität sind die statische und die dynamische Liquidität

An dieser Stelle soll zunächst nur ein Überblick über die **Kennziffern der statischen Liquidität** erfolgen. Sie beschreibt das Verhältnis, das zwischen den Zahlungsmitteln und den fälligen Verbindlichkeiten besteht. Man differenziert hierbei i. Allg. nach:

▧ **Liquidität 1. Grades** = Barliquidität = (Guthaben auf Konten + gedeckte Schecks + Kasse) ÷ kurzfristige Verbindlichkeiten (kurzfristige Verbindlichkeiten sind in der Regel Verbindlichkeiten mit einer Laufzeit von bis zu 3 Monaten)

▧ **Liquidität 2. Grades** = (Barliquidität + kurzfristige Forderungen) ÷ kurzfristige Verbindlichkeiten

▧ **Liquidität 3. Grades** = (Liquidität 2. Grades + noch nicht fällige Forderungen) ÷ kurzfristige Verbindlichkeite

Die statische Liquidität ist zeitpunktbezogen und kann daher stets nur eine **Momentaufnahme der Liquidität** im Sinne einer Vergangenheits-

> Die statische Liquidität beschreibt eine Momentaufnahme der Liquidität

betrachtung liefern. Folglich zeigt sie auf, wie sich die Liquidität bis zu einem bestimmten Betrachtungszeitpunkt entwickelt hat.

❗ Soll der Bestand der Praxis sichergestellt werden, dann kann dies nur durch eine dynamische Liquiditätsbetrachtung erfolgen.

Die dynamische Liquidität einer Praxis ist der Liquiditätsplan

Erst mit Hilfe der dynamischen Liquidität ist es möglich, die Praxis finanzwirtschaftlich zu steuern, um somit die Beachtung des finanzwirtschaftlichen Gleichgewichts zwischen Einnahmen und Ausgaben zu sichern. Damit wird es möglich, nicht nur die momentane Liquidität festzustellen, die auf einen bestimmten Tag bezogen ist, sondern auch die sog. Periodenliquidität planerisch zu ermitteln, wodurch der Arzt feststellen kann, inwieweit die jeweilige Zahlungsfähigkeit künftig gesichert oder gefährdet ist. Damit ist der **Liquiditätsplan** (Finanzplan) auch ein wichtiges Instrument des Praxis-Controllings.

> — »Liquidität geht vor Rentabilität.« Mit dieser »Regel« setzt sich die jederzeitige Zahlungsfähigkeit eines Unternehmens/einer Praxis stets vor Gesichtspunkte betriebswirtschaftlicher Rentabilität.
> — Die Liquidität wird in verschiedenen Kennziffern ausgedrückt. Die Sicherung der Barliquidität, die sich in der Regel in einer Zahl von 1,0–1,2 ausdrücken soll, ist dabei der wichtigste statische Liquiditätsgrad.
> — Wichtiger als die statischen Liquiditätsgrade ist die dynamische Liquidität.
> — Die dynamische Liquidität ermöglicht die monatliche finanzielle Steuerung der Praxis unter Beachtung der Ein- und Auszahlungen sowie des Bestands an liquiden Mitteln (Kasse, Bank, Kreditlinie).

Kennziffern aus dem Personalbereich

Abschließend sollen hier noch einige Kennziffern aus dem personalwirtschaftlichen Bereich genannt werden. Sie ergänzen die bereits aufgeführten Kennziffern, die den Mitarbeiter als Bezugsbasis hatten und im Rahmen der umsatz- und kostenbezogenen Kennziffern aufgeführt wurden. Die nachstehenden Kennziffern eigenen sich für Längs- und Quervergleiche von Praxen. Zu diesen Kennziffern gehören u.a.:

- Krankenstandsrate,
- Fluktuationsrate,
- Mehrarbeitsrate.

Die Krankenstandsrate liegt durchschnittlich zwischen 4,4 und 6,5%

Bei 5 Beschäftigten und 200 Arbeitstagen ergeben sich insgesamt 1000 Arbeitstage. Sind wegen Krankheit 48 Arbeitstage ausgefallen, dann beträgt die **Krankenstandsrate**: $48 \div 1000 \times 100 = 4,8$. Je nach Branche und Saison schwankt diese Rate zwischen 4,4 und 6,5%. Damit kann vorsichtig der Schluss gezogen werden, dass die Krankenstandsrate für diese Praxis günstig ist. Allerdings muss man zusätzlich zu dieser Feststellung immer auch die Verteilung der Krankheitstage über das Jahr hinweg betrachten. Viele kurze Fehlzeiten, die sich insgesamt auf 48 Tage aufaddieren, sind »bedenklicher« als die Beeinflussung der Krankenstandsrate durch einen längeren Krankheitsfall einer einzigen Mitarbeiterin.

Eine hohe **Fluktuationsrate** weist auf Probleme in der Führung oder im Umgang der Mitarbeiter untereinander hin. Eine Fluktuationsrate von »Null« über einen Zeitraum von mehreren Jahren ist jedoch auch nicht unbedingt erstrebenswert, da keine neuen Impulse von neu eingestellten Mitarbeitern in die Praxis getragen werden. Die Fluktuationsrate sollte v. a. im Längsvergleich betrachtet werden.

> Die Fluktuationsrate sollte im Längsvergleich betrachtet werden

Mit der Kennziffer »**Mehrarbeitsrate**« lassen sich Soll-Ist-Abweichungen bei den Arbeitsstunden der Mitarbeiter analysieren. Liegt z. B. die Mehrarbeitsrate bei 120% in einem Monat, dann heißt das, dass die Mitarbeiter 20% mehr als ihre Sollstunden geleistet haben. Dies könnte Ausdruck für hohe Motivation und Leistungsbereitschaft sein und wäre entsprechend zu würdigen.

12.5.6 Sonstige Controlling-Werkzeuge

Neben den aufgeführten grundlegenden Controlling-Instrumenten gibt es noch einige weitere Feininstrumente, die der Arzt als **zusätzliche Diagnose- und Analyseinstrumente** für sein Controlling verwenden kann. Nachstehend werden nur diejenigen kurz skizziert, die auch Relevanz für die Arztpraxis haben.

ABC-Analyse

Die ABC-Analyse ist ein **Instrument zum Erkennen von Schwerpunkten.** Sie baut auf der empirisch nachgewiesenen Tatsache auf, dass bei einer Menge von Einzelgrößen einer Gesamtheit einzelne Gruppen unterschiedliche Bedeutung für die Gesamtheit aufweisen. Man trennt danach in Gruppen mit großer (A-Position) bis geringer (C-Position) Bedeutung. Die ABC-Analyse kann für verschiedene Fragestellungen in der Praxis eingesetzt werden, z. B.:

> Einzelgrößen werden nach ihrer Bedeutung aufgeschlüsselt

- Wie viele Prozent der Patienten tragen zu welchen Einnahmeanteilen der Praxis bei (Bildung von Patientenzielgruppen im Rahmen des Marketings)?
- Welche Aufgaben in der Praxis machen wie viele Zeitanteile aus (persönliches Zeitmanagement, Organisation der Praxis)?

»Break-even«-Analyse (Gewinnschwellenanalyse)

Die »Break-even«-Analyse, auch »Gewinnschwellenverfahren« genannt, ist ein **Verfahren zur Bestimmung des die Kosten deckenden Umsatzes.** Die Analyse kann sich sowohl auf die gesamte Praxis als auch auf einzelne ärztliche Leistungen beziehen.

> Der die Kosten deckende Umsatz wird ermittelt

Bei der »Break-even«-Analyse werden die Einnahmen ermittelt, die die Arztpraxis in die Gewinnzone führen. Dazu ist die **Kenntnis der Kos-**

ten erforderlich, und zwar in ihrer Einteilung nach fixen und variablen Kosten, sowie der Behandlungsleistungen und ihren jeweiligen Preisen. Hilfsweise kann für letzteres die durchschnittliche Einnahme pro Behandlung oder pro Patient zugrunde gelegt werden.

Mit Hilfe der »Break-even«-Analyse lassen sich unterschiedliche **Plankonstellationen** für die Arztpraxis erstellen. So kann beispielsweise untersucht werden, welchen Einfluss es auf die Gewinnschwelle hat, wenn es dem Praxisinhaber gelingt, die fixen Kosten um einen bestimmten Prozentsatz zu senken oder den Anstieg der variablen Kosten zu reduzieren. Ferner ist es möglich, alternative Berechnungen für sinkende/ steigende oder stagnierende Umsätze pro Patient in Hinblick auf eine Veränderung der Gewinnschwelle durchzuführen.

Budgetierung

Leistungsziele und Kosten werden vorgegeben

Budgetierung bezeichnet die zusammenfassende und vollständige **Darstellung der (geplanten) Geschäftstätigkeit** der Arztpraxis für eine Planungsperiode auf der Grundlage vorgegebener Leistungsziele und Kosten. Die konkrete Vorgabe von Leistungszielen und dafür notwendiger Kosten für die einzelnen ärztlichen Bereiche setzt voraus, dass die Arztpraxis organisatorisch in klar abgrenzbare Verantwortungs-, Aufgaben- und Kompetenzbereiche gegliedert ist (was sicher nur für einen kleinen Teil der Praxen zutrifft). Durch die Vorgaben erhält jeder Verantwortungsbereich seine Budgets und damit Ziel- und Steuerungsgrößen, die weder insgesamt noch bei den verschiedenen anfallenden Kosten im Allgemeinen überschritten werden sollten – es sei denn, die Planungsgrundlagen der Praxis haben sich verändert.

Investitionsrechnungen

Investitionsplanung muss Liquidität, Sicherheit und Rentabilität berücksichtigen

Investitionsentscheidungen gehören zu den schwierigsten Aufgaben der Praxisführung. Zur Vermeidung von Fehlentscheidungen bei der Vornahme von Investitionen werden Investitionsrechnungen durchgeführt.

Der Investitionsprozess ist eng verzahnt mit der **Finanzplanung**. Bevor ein Investitionsplan »verabschiedet« wird, muss geprüft werden, ob die einzelnen Investitionen auch im erforderlichen Maße finanziert werden können.

Die Investitionsplanung erfolgt auf Grundlage der Praxisziele und hat daher **strategischen Charakter** für die Arztpraxis.

Punkte, die bei der Investitionsplanung zu berücksichtigen sind

- Vorteilhaftigkeit eines einzelnen Investitionsobjekts
- Auswahl unter mehreren Investitionsalternativen
- Frage, ob ein altes Investitionsobjekt durch ein neues ersetzt werden soll

Zur Beurteilung der **Vorteilhaftigkeit einer Investition** müssen dafür geeignete Bewertungskriterien festgelegt werden. Dazu gehören beispielsweise variable und fixe Kosten, die angestrebte Rentabilität, Liquidität,

Engpässe in der Praxis (organisatorischer und räumlicher Art), Produktivität und Entwicklungsmöglichkeiten. Dazu gehören aber auch externe Daten, wie z. B. Gesetzgebung, Konkurrenzsituation, Patientenwünsche, neue Technologien oder der Wunsch, neue Therapiekonzepte in die Praxis einzuführen.

Die Erfassung der Daten für eine Investitionsrechnung erfordert auch Genauigkeit. In der ärztlichen Praxis ergeben sich dabei oft Schwierigkeiten, weil für die Investitionsrechnungen Daten benötigt werden, die sich auf die Zukunft beziehen. Je weiter aber eine Investition in die Zukunft reicht, desto unsicherer werden die Datengrundlagen.

Checklisten-Technik

Die Checklisten-Technik zählt zu den jüngeren Controlling-Werkzeugen. Sie dient dem **Auffinden von Schwachstellen** durch das Zusammenstellen geeigneter Fragen, die entweder logisch oder aus Erfahrungswerten abgeleitet werden. Die Checklisten-Technik kann damit eine Grundlage für die Abweichungsanalyse sein, indem sie durch »richtige« Fragen die Basis für Vorschläge zur Behebung der Schwachstellen bildet.

Mit den »richtigen« Fragen auf der Suche nach Schwachstellen

Ergänzend zur reinen Zahlenanalyse bietet die Checklisten-Technik dem Arzt folglich auch die Möglichkeit, den **Ursachen für betriebswirtschaftliche Abweichungen** auf die Spur zu kommen und entsprechende Maßnahmen einzuleiten. Insofern stellt die Checklisten-Technik in Ergänzung zur Abweichungsanalyse ein wichtiges Werkzeug dar, das insbesondere »diagnostisch« für die Arztpraxis eingesetzt werden kann. Gerade das Ableiten von Vorschlägen bereitet dem Arzt als Controller seiner Praxis häufig Schwierigkeiten, weil er in den einzelnen Praxisbereichen über zu wenig betriebswirtschaftliches Wissen und Erfahrung verfügt.

Cashflow-Analyse

Die Cashflow-Analyse ist eine **Methode zur Bestimmung der Selbstfinanzierungskraft** einer Praxis. Der »cashflow« gibt an, welche in der Praxis selbst erwirtschafteten Mittel dieser zur Verfügung stehen, etwa zur Finanzierung von Investitionen, zur Schuldentilgung oder für den Lebensunterhalt des Arztes. Zum »cashflow« einer Arztpraxis zählen neben dem Einnahmenüberschuss auch die Abschreibungen, die über die Erlöse in die Praxis zurückgeflossen sind (Abschreibungsrückfluss). Diese vereinfachte Formel zur Berechnung des »cashflow« ist für eine Praxis gerechtfertigt, da die Abschreibungen die einzige (erfolgswirksame) Aufwandposition der Erfolgsrechnung darstellen.

Welche selbst erwirtschafteten Mittel stehen der Praxis zur Verfügung?

Finanzplanung

Im Finanzplan werden alle Teilpläne der Praxis mit ihren **zahlungswirksamen Vorgängen** erfasst. Der Finanzplan hat folgende Aufgaben:
- Bestimmung des Finanzbedarfs einer Periode,
- Planung der Liquidität,
- Ermittlung der optimalen Finanzierungsarten.

Der **Inhalt eines Finanzplans** (Liquiditätsplan) ist grundsätzlich durch **4 Elemente** gekennzeichnet, nämlich:

- Zahlungsmittelanfangsbestand,
- Einnahmen (in der Arztpraxis ausschließlich periodengerechte Einzahlungen),
- Ausgaben (in der Arztpraxis ausschließlich periodengerechte Auszahlungen),
- Zahlungsmittelendbestand.

In der Regel wird dabei noch als Position vor dem Zahlungsmittelendbestand der Überschuss/Fehlbetrag des entsprechenden Zeitraums festgehalten.

Die Komponenten der **Liquiditätslage** sind Einnahmen und Ausgaben. Hierbei ist die Planung der Einnahmen wesentlich schwieriger als die Planung der Ausgaben, da sich bei den Einnahmen i. Allg. der Zahlungstermin nicht genau voraussagen lässt, während bei den Ausgaben die Praxis bzw. der Praxisinhaber auch im Privatbereich das Zahlungsverhalten selbst bestimmt.

Ein Finanzplan stellt das Gleichgewicht zwischen Einnahmen und Ausgaben sicher

Der Finanzplan enthält die Einnahmen und Ausgaben sowie die ausgabenwirksamen Tilgungen und Investitionen. Ziel des Finanzplans ist es, das **finanzielle Gleichgewicht** zwischen Einnahmen und Ausgaben in der Praxis sicherzustellen. Der Finanzplan ist also derart aufzubauen, dass der Praxisinhaber für jeden Monat die Planwerte, die Ist-Werte und die Abweichungen in Euro erkennen kann. Die zu erwartenden Einnahmen und Ausgaben pro Monat geben wichtige Informationen für die Steuerung der Liquidität. Alle Einnahmen und Ausgaben werden in dem Monat eingeplant, in dem die Einnahmen erwartet oder die Ausgaben getätigt werden.

Bessere Bewältigung aktueller Managementaufgaben in der Arztpraxis

Lesen einer betriebswirtschaftlichen Auswertung (BWA)

H.-P. Kortschak

Die BWA stellt eine
kurzfristige Erfolgsrech-
nung dar ❯❯

Mit Hilfe betriebswirtschaftlicher Auswertungen (BWA) können Sie sich einen umfassenden Überblick über die Erlös-, Kosten-, Vermögens-, Kapital- und Liquiditätsstruktur eines Unternehmens verschaffen; insofern sind sie für die betriebswirtschaftliche Analyse und Steuerung eines Unternehmens unverzichtbar. Im Gegensatz zu der u.a. für Zwecke der Besteuerung jährlich zu erstellenden Bilanz oder Einnahme-Überschuss-Rechnung werden die BWA monatlich oder zumindest in kürzeren Zeitabschnitten während des Jahres vorgenommen. Aus betriebswirtschaftlicher Sicht stellt eine BWA somit eine kurzfristige Erfolgsrechnung dar.

Die BWA basiert auf den Daten der laufenden Buchführung und stellt deren Ergebnis in verdichteter und übersichtlicher Form dar. Die Auswertung lässt sich hinsichtlich Detaillierungsgrad und Darstellungsform an die Informationsbedürfnisse des Unternehmens anpassen, wodurch die Analyse des Praxisbetriebs erleichtert werden kann.

Die BWA kann nur dann die erforderliche Aktualität haben, wenn die Geschäftsvorfälle zeitnah verbucht werden. Zur Erledigung der Buchhaltung werden unterschiedliche EDV-Programme angeboten. Aufbau und Aussagekraft der BWA hängen in starkem Maße von der eingesetzten Buchhaltungs-Software ab. Den folgenden Ausführungen liegen die BWA der DATEV e. G. in Nürnberg zugrunde. Bei der DATEV handelt es sich um eine Genossenschaft der wirtschaftsprüfenden und steuerberatenden Berufe mit mehr als 40 000 Mitgliedern und dem wohl weltweit größten Rechenzentrum dieser Branche.

Die BWA der DATEV analysieren das Unternehmen Arztpraxis anhand

- einer kurzfristigen Erfolgsrechnung,
- einer Bewegungsbilanz,
- einer Ermittlung der statischen Liquidität,
- ergänzender Auswertungen.

Die folgenden Ausführungen beziehen sich ausschließlich auf die kurzfristige Erfolgsrechnung. Detaillierte Erläuterungen zu den weiteren Auswertungen würden den Rahmen dieser Darstellung sprengen, die für den betriebswirtschaftlich nicht oder nur wenig geschulten Arzt bestimmt sind.

In der kurzfristigen Erfolgsrechnung wird ein vorläufiges Ergebnis sowohl für den aktuellen Monat (z.B. Monat September) als auch aufgrund der kumulierten Jahresverkehrszahlen des laufenden Wirtschaftsjahres (z.B. Januar bis September) abgebildet.

13.1   Betriebswirtschaftliche Grundlegung

Den wirtschaftlichen
Besonderheiten der Ärzte
trägt ein
Spezialkontenrahmen
Rechnung

Um die Geschäftsvorfälle klar und übersichtlich erfassen zu können, bedarf es eines Kontenordnungssystems, das die Konten nach einer sachlichen und zeitlichen Ordnung gliedert, einheitlich bezeichnet und für die EDV datengerecht gestaltet, des sog. **Kontenrahmens**. Hierdurch wird sichergestellt, dass die Verbuchung sachgerecht, d.h. vollständig, fortlaufend und zeitgerecht, auf den Konten erfolgen kann. Gleichzeitig werden die Grundlagen geschaffen für Zeit- und Betriebsvergleiche, für die Kosten- und Leistungsrechnung, für Statistik und Planungsrechnung sowie für den nach den gesetzlichen Vorschriften zu erstellenden Jahresabschluss. Für Arztpraxen hat die DATEV einen Spezialkontenrahmen (SKR 80) entwickelt, der den wirtschaftlichen Besonderheiten der Ärzte Rechnung trägt.

In dem Kontenrahmen für Ärzte von DATEV sind die einzelnen Konten systematisch geordnet, und zwar in Klassen von 0–9. So werden beispielsweise die Anlagekonten unter der Kontenklasse »0« geführt, Finanz- und Privatkonten unter »1«, Abgrenzungskonten unter »2«, Einkaufs- und Bestandskonten unter »3«, die Konten der Kostenarten unter »4«, die Bestände unter »7«, die Erlöskonten unter »8« und die Vortrags- und Abschlusskonten unter »9«. Wird dieser Kontenrahmen wegen individueller Bedürfnisse der einzelnen Praxis weiter modifiziert, so spricht man von einem **Kontenplan**; der Kontenplan enthält nur die im Unternehmen geführten Konten.

Die in Geld bewertete Leistung einer Arztpraxis wird als »**Umsatzerlöse**« bezeichnet. Dabei handelt es sich nur um die betriebsbedingten Umsätze, die sich aus dem eigentlichen Betriebszweck ergeben. Ob in der Kontengruppe 8 (Erlöskonten) die geschriebenen Rechnungen oder die Geldeingänge erfasst werden, hängt davon ab, ob der Arzt seinen Gewinn durch Betriebsvermögensvergleich oder durch Einnahme-Überschuss-Rechnung ermittelt.

Da bei der Anwendung der **Einnahmen-Überschuss-Rechnung** die Geschäftsvorfälle nach dem Zufluss-Abfluss-Prinzip erfasst werden, ergeben sich im Hinblick auf das Ergebnis zeitliche Verschiebungen. Im Übrigen sagen Zeitpunkt und Höhe des Geldeingangs über die erbrachte Leistung nichts aus. Deshalb ist es aus betriebswirtschaftlicher Sicht richtiger, die fakturierten Leistungen im Zeitpunkt der Leistungserbringung als Umsatzerlöse zu erfassen.

Da in der ärztlichen Praxis während des Jahres keine Inventur gemacht wird, werden Bestandsveränderungen weder festgestellt noch ausgewiesen. Die Umsatzerlöse sind demzufolge regelmäßig mit der in der BWA dargestellten **Gesamtleistung** identisch.

Die Umsatzerlöse sind in der Regel mit der Gesamtleistung identisch

Der **Rohertrag** ergibt sich, indem man von der Gesamtleistung den Wareneinsatz abzieht. Der Wareneinsatz entspricht regelmäßig dem Wareneinkauf. Um ein korrektes Ergebnis zu erzielen, müsste eigentlich anstatt des Wareneinkaufs der Waren*verbrauch* ausgewiesen werden. Da aber in einer Arztpraxis – wie oben ausgeführt – nicht monatlich eine Inventur gemacht wird, muss diese betriebswirtschaftliche Unschärfe, die zu zahlenmäßigen Verwerfungen führen kann, hingenommen werden. Der betriebliche Rohertrag ergibt sich schließlich dadurch, dass man alle weiteren betrieblichen Erlöse, die nicht unmittelbar aus dem Betriebszweck resultieren, wie z.B. Erlöse aus Abfallverwertung oder verrechnete Sachbezüge, dem Rohertrag hinzurechnet.

Unter dem Begriff »**Kosten**« versteht man die Gesamtheit des Werteverzehrs an Gütern und Dienstleistungen, die zur Erzielung der betrieb-

»Kosten« stellen die Gesamtheit des Werteverzehrs an Gütern und Dienstleistungen dar

lichen Leistung eingesetzt werden. Der Kostenblock setzt sich hauptsächlich aus Personal-, Raum- und Kfz-Kosten sowie betrieblichen Steuern, Versicherungen, Beiträgen und weiteren im Kontenrahmen aufgeführten Kostenarten, wie z. B. Instandhaltungsaufwendungen und Abschreibungen, zusammen.

Setzt man von dem betrieblichen Rohertrag die Gesamtkosten ab, so erhält man das **Betriebsergebnis**. Die Differenz von neutralen Aufwendungen und Erträgen wird als das sog. »neutrale Ergebnis« bezeichnet. Neutrale Aufwendungen und Erträge dienen nicht unmittelbar der betrieblichen Leistungserstellung (z. B. Bankzinsen, sonstige Steuern, außerordentliche Aufwendungen etc.).

Das **vorläufige Ergebnis** – nach Berücksichtigung aller Erlöse und Aufwendungen – besteht schließlich in der Differenz zwischen dem Betriebsergebnis und dem neutralem Ergebnis. In der BWA wird in diesem Betrag das Ergebnis des laufenden Monats ausgewiesen. In Parallelspalten werden zum Vergleich die kumulierten Werte des laufenden Jahres bzw. des Vorjahres angegeben. Das Ergebnis ist vorläufig, weil es entsprechend dem Charakter einer kurzfristigen Erfolgsrechnung dem derzeitigen Stand der Buchhaltung entspricht.

Das vorläufige Ergebnis ist nicht in jedem Fall mit dem Reingewinn identisch. Abgrenzungs- und Abschlussbuchungen können noch zu einer Veränderung des Ergebnisses führen.

> Das vorläufige Ergebnis entspricht nicht immer dem Reingewinn

13.2   Die Vergleichs-BWA Vorjahr

> Durch die Aufnahme von Vergleichsdaten wird die BWA aussagekräftiger

Die aktuellen Monatszahlen haben – isoliert betrachtet – in aller Regel lediglich eine geringe betriebswirtschaftliche Aussagekraft. Die Vergleichs-BWA stellt den aktuellen Werten der kurzfristigen Erfolgsrechnung die kumulierten Zahlen des laufenden Geschäftsjahres und die entsprechenden Vorjahreswerte gegenüber. Dabei werden sowohl für die Monatswerte als auch für die kumulierten Werte die **Differenzen** absolut und prozentual ermittelt. Durch diesen Vergleich gewinnt die BWA einen sehr viel höheren Erkenntniswert; außerdem fallen Abweichungen zwischen den absoluten Beträgen und zwischen den Prozentzahlen ins Auge. Bei besonders starken Abweichungen müssen die Ursachen unbedingt abgeklärt werden.

Durch den Vergleich können Entwicklungen, die bei isolierter Betrachtung der laufenden Werte nicht auffallen, leichter erkannt sowie Abweichungen festgestellt und analysiert werden; hierzu **5 Beispiele:**

- Der Material-/Wareneinkauf ist im Vergleich zum Vorjahr stark gestiegen. Hieraus können sich folgende Fragen ergeben:
  — Wird unwirtschaftlicher gearbeitet?
  — Gibt es preiswertere Einkaufsmöglichkeiten?
  — Kann auf vergleichbare, aber preiswertere Materialien/Waren umgestellt werden?
- Bei einem Umsatzzuwachs von 7% im Vergleich zum Vorjahr sind die Personalkosten um 20% angestiegen. Diese Zahlen könnten ein Anhalts-

punkt dafür sein, dass in der Praxis unwirtschaftlich gearbeitet wird. Der Arzt wird sich auch die Frage stellen müssen, ob er zu viele Arzthelferinnen beschäftigt.

▧ Die BWA weist im Kostenblock unter »Versicherungsbeiträge« stark gestiegene Werte aus. In diesem Fall kann es empfehlenswert sein, den Versicherungsschutz grundlegend zu überprüfen.

▧ Die Kosten für »Reparatur/Instandhaltung« sind sprunghaft angestiegen. Dieser Kostenverlauf kann darauf hindeuten, dass Geräte überaltert sind. Eine Ersatzbeschaffung sollte geprüft werden.

▧ Es werden keine Abschreibungen mehr ausgewiesen; alle dem Unternehmen dienenden Wirtschaftsgüter sind demzufolge abgeschrieben. Dies ist ebenfalls ein deutliches Indiz dafür, dass die Einrichtung etc. überaltert ist.

13.3   Vergleichs-BWA-Vorgabe

Die Vorgabewerte der Vergleichs-BWA werden von Ihnen selbst festgelegt. Dazu ist es erforderlich, dass Sie eine Jahresplanung als **Soll-Vorgabe** machen, d. h. Sie planen Umsätze und Kosten für ein Jahr im Voraus. Dies kann aufgrund von Zahlen aus den vergangenen Jahren geschehen oder auf der Grundlage eines Praxisziels unter Berücksichtigung getroffener oder noch zu treffender betriebswirtschaftlicher Entscheidungen.

Neben dem Vorjahresvergleich kann auch ein Vergleich mit Vorgabewerten erstellt werden

Diese Daten werden in das Datenverarbeitungsprogramm eingegeben, welches dann monatlich eine BWA erstellt, die »Ist« mit »Soll« abgleicht. Die Abweichungen des »Ist« vom »Soll« werden in absoluten Zahlen und in Prozent angegeben. Hierdurch ist leicht zu erkennen, ob die vorgegebenen Werte erreicht wurden bzw. wie groß die **Abweichungen zwischen Ist- und Soll-Werten** sind.

13.4   Wie kann die Aussagekraft der BWA erhöht werden?

Je zeitnäher eine Buchhaltung geführt wird, desto höher ist ihre Aussagekraft. Der Arzt sollte dafür sorgen, dass die Belege unmittelbar nach Ablauf des Monats dem Steuerberater übergeben werden und die Buchhaltung sofort erfolgt.

Belege sollten unmittelbar nach Ablauf des Monats dem Steuerberater übergeben werden

Durch **monatliche Abgrenzungen** erhält der Arzt während des Jahres genauere Zahlen. Wird z. B. das an die Mitarbeiter im Dezember zu zahlende Weihnachtsgeld bereits im laufenden Jahr jeweils mit 1/12 in die Buchhaltung kalkulatorisch eingestellt, so liefert die kurzfristige Erfolgsrechnung exaktere Zwischenergebnisse. Entsprechendes gilt für halbjährig zu zahlende Versicherungsprämien, quartalsweise zu entrichtende Zinsen und die Verrechnung der Abschreibungen.

Unternehmerlohn, Zinsen und Wagnisse könnten ebenfalls als **kalkulatorische Kosten** in die BWA aufgenommen werden. Für die kurzfristige Erfolgsrechnung einer Arztpraxis dürften solche Überlegungen allerdings eher theoretischen Charakter haben.

13.5   Betriebswirtschaftlicher Kurzbericht

Das DATEV-System ermöglicht eine ganze Reihe weiterer Auswertungen, die an dieser Stelle nicht beschrieben werden. Hingewiesen werden soll lediglich auf eine gerade für den Unternehmer sehr aussagefähige Unterlage mit der Bezeichnung »Betriebswirtschaftlicher Kurzbericht«, welche in kurzer und repräsentativer Form einen schnellen ersten Überblick über die aktuelle Situation des Unternehmens gibt.

13.6   Informationsgewinnung als unternehmerische Gestaltungsaufgabe

Welchen Informations-bedarf hat der Arzt?

Die BWA ist ein Instrument, das den Arzt in die Lage versetzen soll, sein Unternehmen zu steuern und bei betriebswirtschaftlichen Fehlentwicklungen korrigierend einzugreifen. Dies setzt voraus, dass sich der Arzt regelmäßig – d. h. zumindest monatlich – intensiv mit diesem Zahlenwerk beschäftigt. Er sollte sich auch nicht ohne weiteres mit der Auswertung zufrieden geben. Vielmehr muss er sich fragen, ob er **weiteren Informationsbedarf** hat, der von der BWA befriedigt werden soll, etwa:

- Sollen die Daten zu Umsatzerlösen weiter aufgeschlüsselt werden?
- Sollen die Angaben zum Materialeinkauf nach Hersteller bzw. Lieferanten untergliedert werden?
- Welche Umsätze werden an welchem Behandlungsplatz erbracht?
- Wie groß sind die Aufwendungen für die Röntgenuntersuchungen?

❶ Es ist die unternehmerische Aufgabe des Arztes, die ihm angebotenen betriebswirtschaftlichen Auswertungen zu einem für ihn brauchbaren Informationssystem zu gestalten. Ein Unternehmen ist nur dann in der Lage, negativen Markteinflüssen und auftauchenden Problemen sicher begegnen zu können, wenn es auf der Grundlage aktueller und aussagefähiger betriebswirtschaftlicher Kennzahlen gesteuert wird.

Praxisanalysen –
Wie man sie durchführt
und was sie bringen

H. Börkircher

Praxisanalysen sind die Grundlage für alle Planungen und Dispositionen in der Zukunft

Praxisanalysen haben den Zweck, praxisbezogene Sachverhalte zu analysieren und zu vergleichen, um Rückschlüsse auf die aktuelle Situation der Arztpraxis zu ermöglichen. Sie sind Grundlage für alle Planungen und Dispositionen in der Zukunft.

In der Praxis zeigt es sich, dass nur wenige Ärzte das Instrument der Praxisanalyse verstehen oder mit ihm arbeiten. Viele heften die monatlichen betriebswirtschaftlichen Auswertungen ab, können oder wollen die Zahlen darin nicht interpretieren oder verlassen sich grundsätzlich bei der Steuerung ihres Unternehmens allein auf die Meinung des Steuerberaters.

Arbeitsüberlastung, betriebswirtschaftliche Unkenntnis oder auch schlichte Interesselosigkeit sind die Hauptgründe dafür, dass der Unternehmer »Arzt« sein Unternehmen »Arztpraxis« betriebswirtschaftlich meist nur sehr schlecht kennt.

Es ist jedoch für jeden Arzt sinnvoll, sich mit den Daten seiner Praxis zu beschäftigen – wenn nötig, mit externer Unterstützung. Praxisanalysen benötigen nur etwas Zeit, dann kann man aus ihnen sehr wertvolle Erkenntnisse über die eigene Existenz ziehen.

Entscheidend ist, dass der Zweck der Analyse, d. h. die Aufgabenstellung, genau umrissen ist, denn Praxisanalysen umfassen ein ganzes Bündel an Analyseaspekten. Ob nun die Finanzen, die Liquidität, die Personalführung oder das Marketing einer Praxis auf dem Prüfstand steht oder stehen soll, man spricht zunächst einmal von einer Praxisanalyse.

Nachstehend werden daher einige Aspekte einer Praxisanalyse erörtert. Ein Anspruch auf Vollständigkeit kann nicht erhoben werden, da – wie angedeutet – jede Praxisanalyse ihre eigenen Merkmale aufweist.

14.1   Was gehört zur Praxisanalyse?

Alle Praxiszahlen und -daten lassen sich analysieren

Zur Praxisanalyse gehört zunächst einmal alles, was man in einer ärztlichen Praxis analysieren, also im weitesten Sinne »untersuchen«, kann. Es gibt dazu jede Menge an **Zahlen- und Datenmaterial**, z. B.:
- die monatlichen betriebswirtschaftlichen Auswertungen des Steuerberaters,
- die jährlichen Einnahmen-Überschuss-Rechnungen,
- praxisinterne Daten,
- die Daten der kassenärztlichen Vereinigung,
- Checklisten, die praxisinterne Stärken und Schwächen aufdecken,
- und vieles mehr.

Führungsstil, Kommunikation, Patientenzufriedenheit etc. sind weiche Analysefaktoren

Praxisanalysen können sich sowohl auf »harte« wie auch auf die eher »weichen« Faktoren der ärztlichen Tätigkeiten beziehen.

Auf **weiche Faktoren** beziehen sich vorwiegend Analysen, die sich mit dem Führungsstil und dem Führungsverhalten des Arztes, der Kommunikation in der Praxis oder dem Kontaktbereich zwischen Arzt und Patient und/oder Patient und Praxisteam beschäftigen. Wichtig ist heute auch die Analyse etwa der Patientenzufriedenheit, der Akzeptanz des Leistungsangebots durch die Patienten, der Patientenstruktur, des Standorts oder schließlich auch des Innenlebens einer Praxis, angefangen vom Ambiente bis hin zu Organisation der Terminverwaltung, Abrechnung etc.

Zu den **harten Faktoren** der Praxisanalyse gehören die klassischen betriebswirtschaftlichen Analysen, die sich mit der Rentabilität der Praxis, den Kosten, den Umsätzen, der Finanz- und Investitionslage, der Liquiditätssituation oder der betriebswirtschaftlichen Darstellung der einzelnen Funktionsbereiche und/oder Behandlungsschwerpunkte einer Praxis befassen. Hier will man im Rahmen von internen und externen Praxisvergleichen die eigene Position in Zahlen ausdrücken, wissen wo man im Vergleich zu anderen Praxen steht, um letztlich betriebswirtschaftliche Schritte zur Beibehaltung oder Verbesserung der eigenen Praxisposition einleiten zu können.

Die betriebswirtschaftliche Darstellung arbeitet mit harten Analysefaktoren

Im Folgenden sollen hier nur diese harten betriebswirtschaftlichen Analysen betrachtet werden.

14.2 Vorgehensweise bei der Analyse der Praxis – einige grundsätzliche Regeln

❶ Praxisanalysen sollten zweckorientiert sein.

Mit der Untersuchung praxisrelevanter Zahlen, Daten, Vorgänge etc. verfolgt man ein bestimmtes Ziel. In der Regel will man erkennen, wo man z. B. finanziell im Vergleich zu anderen steht, welche Stärken die eigene Praxis hat, wo die Schwachstellen sitzen und durch welche Maßnahmen sie sich beheben lassen.

Über die Analyse soll die Praxis aktivierend beeinflusst werden, und zwar ziel- und zweckorientiert.

Damit die Analyse auch mit Erfolg beschieden wird, sind einige **Voraussetzungen** zu erfüllen, die der Arzt als Laie oftmals übersieht, wenn er sich über den Zustand seiner Praxis ein objektives Bild verschaffen möchte. In der nachfolgenden Übersicht sind zunächst die wichtigsten Regeln für die Durchführung einer Praxisanalyse dargestellt.

Soll eine Praxisanalyse erfolgreich sein, müssen einige Regeln beachtet werden

Regeln für die Durchführung einer Praxisanalyse

▒ **Definition des Analysezwecks:** Definieren sie eindeutig, was Sie mit der Praxisanalyse bezwecken wollen. Beschreiben Sie den Untersuchungsbereich und grenzen Sie ihn von den Bereichen der Praxis ab, die nicht Gegenstand der Analyse sein sollen.

▒ **Rahmenbedingungen:** Ermitteln Sie Restriktionen und Rahmenbedingungen, unter denen die Analyse durchgeführt werden soll. Hier gilt es also, praxisintern gesetzte Vorgaben und extern erzwungene Vorgaben zu berücksichtigen.

▼

▓ **Fraktionierte Analyse:** Bei komplexeren Fragestellungen kommt es darauf an, diese in kleine »Portionen« zu zerlegen. Man sucht nach eigenständigen Teillösungen, die dann zusammengefügt werden.

▓ **Aufbereitetes Zahlenmaterial:** Eine Praxisanalyse setzt gut aufbereitetes Zahlenmaterial voraus, das im besten Fall auch ausreichend weit in die Vergangenheit der Praxis reicht. Hierin liegt oftmals der größte Arbeitsaufwand und leider auch das häufigste Versäumnis. Daten, die man einmal anlegt, sollten regelmäßig fortgeschrieben werden, damit sie immer für aktuelle Untersuchungen herangezogen werden können.

▓ **Ordnung des Zahlenmaterials:** Daten sollten derart aufbereitet und aufbewahrt werden, dass ein schneller Zugriff gewährleistet ist. Am besten sollten Daten in Datenblättern festgehalten werden. Dies kann am zweckmäßigsten mittels einer einzurichtenden Datei am Computer erfolgen, selbstverständlich auch in anderen Formen.

▓ **Vergleichsgrundlagen:** Für Praxisanalysen sollten ferner Daten herangezogen werden, die Vergleichsgrundlagen für die eigene Praxis liefern. Dies können Daten der kassenärztlichen Vereinigungen sein, Kostenstrukturerhebungen des »Statistischen Bundesamtes« wie auch Veröffentlichungen in Fachzeitschriften oder im Internet. Die Praxisvergleiche, die man über den Steuerberater erhält und in denen die eigene Praxis sehr detailliert und spezifisch mit anderen Arztpraxen verglichen wird, sind ebenfalls sehr aufschlussreich.

Werden die beiden erstgenannten Regeln entsprechend berücksichtigt, dann darf man einigermaßen sicher sein, dass man mit der Analyse auch das richtige Problem erkennt und damit die Problemlösung gezielt verfolgen kann.

14.3 Interne und externe Praxisvergleiche

Zwei Formen der Praxisanalysen sind besonders wichtig:
▓ interner Praxisvergleich, auch »Längsvergleich« genannt;
▓ externer Praxisvergleich mit anderen Praxen, auch »Quervergleich« genannt.

14.3.1 Interner Praxisvergleich

Der interne Praxisvergleich bezieht sich auf die Auswertung der monatlichen, quartalsbezogenen und jährlichen Daten der Praxisbetriebswirtschaft, wie sie der Praxisinhaber in Form der betriebswirtschaftlichen Auswertungen vom Steuerberater erhält.

Die Entwicklung praxisinterne Daten wird beobachtet

Bei diesem Längsvergleich kommt es darauf an, einzelne Daten oder Datenbereiche praxisintern aufzuzeichnen, vergleichbar zu machen, in ihrer Entwicklung zu verfolgen sowie die entsprechenden Rückschlüsse und Konsequenzen daraus zu ziehen. Auf Grundlage der Gegenüberstellung mit Vergleichswerten lassen sich **absolute wie prozentuale Abwei-**

chungen ermitteln und darauf aufbauend mögliche Ursachen oder Erklärungen für diese suchen. Vergleichswerte liefern die Vormonats-, Vorjahresmonats-, Vorquartals- oder Vorjahresergebnisse etc.

Auf Grundlage der Gegenüberstellung sind dann die absoluten und prozentualen Abweichungen zunächst zahlenmäßig zu ermitteln. Daran anschließend sollte man immer eine **Ursachenforschung für die Abweichungen** betreiben. Gründe für Abweichungen können sehr zahlreich sein, wie z. B. saisonale Einflüsse, Verschiebungen von Forderungen und Verbindlichkeiten im Rahmen der monatlichen Abrechnungen, Neueinstellungen, Kündigungen, Mieterhöhungen, Investitionen etc. Abweichungen, die nicht Folge wirtschaftlicher Dispositionen darstellen, sind besonders zu betrachten und ggf. zu korrigieren.

> Die Ursache von Abweichungen muss ermittelt werden

Ursachenforschung für Abweichungen zu betreiben, ist die Hauptaufgabe der Praxisanalyse. Dies setzt jedoch voraus, dass man sich an Normwerten orientiert. **Normwerte** können die Ziel- und Plandaten des Arztes für seine Praxis sein, z. B.:

> Der Vergleich muss sich an Normwerten orientieren

- anzustrebende Umsatzgröße,
- geplanter Kostenaufwand für Personal, Material etc.,
- geplanter Gewinn.

Der Normwert kann jedoch auch aus externen Quellen, z. B. DATEV-Praxisvergleichen (▶ s. Kap. 12, 13) entnommen werden.

Aus internen Praxisvergleichen können folglich Rückschlüsse auf die betriebswirtschaftliche Entwicklung der Praxis gezogen werden. Ihre vorteilhafte Rolle als **Steuerungsinstrument** erhalten interne Praxisvergleiche v. a. dann, wenn man sie zum Längsvergleich ausbaut und damit auf Vergleichswerte länger zurückliegender Zeiträume zurückgreift. Geeignet ist v. a. eine Aufbereitung der Daten für die vergangenen 3–5 Jahre.

> Interne Praxisvergleiche mit Daten der vergangenen 3–5 Jahre sind besonders aufschlussreich

Zusätzlich können aus diesen Daten Verhältniszahlen, sog. **Kennziffern**, gebildet werden, die man als »Controlling-Größen« oder »Führungszahlen« für die Praxis bezeichnet. Bildet man aus den Daten sog. **Indexzahlen**, kann man auch die Entwicklung der betriebswirtschaftlichen Größen als Zeitreihen verfolgen; Beispiel: Indexzahlen lassen sich dergestalt bilden, dass man eine Zahl, z. B. den Umsatz im Januar 2003, absolut gleich 100 setzt und die Veränderungen der künftigen Umsätze immer auf diesen Basismonat bezieht. Lag der Umsatz im Januar bei 30 000 Euro und im Februar bei 27 000 Euro, dann hat der Februarwert auf der Basis 30 000 = 100 einen Indexwert von 90%. Mit Hilfe von Indexwerten lassen sich dann vereinfacht auch graphische Darstellungen über Monate und Jahre hinweg skizzieren.

Kennzahlen lassen sich für nahezu alle Positionen in der betriebswirtschaftlichen Auswertung (BWA; ▶ s. Kap. 13) bzw. der Einnahmen-Überschuss-Rechnung und anderen praxisinternen Statistiken bilden. Wichtig ist allerdings – und dies gilt auch für die Quervergleiche –, dass die Zahlen den zu untersuchenden Aspekten genügen und nicht willkürlich irgendwelche Zahlen zusammengestellt werden. Hier gilt es ökonomisch vorzugehen, weil man eine Praxis nicht anhand von 55 Kennziffern analysiert und steuert, sondern eher von fünf!

> Die Bildung der Kennziffern richtet sich nach den Untersuchungskriterien

14.3.2 Externer Praxisvergleich

Welche Position hat die
eigene Praxis auf dem
»Markt«?

Der externe Praxisvergleich, der Quervergleich, ist dagegen eine **Positi-onsbestimmung am »Markt«**. Er soll also die Frage beantworten, wo die Praxis betriebswirtschaftlich im Vergleich mit anderen Praxen steht und führt folglich stets zu einer sog. »Stärken-Schwächen-Analyse«. Um jedoch im Rahmen von betriebswirtschaftlichen Quervergleichen zu aus-sagefähigen Daten zu gelangen, sollte von vornherein auf Folgendes ge-achtet werden:

▪ Die Vergleichsbasis muss stimmen, d. h. um eine verwertbare Aus-sage zu erhalten, sind die Durchschnittswerte der jeweiligen Praxis-größenklasse, gemessen am Umsatz, zu verwenden.

▪ Um die Vergleichsbasis weiter zu verbessern, sollte auch die Alters-klasse des Praxisinhabers zugrunde gelegt werden. Es ist nicht sinnvoll, die Praxis eines 55-Jährigen mit derjenigen eines 35-Jährigen zu verglei-chen.

▪ Sowohl für die Umsatzgröße als auch für die Altersklasse bieten sich Vergleichsmaterialen der DATEV an.

▪ Eine weitere, seit wenigen Jahren nutzbare Vergleichsbasis sind z. B. die von der DATEV e. V., der Genossenschaft der wirtschaftsprüfenden und steuerberatenden Berufe, herausgegebenen Betriebsvergleiche. Ärz-te können dabei zwischen verschiedenen Vergleichsgrundlagen wählen:

— Branche und Umsatzgrößenklasse,

— Regionen/Bundesländer,

— Sparten, also mit und ohne Eigenlabor.

Voraussetzung allerdings, um an einem derartigen Quervergleich teilnehmen zu können, ist, dass die FIBU-Daten des Mandanten im Rechenzentrum der DATEV über den Steuerberater gespei-chert und die Mandantenprogrammdaten für einen Betriebsver-gleich angelegt sind.

Sichere interne Praxisdaten
sind die Grundlage für den
Quervergleich

Für den Quervergleich bilden die internen Analysen, also die **Längsver-gleiche**, die Grundlage. Erst auf einer sicheren internen Datenbasis sollte man – dann jedoch regelmäßig – auch den Quervergleich mit anderen Praxen suchen, wobei als Faustregel gelten kann, dass man jährlich einen Quervergleich durchführen sollte, den Längsvergleich aber mindestens quartalsmäßig als Arzt und Unternehmer selbst durchzuführen hat.

14.4   Was kann der Arzt zur Praxisanalyse beitragen?

Die Erfassung der
betriebswirtschaftlichen
Daten sollte der Arzt selbst
durchführen

Der Arzt kann primär die **Datenerfassung** für die betriebswirtschaftli-chen Vergleiche selbst durchführen. Dabei lernt er seine Praxis zahlen-mäßig besser kennen. Sofern er in der Lage ist, die Analyse der Daten selbst durchzuführen, kann er letztendlich auch allein die Stärken und Schwächen seiner Praxis ermitteln.

Allerdings sei an dieser Stelle gleich gesagt, dass Analysen nicht aus-schließlich Untersuchungen aneinandergereihter Zahlenkolonnen sind, sondern v. a. in der Bildung von sinnvollen Verhältniszahlen des Praxis-Controllings ihr Ziel haben und selbstverständlich auch Konsequenzen nach sich ziehen müssen. Hierzu wird der Arzt in der Regel einige **Hilfe-stellungen** benötigen. Sich diese »einzukaufen« wird in jedem Falle billiger, als später verzweifelt nach »Rettungsankern« zu suchen, die – wenn die Analyse ungenügend vorbereitet und durchdacht ist – auch nicht mehr viel erreichen können.

14.5   Praxisanalysen – wann und wie häufig?

Wann und wie häufig Praxisanalysen durchgeführt werden sollen, hängt davon ab, welche **extern oder intern bedingten Anlässe** für eine Analyse vorliegen. Ändern sich die wettbewerblichen Verhältnisse entscheidend, tritt der Praxisinhaber in ein neues Entwicklungsstadium seiner Praxis, hat er z. B. die Aufbauphase erfolgreich abgeschlossen und sucht nach zusätzlichen Leistungsangeboten oder Profilierungsmöglichkeiten, gibt es gravierende Veränderungen in der Patientenschaft etc., dann ist allemal eine Praxisanalyse angesagt.

Regelmäßig sollten, wie bereits erwähnt, die **betriebswirtschaftlichen** »Checks« durchgeführt werden. Sofern der Arzt dies zu leisten imstande ist, sollte er dies allein tun – er trägt schließlich die Verantwortung für sein Unternehmen »Arztpraxis«. Ist er dazu nicht in der Lage, sollte er dies lieber einem erfahrenen, mit Analysen vertrauten Berater überlassen. Die **Auftragsvergabe** sollte er allerdings an folgende Bedingungen knüpfen, damit er nach der Analyse nicht ebenso dasteht wie vorher:

- keine Beauftragung auf Dauer erteilen, sondern den Beratungsauftrag an Zwischenergebnisse knüpfen;
- bei Zweifeln Referenzen verlangen;
- für Quervergleiche nicht mehr als 2–3 Tage Beratungsaufwand akzeptieren;
- sich bei betriebswirtschaftlichen Längsvergleichen anleiten lassen und die Daten selbst zusammenstellen (der Zeitaufwand für die externe Unterstützung beträgt einen Tag!);
- bei allen anderen Analysen »Meilensteine« im Beratungsvertrag vereinbaren und ggf. Ergebnisse abwarten, um sich weiter beraten zu lassen, d.h. umfangreiche Analysen stets schrittweise durchführen, um so über Zwischenergebnisse auch die Möglichkeit zu haben, die Beratungs- bzw. Analyserichtung zu beeinflussen.

Der Analysebedarf hängt von externen und internen Bedingungen ab

14.6   Schlussbemerkung

Praxisanalysen sollten immer dann durchgeführt werden, wenn dafür externe oder interne Anlässe vorliegen. Ändern sich die wettbewerblichen Verhältnisse entscheidend oder tritt der Praxisinhaber in ein neues Entwicklungsstadium seiner Praxis, dann ist allemal eine Praxisanalyse angesagt. Regelmäßig sollten, wie bereits erwähnt, die betriebswirt-

Betriebswirtschaftliche »Checks« sollten regelmäßig durchgeführt werden

schaftlichen »Checks« durchgeführt werden. Sofern der Arzt dies zu leisten imstande ist, sollte er dies allein tun; wenn nicht, sollte er die Analyse einem erfahrenen Berater überlassen.

Die Analysebereiche sind individuell verschieden

Die obigen Beispiele sollen nicht als umfassende Darstellung aller Analyseaspekte verstanden werden, die ein Arzt für seine Praxis definieren kann. Sie stellen lediglich Anregungen für Untersuchungsbereiche dar, für die es sich lohnt, einmal einige Stunden zu investieren, um damit die Position der eigenen Praxis im Wettbewerb besser erkennen zu können.

V

»Balanced scorecard« (BSC) – Ein umfassender Führungs- und Steuerungsansatz für die Praxis

H. Börkircher

Controlling zur finanziellen Steuerung eines Unternehmens hat in den vergangenen Jahren verstärkt auch Eingang in Arztpraxen gefunden. Mit dem Praxiscontrolling lassen sich vorwiegend die finanzwirtschaftlichen Sachverhalte der Praxis gut analysieren. Benchmarking als Ansatz der vergleichenden, teils über finanzwirtschaftlich harte Daten hinausgehenden Praxisanalysen wird heute ebenfalls von innovativen Praxen genutzt, mit dem Ziel, von den Besten der Branche zu lernen und so noch leistungsfähiger zu werden. »Balanced scorecard« (BSC) ist die jüngste Entwicklung, die professionelles Managementwissen und kompetente Managementmethoden in die Praxen bringt. Nachstehend soll über diesen sowohl das Controlling als auch das Benchmarking integrierenden methodischen Ansatz berichtet werden.

Die »balanced scorecard« (BSC) ist ein **Managementinstrument**, das dazu dient, die für die Praxis formulierte Mission und Vision und die daraus resultierende Politik und Strategie bis in die untersten Ebenen der Ziele und Teilziele zu übertragen.

Das »ausgewogene Kennzahlensystem« verbindet monetäre und nichtmonetäre Kennzahlen

Die BSC wurde 1996 von den Harvard-Professoren Kaplan und Norton als Konzept vorgestellt, das Unternehmen befähigen soll, neue Strategien schnell zu implementieren sowie Messgrößen für gesteckte Ziele zu entwickeln und zu kontrollieren. Das Konzept der BSC – das »**ausgewogene Kennzahlensystem**« – wird heute von einer Reihe bekannter Unternehmen der verschiedenen Branchen zur Verankerung der Unternehmensstrategie und unter Einbindung der Mitarbeiter eingesetzt. Als »ausgewogen« wird dieses Kennzahlensystem deshalb bezeichnet, weil es eine Balance zwischen monetären und nichtmonetären Kennzahlen herstellt. Nichtmonetäre Kennzahlen beziehen sich auf die Kunden (Patienten), die Mitarbeiter, die Interessenspartner (Lieferanten, Versicherungen, Kammern, kassenärztliche Vereinigungen), die Prozesse und auf das gesellschaftliche Umfeld. Die Kriterien sind frei wählbar.

Die Zahl namhafter Unternehmen, die BSC anwenden, ist ein Indiz dafür, dass es sich hierbei nicht um eine ökonomische »Trendnummer« handelt, sondern hohe Erwartungen in diese Methodik gesetzt werden. Nachdem sie sich auch im medizinischen Bereich als interessantes Führungs- und Steuerungssystem etabliert hat und vom Verfasser selbst in einer Reihe von Praxen eingeführt wurde, soll die Methode der BSC hier kurz skizziert und hinsichtlich ihrer Bedeutung für Arztpraxen inhaltlich dargestellt werden.

15.1   Das Konzept der »balanced scorecard« (BSC)

Das Primat der Finanzkennzahlen bleibt in abgeschwächter Form erhalten

Während sich das traditionelle Rechnungswesen einer Praxis auf die Verwendung vergangenheitsbezogener, finanzieller Steuerungsgrößen im Rahmen des Praxis-Controllings beschränkt, will die BSC auch die **nichtmonetären Ursachen** des Praxiserfolgs bzw. -misserfolgs feststellen, denn Kontrolle und Steuerung dieser Größen sind wesentliche Voraussetzungen für die Gestaltung der Praxis als zukunftsfähiges Unternehmen. Außer der finanziellen Seite berücksichtigt das BSC-Konzept weitere Perspektiven, nämlich die interne Prozessperspektive, die Mitarbeiterperspektive und die Patientenperspektive. Weitere Elemente sind Patiententreue, Mitarbeiterzufriedenheit oder die Prozessorientierung der Behandlungskonzepte. Das Primat der Finanzkennzahlen bleibt jedoch, wenn auch abgeschwächt, im BSC-Konzept erhalten; den übrigen Messgrößen wird gleichgewichtige Bedeutung für Führung und Steuerung der Praxis zugesprochen.

Dies erfolgt im Wesentlichen durch **Ursachen-Wirkungs-Ketten**, die den Einfluss nichtfinanzieller Größen auf das finanzielle Endziel der Praxis, z. B. die Umsatzrentabilität, darstellen sollen. Der BSC-Ansatz will also zusammenfassend dem Praxisinhaber ermöglichen, Strategien zu formulieren, um Ziele zu vereinbaren und somit die entscheidenden Einflussfaktoren optimal zu kontrollieren und zu steuern. In diesem Sinne kann das BSC-Konzept für sich in Anspruch nehmen, ein System darzustellen, das ein konsistentes Auseinandernehmen einer Gesamtstrategie für die Arztpraxis bis auf operative Entscheidungen ermöglicht.

Ein **System der Selbstbeurteilung** (»self-assessment«) dient der ständigen und konsistenten Überprüfung der Fortschritte in Richtung Zielerreichung. Die Selbstbeurteilung ist gleichzeitig Grundlage für die Formulierung neuer Verbesserungs- und Entwicklungsmaßnahmen in Übereinstimmung mit Mission und Vision.

> Ursachen-Wirkungs-Ketten zeigen die Kausalzusammenhänge

15.2 Die klassischen 4 Perspektiven des BSC-Konzepts

Die für eine Praxis wesentlichen Kennzahlen zur Steuerung und Führung werden aus 4 Perspektiven abgeleitet:

- **finanzielle Perspektive**, z. B. Kennzahlen, wie Praxisgewinn, Cashflow oder Kapitalrentabilität;
- **Patientenperspektive**, z. B. Patientenzufriedenheit, Patientenneuzugang, Patientenanteil etc.;
- **interne Prozessperspektive**, z. B. Qualität, Schnelligkeit, Kosten, Produktivität, Behandlungszeit, Personalkosten;
- **Mitarbeiterperspektive** (Lern- und Entwicklungsperspektive), z. B. Mitarbeiterproduktivität, Mitarbeiterqualifizierung, Motivation, Mitarbeiterzufriedenheit etc.

Diese 4 Perspektiven stellen jedoch keine Schablone dar, die zwangsweise auf jedes Unternehmen (Praxis) angewandt werden muss. Sie kann erweitert werden. Denkbare Erweiterungen sind alle Interessenspartner der Praxis. Immer steht jedoch das Ziel im Vordergrund, das Dilemma zwischen Alltag und Zukunft durch geeignete Perspektivenauswahl und Kennzahlenverknüpfung von Spätindikatoren bzw. traditionellen Ergebniskennzahlen mit Frühindikatoren bzw. Leistungstreibern zu überwinden. Dies spiegelt im Optimalfall **Strategie, Mission und Vision der Praxis** wider.

> Geeignete Perspektiven müssen ausgewählt und die richtigen Kennzahlen miteinander verknüpft werden

Als neueste Entwicklung bei der Gestaltung von »balanced score-cards« werden derzeit Modelle eingeführt, die eine Trennung zwischen »Befähigerkriterien« (Führung, Politik und Strategie, Mitarbeiter, Partnerschaften und Prozesse) und den daraus resultierenden »Ergebniskriterien« (Patientenzufriedenheit, Mitarbeiterzufriedenheit und finanzielle Ergebnisse) vollziehen (**EFQM-Modell**). Dieses Vorgehen hat den Vorteil, dass die Effekte der in den Befähigerkriterien eingeleiteten Veränderungen leicht dargestellt werden können.

15.3   Erarbeitung einer Praxis-BSC

Als Basis für das Managementsystem stimmt die BSC für eine Arztpraxis folgende **Schlüsselprozesse** aufeinander ab:

Abstimmung der
Schlüsselprozesse

- Formulierung von Mission und Vision,
- Festlegung der Praxisstrategie in Einklang mit allen Interessenspartnern (Patienten, Mitarbeiter, Gesellschaft),
- Vermittlung der Strategie in der gesamten Praxis,
- Verknüpfung der Praxis- und Mitarbeiterziele mit der Strategie,
- Verknüpfung der Strategie mit langfristigen Vorgaben und dem Budget,
- Abstimmung strategischer Initiativen und des operativen Controllings,
- permanente Verbesserung der Strategie und Lernen durch Feedback.

Steuerkreis der Verbesserungsmaßnahmen

- Results (vorliegende Resultate aus Prozessen)
- Approach (strategische Lösungs-Ansätze)
- Deployment (Durchführung)
- Assessment (Auswertung)
- Review (Rückblick)

15.3.1 Voraussetzungen zur Einführung der BSC in eine Praxis

Folgende **Fragen** gilt es bei der Einführung von BSC vorab zu klären:

Der Praxisinhaber muss die
Initiative ergreifen

- **Wer ergreift die Initiative?** Treibende Kraft muss der Praxisinhaber bzw. müssen die Praxisinhaber sein. Er bzw. sie muss/müssen die Strategie seiner/ihrer Praxis definieren und im Sinne eines »top-down« den Mitarbeitern nach unten vermitteln.
- **Wer ist »Architekt« der BSC?** Auch in diesem Sinne ist der Praxisinhaber »Architekt« des Führungs- und Steuerungssystems. Meist wird er bei der Einführung die Hilfe eines Beraters benötigen, der BSC kennt und die Wirkungsketten systematisch »zusammenbaut«. Ein gut eingespieltes Team mit Verständnis für die Verantwortlichkeit von Führungskräften entwickelt gemeinsam die Struktur der BSC. Die Rolle des Arztes in die-

sem »Architektenteam« muss darin bestehen, seine Vision mit der Vision seiner Führungskräfte abzustimmen sowie sie motivierend im Team umzusetzen, damit jeder die Vision lebt und auch im operativen Tagesgeschäft mit ihr umgehen kann.

▓ **Womit soll begonnen werden?** Der erste Schritt ist immer die Entwicklung bzw. Darstellung der Vision davon, was die Praxis will, und wie diese Vision strategisch umgesetzt werden soll. Dann erfolgt die Erarbeitung des Kennzahlenverbunds, abgestimmt auf die Vision und die strategischen Optionen. Dazu werden zunächst die Entwicklungen, die Prozesse und deren Abhängigkeiten analysiert, um strategische Zukunftsziele anzusteuern. Auf diese Weise gelingt es, die Frühindikatoren zu bestimmen und die Ursachen-Wirkungs-Ketten zu definieren. Im nächsten Schritt werden die Perspektiven (Zeiträume), die Reihenfolgen und die Indikatoren (zur Erfassung der zeitlichen und logischen Zusammenhänge) festgelegt.

▓ **Wie viele »scorecards« benötigt die Praxis?** Über die »scorecards« muss sich jede Praxis ihr eigenes Bild machen und diesbezüglich eine Entscheidung treffen. Angesichts der Tatsache, dass es sich bei Praxen um flache hierarchische Organisationen handelt, wird man mit wenigen Kennziffern auskommen können.

▓ **Wie viel Zeit ist für die Einführung von BSC erforderlich?** Als Zeitrahmen für die Entwicklung von BSC für eine Praxis können etwa 4 Wochen veranschlagt werden. Einführung, Implementierung und Verankerung von BSC als Steuerungs- und Führungsinstrument werden etwa 6 Monate benötigen.

15.3.2 Einführungsplan

Die **Vorgehensweise** bei der Einführung der BSC lässt sich folgendermaßen gestalten:

▓ **Erarbeitung von Vision und Strategien** sowie **Festlegung grundlegender Kennzahlen** durch den Praxisinhaber (gemeinsam mit dem Berater) mittels:

> Die Erarbeitung von Vision und Strategie steht am Anfang

— Einführungsworkshop, in dem die Mitarbeiter mit dem Grundgedanken der BSC vertraut gemacht werden;
— Einzelinterviews mit den Workshopteilnehmern, um deren Ziele und Erfolgsfaktoren kennen zu lernen;
— Feedbackseminar, in dem erste Entscheidungen (z. B. über die ausgewählten Perspektiven der Praxisentwicklung, Ziele etc.) getroffen werden;
maximal 3–5 strategische Maßnahmen sind pro Jahr sinnvoll und bewältigbar;

▓ **Know-how-Transfer,** d. h.:

— eigenständige Arbeitsgruppentätigkeit zur konkreten Ausgestaltung der Kennzahlen;
— Auswertungsworkshop mit Präsentation der Ergebnisse und abschließender Entscheidung zur Umsetzung;

▓ **Umsetzung der BSC:**
— Verknüpfung der strategischen Ziele mit dem operativen Plan für die einzelnen Bereiche der Praxis mit entsprechenden »scorecards«;
— exakte Definition der Kennzahlen;
— Regelungen über aktive Rückkopplung aus allen Ebenen der Praxis;
— Kontrolle der Wirkungen aus den Kennzahlen für die Praxis und ggf. Anpassung.

15.4   Beispiel für den Aufbau eines Praxis-BSC-Konzepts

Ziele sowie Früh- und Spätindikatoren müssen formuliert werden

Die BSC für eine Praxis kann das in ◘ Tabelle 15.1 dargestellte Aussehen haben, wobei aufgrund der Individualität einer Praxis nur beispielhaft eine Auswahl verschiedener Kriterien für 4 Perspektiven dargestellt ist. Mit der Formulierung von **Zielen** sowie **Früh- und Spätindikatoren** für die 4 Bereiche liegt die Gesamt-BSC für die Praxis vor. Diese Gesamt-BSC muss im nächsten Schritt dahingehend spezifiziert werden, dass die Pra-

◘ Tabelle 15.1. »Balanced scorecard« für eine Praxis (Beispiel)

Ziele	Frühindikatoren (Leistungstreiber)	Spätindikatoren (Ergebniszahlen)
Ergebnisperspektive		
Umsatzrentabilität	Außervertragliche Leistungen, Erhöhung Privatanteil	Gewinnsteigerung gegenüber dem Vorjahr
	Mitarbeiterproduktivität	Absolute/relative Personalkostensenkung
Kostensenkung	Offenlegung der Kostentreiber	Senkung wesentlicher Kostenblöcke
Verringerung der Fehlerrate	Behandlungszeiten ohne Umsatz	Erhöhung der Produktivität
«Return on invest»	Erhöhung des Umsatzes in Kernbereichen	Erhöhung des Gewinns in ausgewiesenen Profitbereichen
Prozessperspektive		
Orientierung der Prozesse an Mission und Vision	Abbau nichtwertschöpfender Prozesse	Gewinnung von Neupatienten
Abbau nichtwertschöpfender Prozesse	Einrichtung funktionierender Teams	Höhere Mitarbeiterzufriedenheit, Produktivitätssteigerung
Teamarbeit und »empowerment« vorantreiben	Schaffung und Einhaltung formaler Regelungen	Höhere Mitarbeiterzufriedenheit, Produktivitätssteigerung
Servicequalität verbessern	Patientenbefragung, Benchmarking mit anderen Praxen	Patientenbindung, Weiterempfehlung durch Patienten
Kommunikation verbessern	Internes und externes Training	Geringere Fehlerraten, weniger Unzufriedenheit

◻ Tabelle 15.1 (Fortsetzung)

Ziele	Frühindikatoren (Leistungstreiber)	Spätindikatoren (Ergebniszahlen)
Partnerperspektive		
Patientenzufriedenheit	Ad-hoc-Verbesserungen, Umsetzung von Verbesserungsvorschlägen	Bestmögliche Befragungsergebnisse, Verringerung der (bzw. keine) Wartezeiten
Zufriedenheit der Lieferanten erhöhen	Pflege eines direkten und engen Kontakts zu Labors	Weniger Reklamationen, weniger Konflikte
Zufriedenheit der Mitarbeiter erhöhen	Regelmäßige Mitabeiterbefragungen	Weniger Krankheitsausfälle, weniger Kündigungen
Zufriedenheit der Gesellschaft erhöhen	Reaktion des gesellschaftlichen Umfeldes (Umwelt, soziales/ politischesEngagement) messen	Erhöhung des Ansehens, Akzeptanz von Innovationen
Innovationsperspektive		
Strategische Fertigkeiten entwickeln	Effiziente Mängelbeseitigung, Kostenmanagement	Kostensenkung, Rückgang der Beschwerdehäufigkeit
Breite Informations- und Kommunikationsbasis aufbauen	Funktionierendes Beschwerdemanagement, Garantiezusagen	Abbau von Beschwerden, Mitarbeiterzufriedenheit, Patientenzufriedenheit, Weiterempfehlungen
Hohe Mitarbeiterzufriedenheit sichern	Personalentwicklung, persönliche Zielvereinbarungen, regelmäßige Mitarbeitergespräche	Qualifikation der Mitarbeiter, Kostensenkung je Mitarbeiter
Innovationsprozess etablieren	Fortbildungen, Literaturstudium, Messebesuche, Praxisbesuche	«Best-practice«-Standards entwickeln, auf der Höhe der Zeit bleiben
Benchmarking-Prozesse etablieren	Suche nach geeigneten Vergleichspartnern oder Klassenbesten	Entwicklung in Quantensprüngen

xisinhaber und die Mitarbeiter Schwerpunkte bei der Ausarbeitung eigener »scorecards« setzen.

❶ Oberstes Ziel bleibt jedoch nach wie vor die langfristige Verbesserung der Finanzlage.

Oberstes Ziel bleibt die **Verbesserung der Prozesswertschöpfung** für alle Interessenspartner, also nicht nur für die Praxis. Eine allein auf die Verbesserung der finanziellen Situation der Praxis ausgerichtete Strategie ist ein Irrweg, der langfristige Instabilitäten erzeugt. Machen wir uns immer klar, dass eine Praxis im Durchschnitt mehr als 30 Jahre bestehen soll! Eine Strategie, die balanciert ist, orientiert sich in erster Linie an den Erwartungen und Bedürfnissen aller Interessenspartner und priorisiert erst dann.

Eine Strategie, die balanciert ist, orientiert sich an den Erwartungen und Bedürfnissen aller Interessenspartner

Qualitätsmanagement (QM) in der Arztpraxis

R. Rohde-Kampmann, Katja Ahlers

> Die erfolgreiche Implementierung eines Qualitätsmanagementsystems in die Praxis wird zukünftig ein entscheidender Wettbewerbsfaktor sein. Wer sich für die Einführung eines QM-Systems in seiner Praxis entscheidet, muss allerdings zunächst Geld, Geduld und Zeit investieren.
>
> Die Politik fordert in §§ 135–137, SGBV V, Sicherung und Weiterentwicklung der Qualität für alle Leistungserbringer ein. Konkret bedeutet dies: Ab 2003 sollen Arztpraxen einen Qualitätsbericht, ab 2005 Qualitätssicherungssysteme nachweisen. Ab 2008 ist vom Sachverständigenrat im Gesundheitswesen vorgeschlagen worden, Leistungserbringer, die die geforderte Ergebnisqualität nicht erreichen, schlechter oder gar nicht zu entlohnen.
>
> Qualitätsdenken entsteht allerdings nicht durch politischen Druck, und auch die veralteten Konzepte der Qualitätskontrolle haben nachweislich in der Industrie keine positiven Effekte erzielt. Qualität beginnt im Kopf und basiert in der Regel auf Freiwilligkeit. Sie kann nicht von oben angeordnet werden. Alle Praxisteammitglieder müssen den Gedanken der ständigen Verbesserung leben und als selbstverständlich betrachten. Qualitätsmanagement in der Arztpraxis hat zum Ziel, die Qualität des Arbeitsprozesses und des Arbeitsergebnisses zu verbessern.

16.1 Was Qualitätsmanagement nicht kann

Qualitätsmanagement kann nicht alle Praxisprobleme lösen. Die Möglichkeiten und Grenzen der am QM-Prozess Beteiligten sollten richtig eingeschätzt werden. Viele Probleme sind durch die derzeitige Versorgungsstruktur bedingt, die die einzelne Arztpraxis nicht verändern kann. Eine **Überforderung von Praxisteams** führt bei zu großen Erwartungen zwangsläufig zum Misserfolg.

Der **wissenschaftliche Aspekt** steht momentan bei den Aktivitäten des Praxisalltags nicht im Vordergrund.

❗ Es gibt keine wissenschaftlichen Belege für die Verbesserung der medizinischen Qualität durch die Einführung eines QM-Systems in der niedergelassenen Praxis im deutschen Gesundheitssystem.

Lediglich Einzelbeispiele – wie der Schweizer Dr. Harr, EQA-Gewinner 2001 – weisen für Einzelaspekte eine Verbesserung nach. Diese stammen aber primär aus dem zahnärztlichen Bereich.

Patientinnen und Patienten sind keine »Kunden« wie in anderen Dienstleistungsbereichen. Sie sind aktiv in den **Prozess der medizinischen Leistungserbringung** mit einbezogen. Ein Patient, der sein Medikament nicht regelmäßig einnimmt, sorgt in der Regel für eine schlechte Ergebnisqualität.

»Gute« Qualität in Arztpraxen kann nicht auf festem Niveau geprüft oder gesichert werden, sondern ist das Ergebnis eines kontinuierlichen Bestrebens zur **Verbesserung aller Teilprozesse** durch alle Beteiligten. Existierende QM-Konzepte aus der Dienstleistungsindustrie, selbst aus der Zahnmedizin, sind daher nicht einfach und ungeprüft auf Arztpraxen übertragbar.

Problematik der realen Arbeitsbedingungen

Ein zentrales Problem in der allgemeinmedizinischen Praxis ist die **Umsetzung von Forschungsergebnissen** in praktisches Handeln. Selbst unter Idealbedingungen stehen für Diagnostik und Therapie höchstens 9 min pro Konsultation in der Allgemeinmedizin zur Verfügung. Trotz in den vergangenen Jahrzehnten zunehmender Ärztezahlen hat die Zeit für den einzelnen Patienten nicht zugenommen. Die äußeren Praxisgegebenheiten bieten keinen Rahmen, um alle Patientenwünsche zu erfüllen.

16.2   Was Qualitätsmanagement leisten kann

Das Ziel kann zunächst nur darin bestehen, die Patientenversorgung, die Mitarbeiterführung und die Praxisorganisation in der Routine besser zu gestalten. Von Praxisteams, die QM-Systeme aufgebaut haben, wird in der Regel von einer größeren Patienten-, Mitarbeiter- und Chefzufriedenheit, teilweise auch von finanziellen Verbesserungen berichtet. Der Neurochirurg Dr. Poimann erreichte als Resultat eine 2-stellige Umsatzsteigerung, mehr durchgeführte Operationen, eine Reduktion der Arbeitszeiten von Mitarbeitern und Ärzten, zufriedenere und motiviertere Mitarbeiter sowie mehr Spaß bei der Arbeit. Derartige Ergebnisse sind in der Regel aber erst nach einigen Jahren der Arbeit zu erwarten. **Qualitätsförderung** in der Praxis ist primär eine Herausforderung, deren erfolgreiche Bewältigung allen Betroffenen, den Patienten und dem Team, nutzen kann.

Ziel der meisten Ärzte ist es, Patienten qualitativ hochwertig medizinisch zu versorgen. Dies scheint für die meisten Ärzte selbstverständlich. Aber damit meinen die Kollegen »lediglich« ärztliche Behandlungsqualität und fachliche Kompetenz. Diese Qualität setzen Patienten allerdings ohnehin voraus. Die Patienten können die **Qualität ärztlicher Leistung** in der Regel nicht einschätzen, weil ihnen die medizinischen Grundkenntnisse fehlen. Die Patienten erwarten eine hohe Qualität der medizinischen Leistung, positiv erlebte persönliche Kommunikation und exzellenten Service (**Erlebnisqualität**).

»Qualitätsmanagement« ist schon lange Thema im Gesundheitswesen. Dennoch gibt es viele Fragen, insbesondere die, wie ein effektives **QM-System** für Arztpraxen aufgebaut und umgesetzt werden kann.

Aufbau eines QM-Systems

Momentan gibt es in Deutschland die Möglichkeit, sich nach ISO zertifizieren zu lassen, nach EFQM (»European Foundation for Quality Management«) eine Selbstbeurteilung durchzuführen oder ein KPQ-(KV-Westfalen-Lippe-Praxis-Qualitätsmanagement-)Zertifikat zu erwerben. Eine generelle Empfehlung ist an dieser Stelle leider nicht möglich. In der Literatur finden sich keine Belege für die Überlegenheit einer Methode. Wichtigste Kriterien sind die persönlichen Vorstellungen und Ansprüche. Es empfiehlt sich zur Entscheidungshilfe für eine QM-Machart, einen Forderungskatalog zu erstellen. Dies ist besonders deshalb wichtig, weil nicht jede QM-Art für jedes Praxisteam geeignet ist. Hier bietet die internationale **Normenfamilie DIN EN ISO 9000** nützliche Hinweise und eine Basis für eine spätere Zertifizierung (Abnahme) eines QM-Systems.

16.3 Was ist der Sinn eines Zertifikats?

Eine Praxis muss ihre Fähigkeit, Produkte und Dienstleistungen »herzustellen«, die den Anforderungen der Kunden entsprechen und die Zufriedenheit der Kunden erhöhen, nachweisen.

Die 8 Qualitätsgrundsätze der ISO-Norm, die der Praxisleitung dabei helfen, eine bessere Organisationsleistung zu realisieren

8 Qualitätsgrundsätze der ISO-Norm

▓ **Grundsatz 1: Patientenorientierung.** Arztpraxen hängen von ihren Patienten ab und sollten daher gegenwärtige und zukünftige Erfordernisse der Patienten wahrnehmen und verstehen, deren Anforderungen erfüllen sowie danach streben, deren Erwartungen zu übertreffen. Die Praxisziele orientieren sich daher an den Anforderungen und Erwartungen der Patienten. Die Anforderungen und die Zufriedenheit der Patienten können durch regelmäßige Patientenbefragungen ermittelt und im Praxisteam besprochen werden. Dazu gehören:
— regelmäßige Patientenbefragungen
— Beschwerdemanagement
— Ausrichtung der Aktivitäten auf die Patientenbedürfnisse

▓ **Grundsatz 2: Führung.** Praxisinhaber sollten das Umfeld schaffen, in dem sich Mitarbeiter für die Erreichung der Praxisziele einsetzen können. Die Praxisleitung hat ausgesprochene Vorbildfunktion und Führungsaufgaben. Dazu gehören:
— Schaffung eines Betriebsklimas, in dem die Mitarbeiter gern zur Arbeit kommen und entsprechend ihrer Fähigkeiten gefördert werden (Coachingprinzip)
— Fähigkeit, den Mitarbeitern zu vermitteln, warum die Erfüllung der Patientenanforderungen wichtig ist und welche Bedeutung sie für die Praxis haben
— Definition einer klaren Vision für die Praxis
— Ableitung der Ziele und Maßnahmen für deren Umsetzung
— Festlegung gemeinsamer Werte und Spielregeln
— Unterstützung der Mitarbeiter
— Kommunikation klarer Verantwortlichkeiten und Befugnisse
— Anerkennung guter Leistungen

▓ **Grundsatz 3: Einbeziehung der Personen.** Die Praxis lebt von den Fähigkeiten des Teams und dessen Problemlösungskompetenz. Dazu gehören:
— klare Aufgaben und Verantwortlichkeiten
— Wissen, welchen Beitrag die Einzelnen zur Zufriedenheit der Patienten leisten
— Erkennen der Stärken der Mitarbeiter

▼

- Erkennen der Probleme
- Miteinbeziehung der Mitarbeiter in Problemlösungen
- offenes Ansprechen und Diskutieren von Problemen und Verbesserungspotenzialen
- aktives Verbessern des eigenen Wissen und der eigenen Fähigkeiten

▨ **Grundsatz 4: Prozessorientierter Ansatz.** Ein erwünschtes Ergebnis lässt sich effizienter erreichen, wenn Tätigkeiten und dazugehörige Ressourcen als Prozess geleitet und gelenkt werden. Arbeitsabläufe werden systematisch dokumentiert. Dazu gehören:
- Aktivitäten der Praxis als Prozesse verstehen und in ein Gesamtmodell integrieren
- wichtige Aktivitäten und Abläufe systematisch beschreiben
- Verteilung von Verantwortlichkeiten und Befugnissen
- Schnittstellenbeschreibung zwischen Aufgaben und Funktionsbereichen in der Praxis
- aktive Verbesserung ausgewählter Praxisabläufe

▨ **Grundsatz 5: Systemorientierter Managementansatz.** Erkennen, Verstehen, Leiten und Lenken von Praxisaktivitäten nach Managementgesichtspunkten verbessern die Effektivität der Praxis. Dazu gehören:
- klares Verständnis der Zusammenhänge zwischen den unterschiedlichen Abläufen innerhalb der Praxis
- strukturierte Vorgehensweisen zur Verbesserung von Abläufen
- Identifizierung der wichtigsten Abläufe für die Zufriedenheit der Patienten
- Verständnis der Möglichkeiten und Grenzen der Praxis
- kontinuierliche Verbesserung des Systems durch Messung von Ergebnissen und deren Bewertung
- Einführung von Unternehmensstrategien

▨ **Grundsatz 6: Ständige Verbesserung.** Die ständige Verbesserung der Gesamtleistung der Organisation »Arztpraxis« stellt das Unternehmensziel dar. Dazu gehören:
- kontinuierliche Verbesserung der Praxisabläufe als Ziel aller Praxismitarbeiter
- Schulung der Mitarbeiter in den Methoden der kontinuierlichen Verbesserung
- klare Ziele und Kennzahlen zur Messung der kontinuierlichen Verbesserung
- Verbesserungen erkennen und würdigen

▨ **Grundsatz 7: Sachbezogener Ansatz zur Entscheidungsfindung.** Entscheidungen beruhen auf der Analyse von Daten, Erfahrungen und Informationen. Dazu gehören:
- Daten regelmäßig auf Richtigkeit und Aussagekraft hin prüfen
- für jeden Zugriff auf die für ihn wichtigen Daten ermöglichen
- Ableitung neuer Handlungsfelder aus der Datenanalyse

▼

▓ **Grundsatz 8: Lieferantenbeziehungen zum gegenseitigen Nutzen.** Eine Organisation und ihre Lieferanten sind voneinander abhängig und nutzen einander. Lieferanten werden als Partner aufgefasst. Dazu gehören:
— Identifikation der wichtigsten Partner der Praxis
— klare und offene Kommunikation mit Partnern
— Kenntnisse der Partner über die Praxisphilosophie
— Rückkopplung mit dem Ziel der kontinuierlichen Verbesserung
— Rückmeldung von Verbesserungen und Erfolgen

16.4 Prozessorientierung und Prozessmodell

Je besser die Praxisaktivitäten (Prozesse) verstanden werden, umso besser sind die Ergebnisse. Das gesamte Handeln eines Praxisteams besteht aus der Kombination und Abfolge von Tätigkeiten, die als **Dienstleistungen** verstanden werden können. Gute bzw. beste Ergebnisse sind erreichbar, wenn diese Aktivitäten selbst entwickelt, verstanden, durchgeführt und kontinuierlich verbessert werden. Eine Dienstleistung wird als Wertschöpfung gesehen. Das Prozessmodell (◘ Abb. 16.1) bildet die wichtigsten Praxisprozesse ab.

Einteilung der Praxisaktivitäten in Praxisprozesse

❶ **Den für die Praxis wichtigsten Erfolgsprozess sind die Identifikation und das Verständnis der Patientenbedürfnisse.**

Die **Erwartungen der Patienten** sind die Basis für die Erbringung der Dienstleistungen, aus denen der Praxisumsatz resultiert. Die Erfüllung der Patientenanforderungen führt zu Zufriedenheit. Diese muss auf der Grundlage von objektiven Messungen ermittelt werden. (z.B. durch Befragung der Patienten).

16.5 PDCA-Zyklus

Qualität beginnt mit dem Gedanken der **kontinuierlichen Verbesserung.** Einen systematischen Ansatz hat Deming mit dem PDCA-Zyklus (◘ Abb. 16.2) entwickelt:

▓ **P=»plan« (Planen):** Ausgangslage ist die aktuelle Situation. Daten über einen zu verbessernden Prozess werden erhoben und ein Arbeitsprogramm erstellt, z.B. die Verbesserung des Terminsystems bei zu langen Wartezeiten. Die Ist-Situation wird analysiert und eine oder mehrere Verbesserungsmaßnahmen im Team geplant. Wichtig ist es, eine Kennzahl festzulegen, die eine Beurteilung des Erfolgs ermöglicht (hier z.B. die Wartezeit). Dieser Schritt des Zyklus ist meist am zeitintensivsten.

▓ **D=»do« (Durchführen):** Die geplante Verbesserungsmaßnahme wird durchgeführt.

▓ **C=»check« (Überprüfen):** Deming verwendete den Ausdruck »study« statt »check«, um zu zeigen, wie wichtig das eingehende Studium und das Herausarbeiten neuer Erkenntnisse, zu denen die Umsetzung der

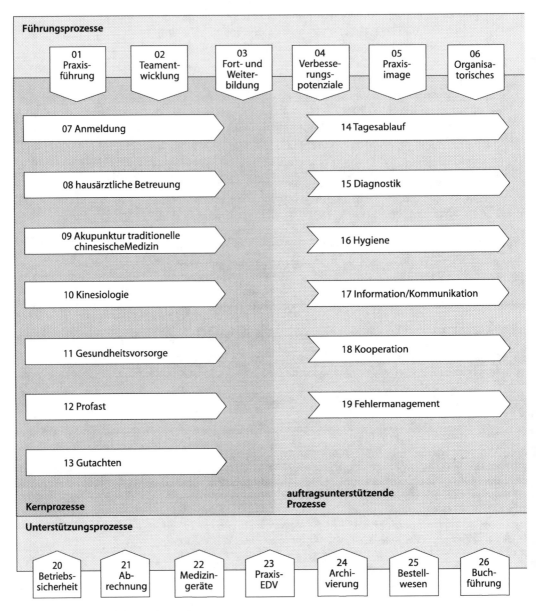

Führungsprozesse

| 01 Praxis- führung | 02 Teament- wicklung | 03 Fort- und Weiter- bildung | 04 Verbesse- rungs- potenziale | 05 Praxis- image | 06 Organisa- torisches |

07 Anmeldung

14 Tagesablauf

08 hausärztliche Betreuung

15 Diagnostik

09 Akupunktur traditionelle chinesischeMedizin

16 Hygiene

10 Kinesiologie

17 Information/Kommunikation

11 Gesundheitsvorsorge

18 Kooperation

12 Profast

19 Fehlermanagement

13 Gutachten

auftragsunterstützende Prozesse

Kernprozesse

Unterstützungsprozesse

| 20 Betriebs- sicherheit | 21 Ab- rechnung | 22 Medizin- geräte | 23 Praxis- EDV | 24 Archi- vierung | 25 Bestell- wesen | 26 Buch- führung |

Abb. 16.1. Prozessmodell einer Arztpraxis

neuen Maßnahmen geführt haben, sind. Basis sind die ermittelten Mess-werte. Treten die erwarteten Veränderungen ein?

▦ **A** = »act« (**Verbessern**): Hier wird entschieden, ob die Maßnahme aus-reicht oder ob es noch etwas zu verbessern gibt.

Zunächst stellen sich in der Praxis folgende **Fragen:**

▦ Was soll in der Praxis verbessert werden? »**Plan**«:

— Welche Maßnahme ist erforderlich, um die Verbesserung zu er-reichen?

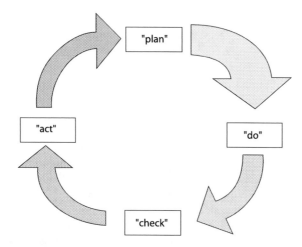

Abb. 16.2. PDCA-Zyklus nach Deming (Pfeilbreite proportional zum Zeitbedarf)

— Wie können wir feststellen, ob die Maßnahme zu einer Verbesserung geführt hat?
— Wie wird das Ergebnis gemessen, und wer ist dafür verantwortlich?
— Wann wird die Maßnahme durchgeführt?
— Wie erfolgt die Kommunikation der Maßnahmen in das Team?
«Do»:
— Wer führt die Maßnahme durch und ist verantwortlich?
«Check»:
— Wer ist bis wann für die Auswertung verantwortlich?
«Act»:
— Wer plant wann evtl. notwendige Verbesserungen der Maßnahmen?

Die verschiedenen **Dimensionen der Praxisqualität** werden nach Donabedian in Struktur-, Prozess- und Ergebnisqualität unterteilt, z.B.:
Strukturqualität:
— Qualifikation des Arztes/der Ärztin,
— Qualifikation der Mitarbeiter/innen,
— Praxisausstattung;
Prozessqualität:
— Anamnese- und Untersuchungstechnik,
— Therapie des Arztes/der Ärztin,
— Indikationsstellung bei Über- oder Einweisungen,
— sämtliche Praxisaktivitäten;
Ergebnisqualität:
— Patientenzufriedenheit,
— Höhe des Blutdrucks oder andere Parameter,
— Beeinflussung von Morbidität und Letalität.

Die **Umsetzung eines QM-Systems** muss geplant, aufgebaut, dokumentiert, verwirklicht, aufrechterhalten und ständig verbessert werden. Die ISO-Anforderungen geben dabei Normen vor, die als Richtschnur genutzt werden können.

16.6   Beispiel für einen Projektplan

Langsame und systematische Herangehensweise

Das Wissen über Qualitätsmanagement wird weder im Studium noch in der Weiterbildung gelehrt. Praxisinhaber, die QM in der Praxis umsetzen wollen, müssen solides Wissen über die Grundlagen haben und dieses mit den Mitarbeitern in der Praxis kommunizieren können. Daher ist die Umsetzung für jede Praxis zunächst eine komplexe Herausforderung. Wichtig ist es, die eigenen Ressourcen realistisch einzuschätzen und die Mitarbeiter nicht zu überfordern. Optimal ist ein möglichst reibungsloses Fördern der Qualität im laufenden Praxisbetrieb. Nur geduldiges, systematisches Vorgehen kann hier den gewünschten Erfolg bringen.

Die **Einführung eines QM-Systems** ist vom Aufwand her vergleichbar mit dem Schreiben einer Doktorarbeit. Das Erstellen eines Projektplans ist Grundvoraussetzung für das Gelingen des Projekts. Projektmanagement ist naturgemäß nicht Inhalt des Medizinstudiums. Daher folgt hier ein kleiner Exkurs in die Untiefen des Managements.

4 Phasen der Einführung eines QM-Systems

Jedes Projekt besteht aus verschiedenen **Phasen:**

- Entscheidung,
- Vorbereitung,
- Planung,
- Dokumentation,
- Umsetzung,
- Überprüfung,
- Korrektur.

Daraus lässt sich ein Ablaufplan entwickeln. Zunächst ist es wichtig, in der **Entscheidungsphase** die Vor- und Nachteile eines QM-Systems sachlich abzuwägen. Lohnt sich die Mühe, ein QM-System einzuführen? Welche Erwartungen habe ich an ein QM-System? Eine erfolgreiche Umsetzung ist nur wahrscheinlich, wenn die gesamte Praxisführung und das Team dahinter stehen. Dazu gehört auch die Auswahl des passenden Systems. Zertifizierbare Systeme gab es früher bundesweit nur nach ISO; heute gibt es mittlerweile auch ein EFQM-Zertifikat in Südbaden, zudem in Westfalen-Lippe eine Kombinationslösung aus beiden (KPQ-Zertifikat). In der Kosten-Nutzen-Abwägung bedeutet die Einführung von QM primär Kosten und Arbeit. Der Vorteil ist zunächst nur immateriell. Nach der Entscheidung für ein QM-System gilt es innerhalb eines Workshops mit dem gesamten Team, die Ideen der kontinuierlichen Verbesserung verständlich zu kommunizieren und einen QM-Beauftragten zu autorisieren.

Aufgaben des QM-Beauftragten

- Ansprechpartner für Fragen zum QM-System in der Praxis
- Verantwortlich für die Erstellung und Überarbeitung der QM-Dokumentation
- Durchführung interner Audits
- Sammeln und Auswerten von Informationen über Verbesserungen, Fehler und Probleme

Wie bei der Doktorarbeit werden in der **Vorbereitungsphase** Informationen zum QM gesichtet und Fachwissen erarbeitet. Nach etwa 3 Monaten meist euphorischer Beschäftigung mit der QM-Materie können Praxen in der Lage sein, eine **Ist-Analyse** der eigenen Praxis durchzuführen. Dabei wird der Organisationsgrad der Praxis ermittelt, abgebildet und bewertet. Es empfiehlt sich, diese Analyse schriftlich zu dokumentieren, um im weiteren Verlauf die Veränderungen des Unternehmens darstellen zu können. Diese Phase ist meist sehr ernüchternd, und hier ist es v. a. Aufgabe der Praxisleitung und des QM-Beauftragten, Hoffnung zu verbreiten.

Es folgt die **Planungsphase.** Diese ist besonders wichtig, und es sollten ausreichend Zeitressourcen eingesetzt werden. In dieser Zeit wird die Veränderung zur Wunschpraxis eingeleitet. Es lohnt sich, dies systematisch und intensiv zu betreiben. Zunächst werden Ideen zur Vision der Praxis gesammelt und konkret kurz- (6 Monate), mittel- (1 Jahr) und langfristige Ziele formuliert. Ein mittelfristiges Ziel kann z. B. darin bestehen, die Anzahl der Privatpatienten um 10% zu erhöhen, ein langfristiges, Präventionspraxis der Region zu werden. Für die einzelnen Ziele müssen Maßnahmen zu deren Umsetzung erarbeitet und Verantwortungen verteilt werden. Dabei sollten stets konkrete Messwerte und Verbindlichkeiten gewählt werden. Wenn z. B. ein Ziel darin besteht, die Wartezeit nicht länger als 15 min werden zu lassen, sind regelmäßige Messungen der Wartezeiten durch eine autorisierte Person notwendig. Nützlich ist dabei die **5-W-Methode:**

- Was muss gemacht werden?
- Wer macht es?
- Wann soll es gemacht werden?
- Wann soll das Ergebnis vorliegen?
- Welche Ressourcen sind notwendig?

In der **Dokumentationsphase** werden die gängigen Praxisprozesse von den jeweils Verantwortlichen beschrieben und nach redaktioneller Bearbeitung durch den QM-Beauftragten in die gesamte QM-Dokumentation eingefügt. Je nach System und Anspruch der Praxis ist diese mehr oder weniger ausführlich.

Von der **Umsetzungs- oder Implementierungsphase** spricht man, wenn die Dokumente vom QM-Beauftragten freigegeben werden und diese Arbeitsgrundlage der Praxis sind. Dann zeigt sich in der folgenden **Überprüfungszeit**, ob das System praxistauglich ist. Intern wird das System vom QM-Beauftragten begutachtet (internes Audit), und wenn die internen Kriterien stimmen, kann eine externe Begutachtung (externes Audit) mit dem Ziel der **Zertifizierung** (Zertifikat: Zeugnis über ein funktionierendes Qualitätsmanagement) durchgeführt werden. Im Rahmen der Zertifizierung stehen eine Vorprüfung, ein Audit- (Überprüfungs-) Tag und evtl. erforderliche Nacharbeiten bis zur Erteilung des Zertifikats an.

16.7 Einführung eines Qualitätsmanagementsystems in der Arztpraxis

Am Anfang stehen die Entscheidung und die Verpflichtung der Praxisleitung zum QM-System. Diese Entscheidung bedeutet, sich persönlich einzusetzen und als Vorbild für alle Praxismitarbeiter zu fungieren. Hinzu kommt, entsprechende Ressourcen – wie Zeit, Geld, Schulung etc. – bereitzustellen.

❗ Die Mitarbeiter sollten frühzeitig über das Vorhaben informiert und deren Mitwirkung sichergestellt werden.

Hauptverantwortlich für die Einführung des QM-Systems ist der **QM-Beauftragte.** Dazu benötigt dieser die Unterstützung der Praxisleitung und aller Praxismitarbeiter.

Zu Beginn sollten die **Anforderungen der Patienten** ermittelt werden. In der Regel erfolgt dies über eine Patientenbefragung. Dadurch werden alle wichtigen Praxisprozesse identifiziert, die kontinuierlich verbessert werden sollten.

Nachdem die Anforderungen der Patienten klargeworden sind, lassen sich daraus **Qualitätsziele** ableiten, z. B. eine höchstens 15-minütige Wartezeit. Um die Ziele zu erreichen, müssen konkrete Maßnahmen festgelegt werden. Eine sorgfältige (Qualitäts-)Planung ist notwendig, um die festgelegte Qualitätspolitik sowie Qualitätsziele und -maßnahmen umzusetzen.

Schritte zur Einführung eines QM-Systems

- Entscheidung zum QM
- Information der Praxismitarbeiter
- Benennung eines QM-Beauftragten
- Ermittlung der Patientenanforderungen
- Definition der Qualitätspolitik und -ziele
- Festlegung der Prozesse
- Ermittlung der Ist-Situation
- Erarbeitung der Soll-Situation
- Festlegung und Erstellung der QM-Dokumentation
- Aufbau des QM-Systems
- Durchführung interner Audits
- Einleitung kontinuierlicher Verbesserungsprozesse
- Eventuell Zertifizierung

Art und Umfang der **Dokumentation** (inklusive Handbuch) werden spätestens bei der Ermittlung des Ist-Zustands der Praxis festgelegt. Ein schrittweises, an die Möglichkeiten der Praxis angepasstes Vorgehen ist sinnvoll. Die Dokumentation kann in Papierform oder auf EDV-Basis erfolgen. Wichtig sind die Verständlichkeit und der freie Zugang für die Mitarbeiter.

16.8 Dokumentation

❶ Motto: So viel wie nötig, so wenig wie möglich.

Dokumentation soll kein Selbstzweck eines QM-Systems sein, sondern die Praxisabläufe unterstützen und die kontinuierliche Verbesserung sicherstellen. Die Dokumentation enthält eine **Beschreibung der Qualitätspolitik** mit den Absichten und Zielen der Praxis sowie der Auflistung der Qualitätsziele, die schrittweise zur Erreichung der Qualitätspolitik führen. Dazu gehört auch ein QM-Handbuch, in dem das QM-System beschrieben wird.

> Die Dokumentation unterstützt die Praxisabläufe und stellt Verbesserungen sicher

Qualitätsmanagement erfolgt meist neben der normalen Arbeit. Wie bei einem Garten benötigt man dazu Zeit und Geduld. Der QM-Beauftragte ist sozusagen der Gärtner, der langfristig plant und auf Einzelanforderungen reagiert. Zeit und Ressourcen müssen für den Aufbau und die Erhaltung in die tägliche Arbeit eingeplant werden. Der **QM-Beauftragte** hat die Aufgabe, den Aufbau des QM-Systems zu betreuen, aktiv daran zu arbeiten und die Praxismitarbeiter daran zu beteiligen.

Interne Begutachtungen (Audits) werden vom QM-Beauftragten unter Einbeziehung der Praxismitarbeiter durchgeführt. Ziel der Audits ist es, den Ist-Zustand festzustellen, den Soll-Zustand zu definieren und den kontinuierlichen Verbesserungsprozess anzuregen. Dies geschieht durch systematisches Erfassen von Stärken, Schwächen und Verbesserungspotenzialen. Schließlich wird überprüft, ob eingeleitete Verbesserungsmaßnahmen erfolgreich umgesetzt wurden.

Für eine **Zertifizierung des QM-Systems** müssen dann folgende Voraussetzungen erfüllt sein:

> Zertifizierung des QM-Systems

- Durchführung und Dokumentation eines internen Audits über alle Praxisbereiche;
- Bewertung des QM-Systems durch die Praxisleitung mit Angabe des Nutzens und des Verbesserungspotenzials;
- Dokumentation entsprechend den Anforderungen der ISO-Norm.

Erfahrungsgemäß sind etwa 18 Monate an Vorbereitungszeit notwendig, um ein QM-System aufzubauen und die Praxis auf eine externe Zertifizierung vorzubereiten.

16.9   Zertifizierung und Auswahl eines Zertifizierers

Nutzen der Zertifizierung

Die Zertifizierung ist eine **Außendarstellung der Praxis.** Eine Zertifizierung ist keine Pflicht, aber in vielen Fällen sinnvoll. Einerseits gibt die Zertifizierung ein deutliches Zeichen nach außen, dass das installierte QM-System den Anforderungen der Norm entspricht und wirksam umgesetzt wird. Andererseits ist das Audit durch einen erfahrenen Auditor eine Möglichkeit, dazuzulernen und neue Ideen sowie Impulse für das bestehende QM-System zu erhalten. So kann das Audit auch als Beratung im Sinne der Norm angesehen werden. Die Werbewirkung großer Zertifizierer (z. B. TÜV oder DEKRA) ist sicherlich höher als diejenige unbekannter Anbieter.

Die Zertifizierungsauditoren müssen für den medizinischen Bereich zugelassen sein und die entsprechende fachliche Qualifikation nachweisen. Ein ISO-Zertifikat hat eine Gültigkeit von 3 Jahren, wobei ein jährliches **Überwachungsaudit** durchgeführt wird. Diese Audits helfen bei der kontinuierlichen Fortführung des QM-Systems. Die Kosten für die Zertifizierung und die jährlichen Überwachungsaudits sind bei der Budgetierung für das QM-System zu berücksichtigen.

> Die Normen-Familie ISO 9000 ff stellt einen Leitfaden zur Etablierung eines QM-Systems dar. Was das System leisten muss, ist entsprechend beschrieben, wie dies erreicht werden kann hingegen nicht. Das bedeutet: Ein QM-System muss von der Arztpraxis selbst erarbeitet werden. Dies ist zwar zunächst ein zusätzlicher Arbeitsaufwand, aber auch eine große Chance, den Sand im Getriebe zu entdecken und Verbesserungspotenzial aufzuspüren. Mit jeder gezielten Maßnahme kann der Erfolg der Praxis erhöht werden.

Qualitätsmanagement ist als ganzheitliches Managementverfahren gedacht und sollte alle Bereiche der Praxis erfassen. Die reine Orientierung an ISO-Normen stellt nur eine Teilmenge, vielleicht den Anfang eines QM-Systems, dar.

Ganzheitliche Modelle, wie das »Excellence«-Modell der »European Foundation for Quality Management« (EFQM) bieten hier eine wesentlich breitere Sichtweise und stellen den Menschen in den Mittelpunkt des Geschehens. Ziel der EFQM ist es, beim Qualitätsmanagement alle wichtigen Arbeitsabläufe und Prozesse in einem Unternehmen zu berücksichtigen. Dabei finden eine Selbstbewertung (»self-assessment«) durch das Team und regelmäßige Vergleiche (Benchmarking) mit anderen Praxen statt.

Beide Ansätze gleichzeitig anzugehen, kann in vielen Bereichen eine Erleichterung darstellen – ohne wesentlichen Mehraufwand. Daher ist es durchaus sinnvoll, die Umsetzung der ISO-Norm 9004 : 2000 ergänzend oder zusammen mit Teilen des EFQ-Modells zu betrachten und umzusetzen.

Grundlagen und Begriffe des Qualitätsmanagements

▓ **DIN EN ISO 9001 : 2000:** Eine Organisation muss nachweisen, dass ihre Produkte und Dienstleistungen den Anforderungen der Kunden entsprechen und dass es bestrebt ist, die Zufriedenheit der Kunden zu erhöhen. Dieser Ansatz war früher primär produkt- oder dienstleistungsorientiert.

▓ **DIN EN ISO 9004 : 2000:** Diese neue Fassung erleichtert die Anwendung in der Arztpraxis. Sie berücksichtigt Abläufe und Vorgehensweisen zur Förderung des kontinuierlichen Verbesserungsprozesses.

▓ **Weg zur Zertifizierung:** Wer sich mit dem Gedanken trägt, eine ISO-Zertifizierung zu erlangen, sollte zunächst eine systematische Planung betreiben. »ISO« bedeutet, die Qualitätsgrundsätze seiner Praxis zu formulieren sowie die wesentlichen Aufbau- und Ablaufstrukturen festzulegen. Nach ISO 9000 ist die Erstellung eines QM-Handbuchs, in dem alle Verantwortlichkeitsbereiche, Zuständigkeiten, Abläufe und Hilfsmittel festgelegt werden, notwendig. Die Dokumentation der Standards und Arbeitsabläufe erleichtert insbesondere neuen Mitarbeitern den Einstieg. Dadurch ist eine rasche Vermittlung der praxisspezifischen Details möglich, und eine systematische Einarbeitung wird gewährleistet. Auch wenn jahrelange Vorarbeiten mit umfangreichen Handbücher vorliegen, treten beim Adaptieren auf die ISO-Elemente Probleme auf. Beispielhaft sind hier einzelne Elemente der ISO-Norm und deren offizielle Bezeichnungen aufgelistet:

— Normelement 1: Verantwortung der Leitung
— Normelement 2: Qualitätsmanagementsystem (QMS)
— Normelement 3: Vertragsprüfung
— Normelement 4: Designlenkung
— Normelement 5: Lenkung der Dokumente und Daten

  Erfahrungsgemäß fällt es schwer, für die jeweiligen Normelemente analoge Inhalte aus einer Arztpraxis zu finden. Bei Dienstleistern und besonders in Arzt-/Zahnarztpraxen erwies sich die Norm 9001 als recht umständlich und verwaltungstechnisch aufwändig (Forderung, ob etwas erfüllt ist). Es erforderte Zeit und Mühe, um diese spröde Normenstruktur in ein praktikables Schema für eine Arztpraxis umzuwandeln. Die ISO-Norm 9001 trat im Laufe des Jahres 2001 in Kraft. Seit 2001 existiert die neue ISO-Norm 9004 : 2000 mit größerer (Kunden-) Patientenorientierung. Dies entspricht der Entwicklung von einem Forderungskatalog zu einem Leitfaden für die Anwender der ISO-Normen. Diese flexiblere ISO ist mehr als Leitfaden und nicht als Korsett gedacht. Sie bietet einen individuelleren Ermessensspielraum und ist für Arztpraxen besser geeignet.

▓ **Vorgehensweise in der Praxis:** Zunächst ist es notwendig, eine grobe Projektzeitplanung festzulegen und einen QM-Beauftragten zu ernennen. Üblicherweise dauert ein derartiges Projekt etwa 18 Mo-
▼

nate an. Dann sollte ein systematischer Ablaufplan mit Zeit- und Ressourcenbedarf für die Einführung des QM-Projekts aufgestellt werden. Viele Pragmatiker haben zunächst die 20 Normelemente in die Bereiche einer Arztpraxis »übersetzt«. Dies ist ein zeitraubender Prozess. Denn das starre Normenschema und die Vorgaben sind nicht einfach mit passenden Inhalten aus der Praxis zu füllen. Die ISO-Norm gibt eindeutige Vorgaben über Struktur und Aussehen von Checklisten und Arbeitsanweisungen. Neuordnung und Umstrukturierung der bereits vorhandenen Unterlagen sind in der Regel sehr aufwändig und müssen bei der Planung mit einer halben Arbeitskraft pro Tag berücksichtig werden. Arbeitsanweisungen müssen in der EDV erfasst und nach dem einheitlichen Schema erstellt werden. Zeitgleich kann mit der Formulierung der einzelnen Normelemente des ISO-Handbuchs begonnen werden. Das Erstellen eines ISO-Handbuchs und die Einführung eines QM-Systems bedeuten weitaus mehr Arbeit als das Um- oder Neuschreiben von diversen Organisationshandbüchern. Trotz intensiver Abarbeitung der Arbeitsschritte durch Praxismitarbeiter wird der selbst gesteckte Zeitrahmen oft nicht eingehalten. Schließlich können Sie das ISO-Handbuch dem Auditor zur Vorprüfung senden.

▪ **Beratung, Berater:** Im Prinzip kommt man bei der Einführung des QM-Systems ohne teure Beratung aus. Sinnvoll ist es, eine/n Mitarbeiter/in zum/zur Qualitätsbeauftragten schulen zu lassen sowie Planung und Durchführung praxisintern zu gestalten. Will man allerdings Qualitätspreise gewinnen oder hat ähnlich hohe Ziele, ist eine fachmännische Beratung oder Unterstützung durch bereits zertifizierte Praxen oder Berater notwendig. Art und Umfang der Beratung hängen davon ab, welche Organisationsgrundlagen in der Praxis bereits vorhanden sind und wie viel Zeit und Arbeit die Praxismitarbeiter, der Chef oder der QM-Beauftragte investieren kann und will. Meist finden Praxen Berater über Empfehlungen von befreundeten Kollegen oder auch auf Empfehlung der Zertifizierungsstellen.

▪ **Beratungsinhalte:** Es gibt Beratungsangebote für Einzelpraxen und Gruppen. Letztere sind kostengünstiger und haben den Vorteil des Gedankenaustauschs mit anderen Praxen. Die Einzelberatung findet normalerweise in der eigenen Praxis statt. Diese erfolgt zu mehreren Themen des QM. Dabei werden die Praxisgegebenheiten und die Praxisorganisation analysiert und auf dieser Grundlage das individuelle QM-System aufgebaut. Die Mitarbeiter müssen in die Aufbauphase des QM-Systems mit einbezogen werden. Ohne motivierte Mitarbeiter, die sich mit dem Ziel der Zertifizierung identifizieren können, ist der erhebliche Arbeitsaufwand nicht zu bewältigen. Umfangreiche Ressourcen müssen zusätzlich freigesetzt werden, die den Arbeitsablauf der Praxis zusätzlich belasten. Eine halbe Stelle bis zur Zertifizierung über einen Zeitraum von 18 Monaten ist eine realistische Annahme.

▼

Der Zeitaufwand ist abhängig von:
— Praxisgröße
— Zahl der Mitarbeiter
— vorhandenem Organisationsgrad der Praxis
— Motivation der Mitarbeiter
— Akzeptanz von QM-Maßnahmen
— Umfang der Beratung
— Ziel der Zertifizierung

Checkliste Beraterauswahl:
— Fachkompetenz bei QM-Fragen
— Referenzen bereits zertifizierter Kollegen
— verständlicher Kostenvoranschlag
— rasche Adaptation von Vorlagen auf die eigene Praxis
— Branchenkenntnisse
— passende »Chemie« zwischen den Partnern
— Erkennung und Kommunikation der Differenz zwischen Anforderungen und Fähigkeiten
— individuelle Unterstützung Ihres Teams (Coaching) durch Hilfe zur Selbsthilfe

Weg zur Zertifizierung:
— Erstellung eines Prozessmodells und eines Projektplans mit Ressourcenfreisetzung
— Ermittlung und Darstellung des Ist-Zustands
— Implementierung der Praxisdokumentation
— Durchführung interner Audits
— Zertifizierung nach DIN EN ISO (externes Audit)
— Anwendung und Weiterentwicklung des Systems

Zertifizierung: Die eigentliche Zertifizierung besteht aus 2 Teilen:
— Beurteilung des ISO-Handbuchs als Grundlage für das Audit in der Praxis
— Audit in der Praxis
  Eine ISO-zertifizierte Praxis bietet somit geprüfte, standardisierte Dienstleistungen an. Unter der Zertifizierung versteht man die »Abnahme« eines Systems durch einen akkreditierten Zertifizierer vor Ort. Dabei wird überprüft, ob das System die Forderungen der Norm erfüllt und ob die Mitarbeiter danach handeln (leben). Die Zertifizierung wird jährlich überprüft und ist jeweils nach 3 Jahren zu wiederholen. Eine ISO-zertifizierte Praxis ist also ein von einer externen, unabhängigen Organisation geprüftes System, welches eine standardisierte Dienstleistung anbietet.

Audit in der Praxis: Für das Audit in der Praxis sind etwa 2 Tage vorgesehen. Der normale Praxisablauf wird nur geringfügig beeinträchtigt. Notwendige Besprechungen des Zertifizierers mit der Praxisleitung und dem QM-Beauftragten können in die Abendstunden verlegt werden. Dabei werden alle Bereiche der Praxis einer Prüfung unterzogen.
▼

▓ **2 prüfungsrelevanten Faktoren:**
— Die Vorgaben im ISO-Handbuch müssen mit dem tatsächlichen Praxisablauf übereinstimmen.
— Alle Praxismitarbeiter müssen mit den selbst erstellen ISO-Regeln in der Praxis leben und arbeiten.
Auditoren finden sehr schnell heraus, ob ein System gelebt oder nur aufgesetzt ist. Das ISO-System muss in der Praxis »gelebt« werden und in den Praxisalltag integriert sein. Wenn die Praxismitarbeiter gewohnt sind, nach Arbeitsanweisungen und Checklisten zu arbeiten, und der Gedanke der kontinuierlichen Verbesserung verinnerlicht ist, verläuft die Überprüfung des ISO-Konzepts meist problemlos. Das Praxispersonal muss sich mit den Praxiszielen identifizieren. Begeisterung und Motivation der Mitarbeiter sind Voraussetzung zum Erfolg.

▓ **Kosten:** Die Kosten einer Zertifizierung sind nicht unerheblich. Sie betragen für eine mittelgroße Arztpraxis etwa 15 000 Euro – je nachdem, was an eigener Arbeit eingebracht werden kann. Zur Beratung und der eigentlichen Zertifizierung sind noch Ausfallzeiten in der Praxis hinzuzurechnen. Die Kosten für die Einführung eines QM-Systems sind abhängig von:
— Zahl der Beratungstage
— Größe der Praxis.
Erfahrungswerte über die anfallenden Kosten sind im Folgenden aufgeführt: Ein Beratertag kostet zwischen 750 und 1000 Euro, die Tagessätze der Zertifizierungsgesellschaften variieren zwischen 750 und 1500 Euro; beim ersten Audit muss, je nach Praxisgröße, mit 3000–5000 Euro gerechnet werden.

▓ **Vorteile des Qualitätsmanagements:**
— Wettbewerbsvorteil
— Klarheit/besseres Verständnis
— Prozesssicherheit und Transparenz
— höhere Teamzufriedenheit und mehr Motivation
— bessere Atmosphäre; Zunahme des »Wir-Gefühls«
— Harmonisierung der Abläufe
— Gedanken über sonst nicht bedachte Sachverhalte
— Mitarbeiter bringen bereitwillig viele neue Ideen ein
— bessere Kommunikation im Team
— größere Bereitschaft zur Übernahme von Verantwortung
— zufriedenere Patienten
— zufriedenere Mitarbeiter
— zufriedenerer Ärzte

▓ **Arbeitsaufwand:** Praxen, die bisher keine oder wenige Arbeitsabläufe usw. dokumentiert haben, müssen mit einem großen Arbeitsaufwand rechnen. Praxen mit hoch motivierten Mitarbeiter und Ressourcen für die Umsetzung der notwendigen Grundlagen können sehr viel ohne externe Hilfe erreichen. In diesen Praxen ist der Beratungsaufwand deutlich geringer und reduziert sich haupt-

▼

sächlich auf die Vorgabe eines bewährten Schemas. In Praxen, in denen der Wunsch nach einem QM-System und einer Zertifizierung hauptsächlich vom Praxisinhaber stammt und die Mitarbeiter dem Projekt eher ablehnend gegenüberstehen, ist der Arbeitsaufwand der Berater deutlich größer. Teilweise ist sogar ein intensives Coaching einzelner Mitarbeiter erforderlich.

Ausblick: Die ISO-Zertifizierung kann ein sinnvoller Zwischenschritt auf dem Weg zum »total quality management« (TQM) sein. Primär ist eine Arztpraxis ein Dienstleistungsunternehmen, welches seine Fähigkeiten im Wettbewerb mit anderen Praxen anbietet. Patienten können die Servicequalität einer Arztpraxis beurteilen, aber nicht deren medizinische Qualität. Auf dem Weg zur Umsetzung eines TQM-Modells ist die ISO-Zertifizierung ein sinnvoller und vielleicht notwendiger Zwischenschritt. Das Konzept des TQM-Systems stellt unter ganzheitlichen Gesichtspunkten den zufriedenen Patienten und zufriedene Mitarbeiter in den Mittelpunkt aller Praxisaktivitäten. Die Praxis versucht, sozial und im Umweltbereich engagierter zu sein als vergleichbare Organisationen. Das TQM-System geht sehr viel weiter als eine Zertifizierung. Es sichert laufende Verbesserungen und ist weniger statisch. Weiterhin verpflichtet das TQM zum Benchmarking: Dies ist das Konzept vom Lernen und Teilen. Eigene Ergebnisse werden mit denen anderer verglichen. Dadurch kommt es zu einem ständigen Lernprozess, in dessen Rahmen man von den Erfolgreicheren dazulernt.

Zusammenfassung

Die 10 goldenen Regeln der Betriebswirtschaft für die Arztpraxis

H. Börkircher

Wäre es für Sie nicht schön, wenn sich die gesamte Betriebswirtschaft auf 10 Regeln reduzieren ließe? Schon aus dieser rhetorischen Fragestellung heraus erkennen Sie, dass dies leider Wunschdenken bleiben wird bzw. muss, denn neben der sog. »harten« Betriebswirtschaftslehre zählen ebenso »weiche« Faktoren zu jenem Bündel an Erfolgsfaktoren, die man auch insgesamt als unternehmerischen Weitblick bezeichnen kann, und um auch in Zukunft erfolgreich zu sein, ist unternehmerischer Weitblick heute notwendiger denn je. Dies gilt in besonderem Maße auch für die Arztpraxis, die im Durchschnitt gesehen immer höhere Aufwendungen und bescheidenere Umsatzzuwächse aufweist, wodurch sich zwangsläufig der Einnahmenüberschuss reduziert.

Alle Eventualitäten in der betriebswirtschaftlichen Praxisentwicklung lassen sich nicht vorhersehen; trotzdem gibt es einige Standardregeln, die ein vorsorgend und unternehmerisch denkender Arzt stets beachten sollte. Diese Regeln gelten im Prinzip immer, unabhängig von der Größe, der Rechtsform und der Branche eines Unternehmens.

17.1   Regel 1: Verschaffen Sie sich eine solide Informationsbasis

Regel 1
- Information ist zweckorientiertes Wissen.
- Betriebswirtschaftliche Informationen sind ein strategischer Erfolgsfaktor.
- Differenzierte Analysen zur Vermögens- und Ertragslage sind notwendig.
- Das herkömmliche Rechnungswesen (Finanzbuchhaltung, Einnahmen-Überschuss-Rechnung) reicht für ein modernes Praxismanagement nicht mehr aus.
- Aufstellen einer Bilanz und Gewinn-Verlust-Rechnung sind ein erster Schritt.

Die Analyse vergangenheitsbezogener Daten hilft, Chancen und Risiken frühzeitig zu erkennen

Für das erfolgreiche Führen einer Praxis ist die Kenntnis von Umsatz und Jahresüberschuss allein nicht mehr ausreichend. Es ist wichtig zu wissen, in welchen Bereichen sich was wie entwickelt und was der Arzt ggf. korrigieren muss. Für die Praxisgestaltung ist es v. a. wichtig zu erkennen, wie sich das Umfeld und damit die Chancen und Bedrohungen einer Praxis verändern und über welche internen Stärken und Schwächen die Praxis verfügt. Dieses Wissen hat »strategischen Wert« und ist entsprechend durch Informationen und Daten aufzubereiten. Die **Analyse vergangenheitsbezogener Daten** hilft, Chancen und Risiken sowie Stärken und Schwächen frühzeitig zu erkennen.

Dazu werden in erster Linie die Daten aus dem eigenen Rechnungswesen herangezogen. Das übliche Rechnungswesen einer Praxis ist jedoch bescheiden und taugt für eigene betriebswirtschaftliche Analysen recht wenig. Es beinhaltet die Finanzbuchhaltung und die Einnahmen-Überschuss-Rechnung. Bilanz sowie Gewinn- und Verlustrechnung sind noch nicht gesetzlich vorgeschrieben und werden daher auch nur von wenigen Praxisinhabern freiwillig durchgeführt. Beide sind jedoch als Basis für eine erweiterte Information über die **Vermögens- und Finanzlage** einer Praxis wesentlich und sollten, zumindest von den »Betriebswirten« unter den Ärzten, auch regelmäßig durchgeführt werden. Entweder macht dies der Steuerberater gegen ein geringes Entgelt oder aber man verfügt über eigene Buchhaltungssoftware.

Bilanz sowie Gewinn- und Verlustrechnung sind ihrerseits wiederum die Grundlagen für **weiterführende betriebswirtschaftliche Analysemöglichkeiten**. Für die Bildung wichtiger Kennzahlen sind sie unerlässlich im Sinne eines Benchmarkings, und auch im Rahmen der Erstellung von »balanced scorecards« – einem Führungs- und Steuerungsinstrument der Praxis, das weit über das herkömmliche Controlling hinausgeht – sind sie sinnvoll.

Auch das **Informationswesen** einer Praxis ist unter Wirtschaftlichkeitsaspekten zu betrachten. Informationsbedarf, -angebot und -nachfrage sollten möglichst deckungsgleich sein, um auch wirtschaftlich zu sein. Effizientes Informationsmanagement nutzt heute Internet und Datenbanken.

Informationen, die redundant sind, haben für die Praxis keinen Wert

17.2 Regel 2: Planen Sie Ihre Zukunft mit Hilfe von Zielen

Regel 2

- Was soll wie, wann und mit welchem sachlichen Bezug erreicht werden?
- Ziele sollten nach Möglichkeit messbar/quantifizierbar sein.
- Ziele sollten schriftlich fixiert werden.
- Ziele sind zugleich Orientierungshilfe und Kontrollbasis.
- Praxisziele dienen der Mitarbeiterführung und bieten Identifikationspotenzial.

Planung ist **systematische Entscheidungsvorbereitung**. Sie bildet die Grundlage für alle Führungstätigkeiten bis hin zur Kontrolle, ob die erreichten mit den geplanten Ergebnissen übereinstimmen. Im Rahmen der Planung gilt es, die Ausgangslage zu erfassen und zu klären, mögliche Ziele für die Praxis und die Mitarbeiter zu formulieren, alternative Maßnahmen zur Zielverwirklichung zu entwickeln, die zur Zielerreichung notwendigen Mittel zu bestimmen, die Durchführung der geplanten Maßnahmen und des Mitteleinsatzes vorzubereiten sowie die zu erwartenden Ergebnisse bei der Umsetzung der geplanten Alternativen zu prognostizieren und zu beurteilen.

Planung ist die Grundlage für alle Führungstätigkeiten

❶ Jedes Unternehmen, auch die Arztpraxis, sollte Ziele schriftlich fixieren.

Die **Ziele** dienen der zukunftsorientierten Ausrichtung aller Aktivitäten der Praxis. Sie dienen der Beurteilung des Erfolgs und geben damit einerseits Orientierung und sind andererseits auch Basis für die Kontrolle.

Ohne Schriftlichkeit lassen sich Ausmaß, Inhalt und Reichweite der Ziele schnell im Kopf des Arztes verändern. Der Erfolg wird damit jedoch nicht mehr mess- und nachvollziehbar.

Man unterscheidet strategische und operative Ziele

Ziele werden über unterschiedlich lange Zeiträume festgelegt. Daher sollten **strategische und operative Zielsetzungen** unterschieden werden. Die strategischen Zielsetzungen können sich zweckmäßigerweise am Lebenszyklus der Praxis orientieren und damit Zeiträume von jeweils 5–10 Jahren umfassen. Aus ihnen lassen sich dann die kurzfristigen (jährlichen) operativen Zielsetzungen ableiten, zu denen sicherlich Zielsetzungen gehören wie:

- Umsatzwachstum,
- Verbesserung des Einnahmenüberschusses,
- Umsatz-/Kapitalrentabilität,
- Patientengewinnung,
- Patientenbindung,
- Zufriedenheit (Mitarbeiter, Patienten),
- etc.

Sie sind entsprechend zu quantifizieren, um sie für das spätere Controlling auch messbar zu machen. Nur wenn Ziele messbar gemacht werden, sind sie für die Steuerung der Praxis und die Praxisführung geeignet.

Die Definition von Zielsetzungen und die Schaffung von Verbindlichkeit für diese Ziele zwingen den Praxisinhaber und die Mitarbeiter dazu, sich stärker mit den **Instrumenten zur Zielerreichung** zu beschäftigen, z. B.:

- sich mit Möglichkeiten auseinander zu setzen, wie die Kosten reduziert werden können;
- sich Gedanken zu machen, wie man den Umsatz ausweiten kann;
- sich zu überlegen, welche Zielgruppen man ansprechen möchte;
- was zu tun ist, um die bisherigen Patienten stärker zu binden;
- sich zu überlegen, wie die Patientenbindung im Einzelnen zu erfolgen hat (Freundlichkeitsprogramme, Qualitätssicherung, Patienteninformation, Service).

Ziele dienen auch der Orientierung für die Mitarbeiter. Sie sind Grundlage für Mitarbeitergespräche, der Mitarbeiterbeurteilung, der Fortbildung sowie von Förderung und Qualifizierung. Praxisziele sollten daher stets den Mitarbeiter einbinden. Am besten man plant die Praxisziele gemeinsam und erhöht damit auch die Identifikation mit dem Unternehmen »Arztpraxis«.

17.3   Regel 3: Installieren Sie ein effizientes Controlling

Regel 3

- »If you can't measure it, you can't manage it!«
- Controlling bedeutet nicht Kontrolle, sondern Steuerung.

▼

- Controlling ist ein Frühwarnsystem für betriebswirtschaftliche Schieflagen.
- Elemente des Controllings
  — Zielsetzung und Planung
  — Berichtswesen und Soll-Ist-Vergleich
  — Abweichungsanalyse
  — Gegensteuerungsmaßnahmen
- Abweichungsursachen sind z. B. Preise, Auslastungsgrad, Verbrauch/Kosten, Struktur (Patienten, Nachfrage, Leistungen, Beschäftigungsgrad).
- Gegensteuerung kann auf der Einnahmen- oder der Kostenseite erfolgen.
- Unterschieden wird operatives und strategisches Controlling.

»Auch für einen guten Kapitän ist es Pflicht, unter bestimmten Umständen einen Lotsen an Bord zu nehmen.«

Unter »Controlling« wird von den meisten immer noch »Kontrolle« verstanden. Es besteht aber ein grundlegender Unterschied: Kontrolle geht in die Vergangenheit, Controlling geht in die Zukunft. Vereinfacht ausgedrückt bedeutet Controlling die **vorbeugende Kontrolle in die Zukunft**, damit man ein ungewolltes Ereignis nicht erst dann feststellt, wenn es bereits eingetreten ist.

Controlling mit den Säulen »Unternehmensplanung« und »Rechnungswesen« ist moderne **Ergebnissteuerung**. Dies geschieht, um sicherzustellen, dass Abweichungen von einem gewollten Plan oder Ziel so rechtzeitig erkannt werden, dass gegengesteuert werden kann, bevor es zu spät ist.

Kontrolle ist in die Vergangenheit gerichtet, Controlling in die Zukunft

Was Controlling für die Arztpraxis im Wesentlichen beinhaltet

- Zielsetzung und Planung der Praxisaktivitäten
- Berichtswesen und Plan-Ist-Vergleich (Soll-Ist-Vergleich)
- Abweichungsanalyse und Kontrolle
- Gegensteuerungsmaßnahmen

! Die Zielsetzung muss der Arzt selbst erarbeiten.

Es muss in Worten und Zahlen festgelegt werden, was in Zukunft erreicht werden soll. Für eine sinnvolle Formulierung der **Praxisziele** ist sicherlich die Umsatzrentabilität eine wichtige Basis. In Praxen, die sich rein informativ eine Bilanz erstellen lassen, ist eine wesentliche Zielsetzung etwa die Eigenkapitalrentabilität oder der »return-on-investment«. Darüber hinaus gilt es, wie oben ausgeführt, Ziele der Praxis, der Mitarbeiter und der Patienten zu definieren und zu realisieren.

Die **Planung** besteht mindestens aus einer Plan-Gewinn- und einer Verlustrechnung, also einer geplanten Einnahmen-Überschuss-Rechnung. Mit ihrer Hilfe wird gezeigt, wie sich Einnahmen und Ausgaben im kommenden Abrechnungsjahr entwickeln müssen, um das vorgegebene Ziel (► s. oben) erreichen zu können. Dieser Planungsrahmen ist ein Grobrahmen, der nach Leistungsbereichen verfeinert werden kann.

Das Berichtswesen erkennt Abweichungen vom Plan

Das **Berichtswesen** ist darauf ausgerichtet, Abweichungen vom Plan festzustellen. Hierzu werden den Planwerten (»Solls«) die Ist-Werte gegenübergestellt. Dadurch zeigen sich notwendige steuernde Eingriffe in den Ablauf. Im einfachsten Fall wird die Plan-Einnahmen-Überschuss-Rechnung der tatsächlichen Einnahmen-Überschuss-Rechnung gegenübergestellt. Vierteljährliche Vergleiche sollten angestrebt werden!

Genauso wichtig wie das Feststellen von Abweichungen ist die Suche nach den **Ursachen für die Änderungen**. Sie sind eindeutige Signale, dass etwas verändert werden muss. Abweichungen können z. B. sein:
- Preisabweichungen (Honorare, Materialkosten, Praxisbedarf),
- Beschäftigungsabweichungen (unterschiedliche Auslastung der Praxis),
- Verbrauchsabweichungen (Mehr- oder Minderverbrauch gegenüber Plan),
- Strukturabweichungen (Patientenstruktur, Leistungsstruktur, Nachfragestruktur).

Sind die Ursachen für die Abweichungen zwischen Plan und Ist im Unternehmen festgestellt, müssen **Gegensteuerungsmaßnahmen** ergriffen werden – in der Regel allerdings nur dann, wenn das Ist-Ergebnis schlechter ist als der Plan. Maßnahmen der Gegensteuerung sind möglich
- auf der **Einnahmenseite**, wenn Umsätze und Preise aufgrund von Mengen-, Wert- oder Strukturverschiebungen nicht mehr stimmen;
- auf der **Kostenseite**, um fixe und variable Kosten zu beeinflussen.

Controlling kann operativ und strategisch ausgerichtet sein

Grundsätzlich wird beim Controlling unterschieden zwischen dem operativen und dem strategischen Controlling. **Operatives Controlling** dient der kurz- und mittelfristigen Steuerung der Praxis, um klar definierbare Abweichungen, wie sie oben beschrieben wurden, zu korrigieren oder Engpasssituationen zu meistern. **Strategisches Controlling** ist dagegen langfristig ausgerichtet und dient der zukunftsorientierten Positionierung der Praxis im Wettbewerb, z. B. durch Formulierung von Leitbildern und Planung wichtiger Eckwerte für die Praxis in der Zukunft.

Operatives Controlling bedient sich vieler **Controlling-Werkzeuge**. Für den Arzt kommt natürlich nicht die Gesamtpalette dieser Instrumente in Betracht, sondern lediglich eine bescheidene Auswahl. Zu ihr gehören:
- eine funktionierende, ordnungsgemäße und zeitnahe Buchhaltung (monatlich und nicht vierteljährlich) mit einer entsprechenden BWA (► s. Kap. 13),
- ein Längsvergleich mit den wesentlichen Einnahmen- und Ausgabenpositionen der zurückliegenden Jahre (vergangene 3 Jahre) und den aktuellen Jahreswerten (absolut und prozentual),
- ein Quervergleich mit entsprechenden Vergleichspraxen (Statistiken, DATEV-Praxisvergleiche etc.; ► s. Kap. 13),

- Vergleichsdaten über Arbeitsstunden, Umsätze, Kosten, Beschäftigung etc.,
- evtl. ein Benchmarking mit bekannten, befreundeten Praxen.

17.4   Regel 4: Bilden Sie Kennzahlen

Regel 4

- Kennzahlen sind quantitative Größen, die in konzentrierter Form Informationen über die betriebswirtschaftliche Situation einer Praxis liefern.
- Kennzahlen werden insbesondere für den Mitarbeiterbereich, den Umsatzbereich und die Finanzwirtschaft gebildet.
- Absolute Kennzahlen (Einzelzahlen) sind z.B. Einnahmenüberschuss sowie einige Kostenarten.
- Relative Kennzahlen (Verhältniszahlen) sind z.B. Umsatz pro Mitarbeiter, Umsatzanteil bestimmter Therapien usw., durchschnittliche Behandlungsdauer pro Patient, Therapiekosten oder Einnahmen pro Patient.
- Die verschiedenen Kennzahlen können in ein hierarchisches Kennzahlensystem integriert werden, um Gestaltungsmöglichkeiten zu erkennen, z.B. Dupont-Pyramide (ROI = Umsatzrendite ´ Kapitalumschlag).

Kennzahlen lassen sich für alle Führungs- und Steuerungsaufgaben einer Praxis bilden. In der Regel werden sie in umsatzbezogene, kostenbezogene, gewinnbezogene und finanzwirtschaftliche Kennzahlen unterschieden. Diese Gliederung orientiert sich an den 4 großen Bereichen der Einnahmen-Überschuss-Rechnung, nämlich den Einnahmen, den Ausgaben, dem Gewinn sowie den finanzwirtschaftlichen Bewegungen. Es ist zweckmäßig, eine Auswahl von Kennziffern zu treffen und diese regelmäßig für die Praxis zu bilden. Dadurch entsteht Vergleichbarkeit. Ein ständiger Wechsel zu anderen Kennzahlen und/oder die Aufnahme neuer Kennzahlen in das Kennzahlensystem einer Praxis erschweren den Vergleich. Im Rahmen eines mehrere Praxen umfassenden Benchmarkings kommt der Vergleichbarkeit der Kennzahlen ganz besondere Bedeutung zu.

Ein ständiger Kennzahlenwechsel erschwert den Vergleich

Die wichtigsten **umsatzbezogenen Kennziffern** für ein Kennziffernsystem der Arztpraxis, die häufig auch etwas zur Leistungsstruktur der Praxis und damit zu ihrer »Produktionsstruktur« aussagen, sind:

Kennziffern zur »Produktionsstruktur«

- **Umsatzrendite** = Gewinn (vor Steuern) ÷ Praxiseinnahmen × 100
- **Umsatz je Mitarbeiter** = Umsatz (Praxiseinnahmen) ÷ Anzahl der Mitarbeiter × 100
- **Umsatzanteil** = Umsatz »Therapiekategorie« ÷ Umsatz insgesamt × 100
- **Umsatzzuwachsrate** = Veränderung Umsatz »Therapiekategorie« ÷ Veränderung Umsatz insgesamt × 100
- **Einnahmen pro Patient** = Umsatz ÷ Anzahl der Patienten × 100

Kostenbezogene Kennziffern

Die wichtigsten **kostenbezogenen Kennziffern** lassen sich unmittelbar entweder als Absolutzahlen oder als Relativzahlen aus der betriebswirtschaftlichen Auswertung bzw. der Einnahmen-Überschuss-Rechnung entnehmen. Zu ihnen gehören:

- **Personalkostenanteil** = Personalkosten $\div$ Praxisumsatz $\times$ 100
- **Anteil der Laborkosten** = Laborkosten $\div$ Praxisumsatz $\times$ 100
- **Anteil der Raumkosten** = Raumkosten $\div$ Praxisumsatz $\times$ 100
- **Kosten pro Beschäftigtem** = Personalkosten $\div$ Anzahl Beschäftigte $\times$ 100

Sinnvoll ist es, bei den **Kostenarten** nur solche als Kennzahlen einzusetzen, bei denen der Kostenanteil >5% der Praxiseinnahmen ausmacht.

Gewinnbezogene Kennziffern

Bei den **gewinnbezogenen Kennziffern** sind für das Controlling wichtig:

- **Umsatzrentabilität A** = steuerlicher Praxisgewinn $\div$ Praxiseinnahmen $\times$ 100
- **Umsatzrentabilität B** = betriebswirtschaftlicher Praxisgewinn $\div$ Praxiseinnahmen $\times$ 100
- **Eigenkapitalrentabilität A** = steuerlicher Praxisgewinn $\div$ Eigenkapital $\times$ 100
- **Eigenkapitalrentabilität B** = betriebswirtschaftlicher Praxisgewinn $\div$ Eigenkapital $\times$ 100

Kennziffern zur Liquidität

Neben den umsatz-, kosten- und gewinnbezogenen Kennziffern gibt es noch weitere interessante Kennziffern. Eine davon ist z. B. die **Liquidität**, eine finanzwirtschaftliche Größe (s. hierzu Regel 6). Ihre Überwachung im Rahmen des Controllings soll dazu beitragen, dass die jederzeitige Zahlungsfähigkeit der Praxis und damit ihr finanzielles Gleichgewicht gesichert ist. Auch die Liquidität spaltet sich in verschiedene Kennziffern auf.

Schließlich werden auch für den **Personalbereich** Kennziffern errechnet. Die wichtigsten sind:

- Krankenstandsrate,
- Fluktuationsrate,
- Mehrarbeitsrate.

17.5   Regel 5: Vergleichen Sie kritisch (Benchmarking)

Regel 5

- Kennzahlen bilden die Basis für Zeit- und Praxisvergleiche.
- Die eigene Praxis wird mit ähnlichen Praxen verglichen (Quervergleich).
- Im Zeitvergleich werden aktuelle Kennziffern mit denen aus vergangenen Jahren verglichen, um Trends zu erkennen.
- Erst Längs-, dann Quervergleich anstellen.
- Benchmarking wird als Vergleichsbasis von Praxen immer wichtiger.

Kennzahlen sind die Basis für Zeit- und Praxisvergleiche. Im Rahmen der Praxisvergleiche werden Kennzahlen der eigenen Praxis mit denen vergleichbarer Praxen verglichen. Abweichungen der Daten untereinander geben Aufschluss über mögliche Ansätze für Verbesserungs- und Korrekturmaßnahmen. Voraussetzung für sinnvolle Praxisvergleiche (**Quervergleiche**) sind jedoch ähnliche Größenordnungen (Umsatzgrößenklasse, Mitarbeiterzahl), Praxisform (Einzel-, Gemeinschaftspraxis) sowie Standort (Land-, Stadtpraxis). Beim **Zeit- (Längs-)Vergleich** werden aktuelle Kennziffern bzw. Größen der Einnahmen-Überschuss-Rechnung mit jenen der vorangegangenen Jahre in Beziehung gesetzt, um daraus Trends und Entwicklungen zu erkennen.

Voraussetzung für sinnvolle Praxisvergleiche sind ähnliche Größenordnungen

🛇 **Grundsätzlich sollten Längsvergleiche zuerst und danach Quervergleiche mit anderen Praxen durchgeführt werden.**

Eine zunehmend interessanter werdende Methode des Praxisvergleichs ist das **Benchmarking**. Im übertragenen Sinne bedeutet »Benchmarking« die Messung des Praxisprofils. Im Gegensatz zu den Praxisvergleichen auf Basis der DATEV werden beim Benchmarking oftmals qualitative Daten zum Vergleich herangezogen. Der Kreis der Benchmark-Partner kann anonym sein; dann läuft der Vergleich über eine Clearing-Stelle, z. B. Betriebsberater, oder aber er ist einem gewissen »Kreis« offen, der speziell für das Benchmarking gegründet wurde oder aber Partnerpraxen umfasst, die schon auf anderen Ebenen miteinander gearbeitet haben, z. B. im Qualitätsmanagement.

Beim Benchmarking werden oftmals qualitative Daten zum Vergleich herangezogen

17.6 Regel 6: Sichern Sie zu jedem Zeitpunkt Ihre Liquidität durch eine Finanzplanung

Regel 6

- Zahlungsfähigkeit ist das Vermögen eines Unternehmens, seine fälligen Zahlungsverbindlichkeiten jederzeit termingerecht zu bezahlen.
- Bei Illiquidität ist in einigen Rechtsformen Konkurs- bzw. Vergleichsantrag zu stellen.
- Liquidität genießt daher auch gesetzlich eine vorrangige Bedeutung.
- Diese hohe Priorität bedingt eine angemessene Eigenkapitalausstattung (Bilanzregeln in Regel 10).
- Liquidität ist daher eng mit der Frage der Finanzierung verknüpft.
- Liquidität geht vor Rentabilität.
- Die Verfügbarkeit flüssiger Mittel ergibt sich aus der Abstimmung von Ausgaben und Einnahmen im Rahmen einer Finanzplanung, die auch den privaten Bereich des Praxisinhabers zu berücksichtigen hat (dynamische Liquidität/Zeitraumbetrachtung).

Zahlungsfähigkeit bedeutet, Geldschulden jederzeit termingerecht begleichen zu können. Allgemein ist Zahlungsunfähigkeit, also Illiquidität, in einigen Rechtsformen gesetzlich definierter Grund dafür, Konkurs- oder Vergleichsantrag zu stellen. Die Liquidität genießt somit auch gesetzlich eine vorrangige Bedeutung.

Die Liquidität der Praxis ist eng mit der Frage der Finanzierung verknüpft. Allerdings lässt es sich wissenschaftlich nicht exakt begründen, wie eine Praxis im Einzelnen finanziell ausgestattet werden muss. Auch die Frage, inwieweit **Eigen- oder Fremdkapital** eingesetzt werden soll, ist nicht eindeutig zu beantworten. Die Tatsache, dass das Erhalten der Zahlungsfähigkeit absolute Priorität besitzt, führt zwingend zu dem Ergebnis, dass eine Praxis angemessen mit Eigenkapital ausgestattet sein muss. Die in Lehrbüchern beschriebenen Finanzierungsregeln erscheinen als Faustformeln durchaus brauchbar. So soll beispielsweise nach der »goldenen Bilanzregel« das Anlagevermögen eines Unternehmens durch Eigenkapital finanziert sein. Der Eigenkapitalanteil an der Praxis wird in Zukunft aufgrund der in »Basel II« enthaltenen Rating-Bedingungen und -verfahren erheblich an Bedeutung gewinnen. Nach diesen neuen, die Bonität von Unternehmen (auch Freiberuflern) regelnden Kriterien, ist Eigenkapital in Zukunft für die Inanspruchnahme von Krediten zwingend erforderlich.

Einer der häufigsten Fehler in der betriebswirtschaftlichen Praxis besteht darin, dass seitens des Unternehmens darauf verzichtet wird, eine Planung im Allgemeinen und eine **Finanzplanung** im Besonderen zu erstellen. Die Argumente gegen eine Planung sind im Grundsatz immer dieselben. So wird vielfach eingewandt, dass man das Unternehmen im Griff habe. Ein weiteres häufiges Argument ist, dass sich die Zukunft ja sowieso nicht planen lasse. Beide Argumente sind nicht stichhaltig und können zu unerwünschten existenziellen Konsequenzen führen. Einzuräumen ist, dass möglicherweise die Einnahmenseite nicht exakt planbar ist. Für die Kostenseite gilt dies jedoch nicht. Nur mit einer Finanzplanung sind Sie in der Lage, Liquiditätsengpässe frühzeitig zu erkennen und zu beseitigen.

Zur **Berechnung der Liquidität** gibt es eine Reihe verschiedener Verfahren, die die gegenwärtige und die zukünftige finanzielle Situation der Praxis rechnerisch erfassen und darstellen. Sie zielen darauf ab, die Zahlungsfähigkeit der Praxis auszuweisen bzw. eine drohende Illiquidität frühzeitig erkennbar zu machen.

Die Verfügbarkeit flüssiger Mittel ergibt sich aus der Abstimmung von Einnahmen und Ausgaben im Rahmen der Finanzplanung. Daraus folgt als eine erste Grundbedingung zur Liquiditätssicherung, dass der jeweilige Praxisinhaber über eine übersichtliche und vollständige Planung seiner Mittelzuflüsse und seiner Mittelabflüsse verfügt. Der private Bereich des Praxisinhabers ist voll zu berücksichtigen, da sich zwischen Praxis und Privatbereich zahlreiche Überschneidungen und Bindungen ergeben. Dies ist die zweite wesentliche Forderung für die Liquiditätssicherung der Arztpraxis. Diese mit der Liquiditätsrechnung verfolgte Zwecksetzung wird allerdings nur durch einen Finanzplan optimal erfüllt.

Marginalien:

Zukünftig ist Eigenkapital für die Inanspruchnahme von Krediten zwingend erforderlich

Nur mit einer Finanzplanung sind Sie in der Lage, Liquiditätsengpässe frühzeitig zu erkennen

Der private Bereich ist voll zu berücksichtigen

❗ Die Sicherung der Liquidität muss also den Erfordernissen gerecht werden, sämtliche Einnahmen und Ausgaben zu erfassen und die Zahlungsströme in geeigneter Weise unter Verwendung von Finanzplänen aufzubereiten.

Damit wird es möglich, nicht nur die momentane Liquidität festzustellen, die auf einen bestimmten Tag bezogen ist, sondern auch die sog. **Periodenliquidität**, wodurch der Arzt quantifizieren kann, inwieweit die jeweilige Zahlungsfähigkeit künftig gesichert oder gefährdet ist (kurzfristige Liquiditätsprognose). Damit ist der Liquiditätsplan (Finanzplan) auch ein wichtiges Instrument des Praxis-Controllings.

Der **Inhalt eines Finanzplans** ist dabei grundsätzlich durch 4 Elemente gekennzeichnet:

▓ Zahlungsmittelanfangsbestand,

▓ Einnahmen (in der Arztpraxis ausschließlich periodengerechte Einzahlungen),

▓ Ausgaben (in der Arztpraxis ausschließlich periodengerechte Auszahlungen),

▓ Zahlungsmittelendbestand.

Elemente des Finanzplans

In der Regel wird dabei noch als Position vor dem Zahlungsmittelendbestand der Überschuss/Fehlbetrag des entsprechenden Zeitraums festgehalten.

Die Komponenten der Liquiditätslage sind **Einnahmen und Ausgaben**. Hierbei ist die Planung der Einnahmen wesentlich schwieriger als die Planung der Ausgaben, da sich bei den Einnahmen i. Allg. der Zahlungstermin nicht genau voraussagen lässt, während der Arzt die Ausgaben im Praxis- und auch im Privatbereich exakter bestimmen kann.

Der Finanzplan enthält die Einnahmen und Ausgaben sowie die ausgabenwirksamen Tilgungen und Investitionen. Das Ziel des Finanzplans ist es, das **finanzielle Gleichgewicht** zwischen Einnahmen und Ausgaben sicherzustellen. Der Finanzplan ist somit derart aufzubauen, dass der Praxisinhaber für jeden Monat die Planwerte, die Ist-Werte und die Abweichungen erkennen kann. Die zu erwartenden Einnahmen und Ausgaben pro Monat stellen wichtige Informationen für die Steuerung der Liquidität dar.

Ziel des Finanzplans ist es, das finanzielle Gleichgewicht sicherzustellen

Alle Einnahmen und Ausgaben werden in dem Monat eingeplant, in dem die Einnahmen erwartet oder die Ausgaben getätigt werden. Wenn Forderungen gegenüber Patienten beispielsweise im Durchschnitt nach 40 Tagen bezahlt werden, müssen die Umsatzerlöse entsprechend erst in einem oder in 2 Monaten als Einnahmen eingeplant werden. Für jeden Monat müssen auch mögliche Über- oder Unterdeckungen und die Kumulation aus Über- und Unterdeckung aufgezeichnet werden.

17.6.1 Maßnahmen zur Liquiditätssicherung auf der Ein- und Ausgabenseite

Liquiditätssicherung

- Die Einnahmen sind schwieriger zu prognostizieren als die Ausgaben.
- Maßnahmen zur Liquiditätssicherung auf der Ausgabenseite sind Kostenersparnisse, z. B. im Lager oder bei Praxisbetriebskosten.
- Eine Maßnahme zur Liquiditätssicherung auf der Einnahmenseite ist z. B. Kontrolle von Außenständen an Forderungen.
- Die absolute Liquidität ist die Fähigkeit, Vermögensteile in Zahlungsmittel umzuwandeln (z. B. Forderung an Patienten, Veräußerung von technischen Einrichtungen).
- Ausgewählte Kennziffern der statischen Liquidität (Zielpunktbetrachtung) sind:
  — Liquidität 1. Grades: Barliquidität ÷ kurzfristige Verbindlichkeiten (< 3 Monate),
  — Liquidität 2. Grades: Barliquidität + kurzfristige Forderungen ÷ kurzfristige Verbindlichkeiten.
- Von Skontierungsmöglichkeiten ist uneingeschränkt Gebrauch zu machen.

Abbau von Lagerbeständen

Der Abbau von Lagerbeständen setzt Kapital frei

Zur Liquiditätssicherung in der Arztpraxis zählt z. B. der gezielte und kontrollierte Abbau von Lagerbeständen. Dadurch werden Kapital freigesetzt und die Kostenseite durch Reduktion von Kreditkosten, Kosten der Lagerhaltung, Wertminderungen sowie Kosten der Lagerverwaltung entlastet. Da sich die Lagerhaltungskosten auf etwa 20–30% des gesamten Lagerbestandwertes belaufen, können hier durchaus liquide Mittel freigesetzt werden.

Außenstände

Zur Kontrolle der Forderungsaußenstände zählen folgende Maßnahmen:
- Definition eindeutiger Zahlungsfristen und sofortige Begleichung von Kleinbeträgen bis 50 Euro,
- konsequente Überwachung der Außenstände,
- Zwischenrechnungen/Sofortbezahlungen bei abschnittsweise durchgeführten umfangreicheren Therapien,
- sofortige Mahnung bei Überschreiten der Zahlungsfrist,
- Behandlung säumig aufgefallener Patienten nur noch gegen Barbezahlung,
- keine Kreditvergabe an Patienten (!),
- Factoring bzw. Einschaltung von Abrechnungsgesellschaften.

Soweit Sie über nicht in Anspruch genommene Kreditlinien verfügen, lohnt es sich, diese dann auszunutzen, wenn durch Skontierung der Lieferantenrechnungen mehr Geld gewonnen wird als der Kredit kostet. Ein Beispiel soll dies verdeutlichen: Einkauf von Materialien, Investitionsgütern etc.; die Zahlungsbedingung lautet: zahlbar innerhalb von 14 Tagen mit 2% Skonto oder innerhalb von 30 Tagen netto. Sie nutzen das Zahlungsziel aus, skontieren also nicht und zahlen die Rechnung in 30 Tagen. Der Lieferantenkredit kostet in diesem Beispielfall 45% Zins p. a.

❗ Solange Sie über Liquiditätsreserven verfügen, weil beispielsweise der Kontokorrentkredit bei der Hausbank noch nicht ausgeschöpft ist, sollten Sie auf jeden Fall am Ende der Skontofrist unter Ausnutzung von Skonto zahlen. Selbst wenn die Bank für den Kontokorrentkredit 15% p. a. verlangt, erbringt die Skontoausnutzung noch eine Rendite von 30% p. a.

Private Ausgaben

Zur Sicherung des finanziellen Gleichgewichts gehört auch die Kontrolle des Ausgabeverhaltens im Privatbereich des Praxisinhabers. War dieser Aspekt liquiditätsbeeinflussenden Verhaltens vor Jahren aufgrund der überdurchschnittlichen Einkommenssituation des Arztes bei derartigen Betrachtungen eher sekundär anzusetzen, so tritt er heute immer stärker in den Vordergrund. Teure Hobbys, hohe Objektbelastungen durch ausschließliche Fremdfinanzierung, »Fehlgriffe« bei Investitionen im Privatbereich, teure Privatanschaffungen in der Aufbauphase – dies alles sind nur einige Beispiele, die zu hohen festen monatlichen Belastungen führen und die sehr schnell durch Einbrüche auf der Einnahmenseite nicht mehr ausgeglichen werden können und somit das finanzielle Gleichgewicht gefährden. Hinzu kommt der steuerliche Bereich: Oftmals wird »übersehen«, dass Einkommensteuern zu zahlen sind und diese in Abhängigkeit von steigendem Einkommen auch zunehmen. Nachzahlungen und Vorauszahlungen sowie Nachzahlungen auf Nachzahlungen – wer kennt das nicht?! Schließlich gilt es auch, den privaten Vorsorgebereich des Arzthaushalts zu berücksichtigen; späte Vorsorgemaßnahmen führen zu sehr hohen Liquiditätsbelastungen.

Feste private Ausgaben werden oft vergessen oder verdrängt

Viele dieser festen Ausgaben werden vergessen, verdrängt oder solange als beherrschbar angesehen, bis sich Zahlungsunfähigkeit ankündigt und dann alle Register zu ziehen sind, damit die Praxis und der ärztliche Privathaushalt nicht ins Schlingern kommen. Die Therapie, die es dann anzuwenden gilt, ist manchmal schmerzhaft und v. a. langwierig.

Die Finanzsanierung ist schmerzhaft und langwierig

Kontrolle des Finanzplans

Jede Planung, so auch die Finanzplanung (Liquiditätsplanung), muss einer Kontrolle unterworfen werden. Die Kontrolle des Finanzplans besteht aus folgenden Schritten:

- Ermittlung der Abweichungen,
- Analyse der Abweichungen.

Beide Schritte sollten regelmäßig und zeitnah erfolgen, weil dadurch Fehlplanungen für die Zukunft minimiert werden können. Bei der Analyse der Abweichungen wird man auf verschiedene Ursachen stoßen. Sie können z. B. auf Planungsfehlern beruhen. Abweichungen können auch

Zeit für die Aufdeckung der Abweichungsursachen muss sein

nur kurzfristiger Natur sein und sich mittelfristig wieder ausgleichen. Es können z. B. die oben genannten Gründe eines veränderten Zahlungsverhaltens der Patienten die Ursache sein. Wo auch immer die Ursachen für Abweichungen begründet sind – es kommt darauf an, dass sich der Arzt Zeit nimmt und diese Gründe aufdeckt, damit in Zukunft aus den »Fehlern« die notwendigen Konsequenzen gezogen werden.

17.7   Regel 7: Steigern Sie nachhaltig Ihren Cashflow

Regel 7

░ Der Cashflow bezeichnet die Kapitalbeschaffung aus dem betrieblichen Umsatzprozess einer Praxis (Innenfinanzierung).
░ Der Cashflow wird auf verschiedene Weise berechnet; Grundschema: Cashflow = Einnahmen-/Jahresüberschuss + Abschreibungen ± Entnahme bzw. Zuführung aus Rücklagen.
░ Ein positiver Cashflow dient für:
  — Investitionen,
  — Schuldentilgung,
  — Privatentnahmen.
░ Die Höhe des Cashflow variiert in Abhängigkeit von der Phase, in der sich eine Praxis im Praxislebenszyklus befindet (Gründung, Wachstum, Reife, Sättigung, Praxisauf- oder -übergabe).

Ein positiver Cashflow ist der Überschuss der Betriebsein- über die Betriebsauszahlungen

Die zentrale Größe finanzwirtschaftlicher Analysen ist der Cashflow. Ein **positiver Cashflow** bildet, saldiert über ein Geschäftsjahr, den Überschuss der Betriebseinzahlungen über die Betriebsauszahlungen. Er gibt somit an, wie hoch die verbliebenen Zahlungsmittelzuflüsse nach Abzug der zur kontinuierlichen Betriebsbereitschaft erforderlichen Auszahlungen sind. Dem Cashflow kommt als Instrument der Unternehmenssteuerung eine hohe Bedeutung zu. Dies ist leicht nachvollziehbar, wenn man sich vor Augen hält, welche zukünftigen Maßnahmen von der Erzielung eines positiven Cashflow abhängen, z. B.:
░ das potenzielle Investitionsvolumen,
░ die Fähigkeit zur Schuldentilgung,
░ der finanzielle Spielraum für Privatentnahmen.

Ein **hoher positiver Cashflow** sichert folglich je nach Bedarf entweder
░ die Wettbewerbsfähigkeit einer Praxis durch Liquiditätsreserven zur Durchführung von Investitionen oder
░ die Kreditwürdigkeit bei Banken, da zukünftige jährliche Tilgung und Zinszahlung sichergestellt sind oder
░ ein attraktives Entnahmepotenzial für den/die Inhaber.

> Eine Praxis, deren laufende Leistungserbringung für diese 3 Aspekte keine Einzahlungsüberschüsse erzielt, hat keine wirtschaftliche Perspektive.

Die Relevanz des Cashflow-Ansatzes für die **Nachhaltigkeit des Praxis-erfolgs** wird in 2 Stufen aufgezeigt. Zunächst steht die Deutung des Cashflow-Ansatzes im engeren Sinne im Vordergrund. Diese ist auf die Ermittlung der Innenfinanzierungskraft einer Praxis fokussiert.

17.7.1 Ermittlung der Innenfinanzierungskraft

Als Innenfinanzierung bezeichnet man die Kapitalbeschaffung aus dem betrieblichen Umsatzprozess. Wesentliche **Quellen** sind:

- Verkauf von Praxisleistungen,
- Verkauf von Vermögensgegenständen.

Die Innenfinanzierung erfordert keinen Finanzmittelzufluss von außen

Im Vergleich zur Außenfinanzierung (Finanzierung über Kreditinstitute oder Miteigentümer) erfordert die Innenfinanzierung keinen Finanzmittelzufluss von außen. Dies bedeutet, dass keine Kreditverhandlungen geführt werden, keine zukünftigen Zins- und Tilgungsleistungen anfallen und keine Mitspracherechte eingeräumt werden müssen.

Das **Grundschema der Cashflow-Ermittlung** zur Feststellung der Innenfinanzierung aus Umsatzprozessen zeigt folgenden Aufbau:

	Einzahlungen für den Verkauf von Dienstleistungen und Waren
−	Auszahlungen an Lieferanten und Beschäftigte
+	sonstige Einzahlungen, die nicht der Investitions- und Finanzierungstätigkeit zuzuordnen sind (z.B. allgemeine Versicherungsleistungen, Steuerrückzahlungen)
−	sonstige Auszahlungen, die nicht der Investitions- und Finanzierungstätigkeit zuzuordnen sind (z.B. Steuerzahlungen, Beiträge, Mietaufwand)
=	Cashflow aus Umsatzprozessen

Der Cashflow aus Umsatzprozessen kann einerseits vergangenheitsorientiert über mehrere Jahre analysiert werden. Ein rückläufiger Cashflow wäre ein Alarmsignal für die sinkende Unabhängigkeit der Praxis in Finanzierungsfragen, da der Finanzbedarf immer mehr durch fremde Dritte oder aus dem Privatvermögen gedeckt werden müsste. Prospektiv kann der Cashflow andererseits auch mit Planzahlen ermittelt werden, um als Steuerungsinstrument Grundlage für frühzeitige betriebswirtschaftliche Maßnahmen zu sein.

Ein rückläufiger Cashflow ist ein Alarmsignal

17.7.2 Dynamische Finanzflussrechnung

In Ergänzung zum Finanzplan findet die Cashflow-Betrachtung ihre umfassende Anwendung in der dynamischen Finanzflussrechnung. Diese erweitert die bisherige Cashflow-Sicht über den Umsatzprozess hinaus auf die beiden Bereiche der **Investitions- und Finanzierungstätigkeit:**

▓ Investitionstätigkeit:

Einzahlungen (Verkaufserlöse) aus Abgängen von Gegenständen des Anlagevermögens

− Auszahlungen für Investitionen in das Anlagevermögen

= Cashflow aus der Investitionstätigkeit

▓ Finanzierungstätigkeit:

Einzahlungen aus Privateinlagen des/der Eigentümer/s

− Privatentnahmen des/der Eigentümer/s

+ Einzahlungen aus der Aufnahme von Krediten

− Auszahlungen für die Tilgung von Krediten

= Cashflow aus der Finanzierungstätigkeit

Verrechnet man die Salden der Cashflows aus Umsatzprozessen sowie In-
vestitions- und Finanzierungstätigkeit mit dem Bestand an liquiden Mitteln zu Beginn der betrachteten Periode erhält man als Ergebnis den
Endbestand an liquiden Mitteln:

▓ Endbestand an liquiden Mitteln:

Bestand an liquiden Mitteln zum Periodenanfang

± Cashflow aus Umsatzprozessen

± Cashflow aus Investitionstätigkeit

± Cashflow aus Finanzierungstätigkeit

= Bestand an liquiden Mitteln zum Periodenende

Die dynamische Finanzflussrechnung kann, ebenso wie der Cashflow im
engeren Sinne, sowohl als Analyseinstrument vergangenheitsorientiert
als auch als Planungs- und Steuerungsinstrument zukunftsorientiert
(mit Planzahlen) aufgestellt werden. Die Analyse der dynamischen Finanzflussrechnung setzt dann die Verbindung zum Konzept des Produktlebenszyklus voraus.

17.8   Regel 8: Planen Sie sorgfältig Zeitpunkt, Art und Umfang Ihrer Investitionen

Regel 8

▓ Alle Investitionen sind bezüglich ihrer Ausgabenwirksamkeit einer
  strengen Prüfung zu unterziehen.
▓ Hierzu gehört auch das Ausgabeverhalten im Privatbereich des Praxisinhabers.

▼

- Zu berücksichtigen sind insbesondere auch Finanzierungskosten, eine steigende Steuerbelastung oder die Altersvorsorge.
- Investitionen sind vor dem Hintergrund von Belastung, Risiko und Rentabilität zu prüfen.
- Im Zentrum stehen die Vorteilhaftigkeit des einzelnen Investitionsobjekts, die Auswahl zwischen mehreren Alternativen und die Frage einer Ersatzinvestition.
- Je weiter eine Investition in die Zukunft reicht, desto unsicherer wird die Datengrundlage.

Investieren heißt Kapital verwenden, das in Vermögenswerten über einen mehr oder weniger langen Zeitraum gebunden ist. Grundlage dafür ist die **Investitionsplanung**. Als Teilbereich der Gesamtplanung einer Praxis gehört sie zur lang- bzw. mittelfristigen Beschaffungsplanung, die mit der Finanzplanung verzahnt ist. Aufgabe der Finanzplanung ist es, Mittel bereitzustellen für die Anschaffung von Investitionsgütern und für die laufende Bereitstellung der damit verbundenen Ausgaben, z. B. Zinsen, Reparaturen, Energiekosten etc. Die Ausgaben sollen durch laufende Einnahmen und einen eventuellen Liquidationserlös ausgeglichen und möglichst überkompensiert werden.

Die **Investitionsrechnung** ist eine Hilfe bei Entscheidungen im Bereich der Investitionsplanung, soweit sie sich auf mittel- bzw. langfristige Investitionsentscheidungen bezieht und somit das Anlagevermögen betrifft. Investitionsentscheidungen orientieren sich vorrangig am Gewinnziel. Die Rentabilität des eingesetzten Kapital soll(te) im Vordergrund stehen. Weiterhin ist die Sicherheit der Investition zu beachten. Maßstab dafür ist ein möglichst rascher Kapitalrückfluss (Amortisation) bzw. die Erhaltung der Liquidität. Soweit die Zielgrößen quantifizierbar sind, bieten sich Verfahren der Investitionsrechnung als Entscheidungshilfe an.

Investitionsentscheidungen orientieren sich vorrangig am Gewinnziel

Investitionsentscheidungen sind zukunftsbezogen. Daher sind die zugrunde gelegten Daten unsicher. Dies wirkt sich besonders bei der Planung von Investitionen mit langer Nutzungsdauer aus. Leider werden Investitionsrechnungen in Praxen noch viel zu wenig angewandt. Vereinzelt erst setzt die Dentalindustrie Investitionsrechenverfahren ein, um die Vorteilhaftigkeit ihrer Produkte/Geräte unter Beweis zu stellen. Dabei kann die Investitionsrechnung z. B. Auskunft darüber geben, ob der Einsatz eines bestimmten Investitionsgutes (z. B. Röntgengerät) den Vorstellungen des Investors entspricht. Wenn die mit den Prognosen verbundenen Erwartungen keine Vorteile versprechen, sollte auf die Anschaffung besser verzichtet werden. Investitionsrechnungen geben auch Hilfestellung, wenn es um die Auswahl von 2 oder mehreren Alternativen geht oder wenn eine Rangfolge mehrerer sinnvoller Investitionen angezeigt ist. Im Wesentlichen kann auf sog. **statische oder dynamische Investitionsrechenverfahren** zurückgegriffen werden.

Investitionsrechnungen geben Hilfestellung bei der Auswahl von Alternativen

Was für den Praxisbereich gilt, gilt natürlich auch für den Privatbereich. Auch hier würde es sich anbieten »Privatinvestitionen« stärker unter »Nutzenaspekten« kritisch zu bewerten. Häufig genügt es, wenn man Vorteile und Nachteile einer Investition schriftlich gegenüberstellt.

17.9   Regel 9: Ermitteln Sie Deckungsbeiträge

Regel 9

- Der Deckungsbeitrag ist eine zentrale Kennzahl zur Steuerung des Praxiserfolgs; Berechnungsschema: Umsatzerlöse (Honorarforderungen) – variable Kosten (Leistungen gegenüber Patienten)=Deckungsbeitrag.
- Der Deckungsbeitrag dient zur Abdeckung der fixen Kosten einer Arztpraxis (z. B. Praxismiete, Personalkosten) und als überbleibende Restgröße zur Erzielung des Praxisgewinns.

Das Instrument der Deckungsbeitragsrechnung ist noch jung

Mit Hilfe der **Deckungsbeitragsrechnung** lässt sich beispielsweise in der Arztpraxis der Erfolgsbeitrag bestehender/neuer Therapiekategorien oder der Erfolgsbeitrag verschiedener Patientengruppen analysieren. Darüber hinaus kann der Arzt die Deckungsbeitragsrechnung auch für die Gewinnschwellenanalyse einsetzen. Das Instrument der Deckungsbeitragsrechnung ist zwar noch jung – auch in der Betriebswirtschaft –, dennoch wird es überall dort wichtig, sich mit dieser Form der Erfolgsanalyse für die Gestaltung seines Behandlungsspektrums zu beschäftigen, wo einerseits Fixkosten anwachsen und Fixkostenblöcke entstehen, andererseits eine Zuteilung der Fixkosten auf bestimmte Leistungen nicht mehr ohne weiteres möglich ist.

17.10   Regel 10: Beherzigen Sie die »goldenen« Bilanzregeln

Regel 10

- Es empfiehlt sich die Nutzung von Kennzahlen, die eine Einhaltung der zeitlichen Übereinstimmung zwischen den einer Unternehmung überlassenen finanziellen Mitteln (z. B. Darlehen) und ihrer Bindung (z. B. Investitionen) in der Arztpraxis dokumentieren.
- Der Verfügungszeitraum des Kapitals sollte mit der Nutzungsdauer der Vermögensgegenstände in der Praxis übereinstimmen.
- Gegenstände des Anlagevermögens (z. B. eigene Praxisräume, Behandlungsstuhl) sollten durch langfristiges Kapital finanziert werden (z. B. Eigenkapital, Hypothekenkredite).
- Gegenstände des Umlaufvermögens (z. B. Lagerbestände) können mit kurzfristigen Mittel (z. B. Lieferantenkredit) finanziert werden.

Die Bedeutung der **Finanzierungsregeln** für die Praxis ist zwar seit jeher umstritten, jedoch bilden sie – mit mancher Abwandlung – in einigen Bereichen der Wirtschaft noch immer als Faustregeln die Grundlagen finanzierungspolitischer Überlegungen bei der Gestaltung der Unternehmenskapitalstruktur. Die Finanzierungsregeln stellen Grundsätze darüber auf, welche Finanzierungsmittel unter bestimmten Voraussetzungen zur Deckung des Kapitalbedarfs heranzuziehen sind. Es sind insbesondere 2 Regeln, die interessant sind:

▓ vertikale Kapitalstrukturregel,

▓ horizontale Kapitalvermögensstrukturregel, die in 2 Varianten auftritt:

— »goldene Finanzierungsregel« (»goldene Bankregel«), die lediglich auf eine Entsprechung der Fristen zwischen Kapitalbeschaffung und -rückzahlung einerseits und Kapitalverwendung andererseits abstellt;

— »goldene Bilanzregel«, die die Forderung nach Fristenübereinstimmung zwischen Kapital und Vermögen mit der Forderung nach der Verwendung bestimmter Finanzierungsarten verbindet.

▓ Die Kenntnis von betriebswirtschaftlichen Spiel- bzw. Grundregeln wird auch für den Praxisinhaber immer wichtiger.

▓ Ein regelrechter Wettbewerb wird »nach allen Regeln der Kunst« entstehen bzw. betrieben werden.

▓ Viele betriebswirtschaftliche Prozesse vollziehen sich in Regelkreisen: Ziele – Planung (Soll) – Vergleich Soll/Ist – Abweichungsanalyse – Maßnahmen.

▓ Regeln haben die Funktion einer Richtschnur, nicht die einer Norm oder Vorschrift.

▓ Wie überall: Ausnahmen bestätigen die Regeln. Jede Praxis ist anders.

▓ Regelmäßige Vergleiche sind notwendig.

▓ Unternehmerische (Horror-?)Vision: »Bei uns ist alles geregelt!?«

Sachverzeichnis